护理质量与安全管理

主　编　米光丽　张米玮　李兆君

副主编　倪文思　王　艳　郑栋莲　杨　旭

编　者（按姓氏汉语拼音排序）

苟　莉（四川省医学科学院
四川省人民医院）

郭淑萍（宁夏医科大学总医院）

吉双对（宁夏医科大学护理学院）

李兆君（宁夏医科大学护理学院）

刘　娜（宁夏医科大学总医院）

马　嫔（宁夏回族自治区人民医院）

马海涛（宁夏医科大学总医院）

米光丽（宁夏医科大学总医院，
宁夏医科大学护理学院）

倪文思（宁夏医科大学公共
卫生学院）

王　荣（宁夏医科大学总医院
肿瘤医院）

王　艳（宁夏医科大学总医院）

王晓娟（宁夏医科大学）

杨　旭（宁夏医科大学护理学院）

杨令娟（宁夏医科大学护理学院）

于　慧（北京大学第一医院
宁夏妇女儿童医院）

张　丽（宁夏医科大学总医院）

张　曦（宁夏医科大学总医院）

张米玮（北京大学第一医院
宁夏妇女儿童医院）

郑栋莲（宁夏医科大学总医院）

科学出版社

北　京

内 容 简 介

本书以护理质量和患者安全管理为焦点，共分五章进行阐述。其中，第一章、第二章重点介绍了管理与护理管理、护理质量管理与相关理论；第三章聚焦于护理质量管理常用方法与工具；第四章、第五章则以护理风险管理和患者安全管理为双核心，从护理方与患者方两个角度出发，对相关内容进行阐述。

全书亮点体现在增设课堂知识拓展、援引相关学者经验文献和临床实际案例分享方面。其中，集中于第五章的临床案例分享可供学习者快速熟悉相关理论知识并应用于临床实际情境。而知识拓展则服务于拥有更深层次求知欲和好奇心的读者，以期用丰富翔实的知识链接内容开拓其思维视野、揭秘其知识源头。

图书在版编目（CIP）数据

护理质量与安全管理/米光丽，张米玮，李兆君主编. —北京：科学出版社，2024.3

ISBN 978-7-03-078232-8

Ⅰ. ①护… Ⅱ. ①米… ②张… ③李… Ⅲ. ①护理–质量管理 ②护理–安全管理 Ⅳ. ① R47

中国国家版本馆 CIP 数据核字（2024）第 058119 号

责任编辑：王 颖/责任校对：宁辉彩
责任印制：赵 博/封面设计：陈 敬

科学出版社 出版
北京东黄城根北街 16 号
邮政编码：100717
http://www.sciencep.com
三河市骏杰印刷有限公司印刷
科学出版社发行 各地新华书店经销
*
2024 年 3 月第 一 版 开本：787×1092 1/16
2025 年 1 月第三次印刷 印张：13
字数：303 000

定价：79.80 元

（如有印装质量问题，我社负责调换）

前　　言

护理质量既是衡量护理人员素质、护理业务技能与工作成效的标尺，又是彰显护理管理水平的重要标志。而护理学科走向高质量发展之路的蓝图则需护理前辈们无私奉献其经验智慧、临床骨干刻苦钻研其创新技能、护理研究者们活跃其学术思维来交织与绘就。《护理质量与安全管理》的编写便是乘得此东风，且将新火试新茶。

本书以护理质量管理为中轴线，于轻拢慢捻间将患者安全无缝融入其中。具体来讲，全书共分五章，第一章、第二章重点介绍了管理与护理管理、护理质量管理与相关理论；第三章至第五章，则对护理质量管理常用方法与工具、护理风险管理和患者安全管理等内容进行阐述。

全书的亮点体现在增设课堂知识拓展和临床实际案例分享方面。其中，临床实际案例分享可供学习者在课后梳理本章主要内容时进行知识融合与应用发散训练，以便其掌握更加通透与系统的理论架构，从而快速熟悉并应用于临床实际情境。而知识拓展则服务于拥有更深层次求知欲和好奇心的读者，以期用丰富翔实的知识链接内容开拓其思维视野、为其揭秘知识源头。

此外，由于作者水平有限，编写时间紧迫，不妥之处，敬请读者批评指正。

米光丽

2024 年 1 月

目　　录

第一章　管理与护理管理

管理学是自然科学、社会科学和其他学科相互交融的一门综合性学科，是系统研究管理活动的基本规律和一般方法的科学。护理管理学是将管理学的基本理论、方法和技术应用于护理实践，在结合护理工作特点的基础上研究医院护理管理活动的基本规律与方法的一门学科。也就是把复杂的问题简单化，混乱的事情规范化，庞杂的工作系统化，使护理管理更趋于科学化、专业化和效益化。

第一节　管理概述

一、管理的相关概念

（一）管理的概念

管理（management）是管理者为实现组织目标，通过计划、组织、实施、领导、控制等各项职能工作，合理有效利用和协调组织管理所拥有的资源要素，与被管理者共同实现组织目标的过程。管理作为一种社会活动，普遍存在于各个领域的各项工作中。目前国内外管理学界认为管理过程（management process）是管理人员与被管理人员共同实现既定目标的活动过程，是一切组织不可或缺的要素。

管理的特点：

（1）管理的宗旨是实现组织目标。管理是以组织目标为出发点，根据组织目标和工作标准，有意识、有目的地协调组织行为。

（2）管理的核心是计划、组织、人力资源管理、领导和控制。

（3）管理的基础是对人、财、物、信息、空间和时间等各种资源的合理使用和分配。

（4）管理的作用是用最小的投入获取最大的社会效益和经济效益。

（5）管理的重点：一是明确目标，二是正确决策。

（二）管理职能

管理职能（management functions）是指管理或管理人员应发挥的作用或应承担的任务，是对管理活动内容的理论概括。1916 年法国管理学家亨利·法约尔（Henri Fayol）提出，所有的管理者都应履行计划、组织、指挥、协调和控制五大管理职能。20 世纪 50 年代中期，美国两位管理学家哈罗德·孔茨（Harold Koontz）和西里尔·奥唐奈（Cyril O′Donnell）将这五种职能作为管理学教科书的基本框架。本节将从计划、组织、人力资源管理、领导、控制五个方面来论述管理职能。

1. 计划职能　是管理的基础和前提，管理过程首先从计划开始。计划是为实现目标对各项具体管理活动及其所需人力、物力、财力进行的筹划和谋划，即工作的具体目标、内容、方法和步骤等，既包括制订目标，又包括实现这些目标的途径和方法。

（1）计划的制订：一般需要明确以下几个内容，即 5W1H：What——做什么，即明确工作的具体目标和要求；Why——为什么做，即明确原因和目的；Who——由谁去做，即明确执行者；When——在什么时候做，即明确计划的进度；Where——在什么地方做，即实施计划的条件和环境；How——怎样做，即对人、财、物、时间、方法、工具等的具体规划。这六个方面的内容，实际上是要求在制订计划的过程中，能从这六个方面整体、全面考虑，以保证计划的科学性和可行性。

知识拓展

古人云："凡事预则立，不预则废。"其中的"预"就是指计划。

计划一词在汉语中的表述可以理解为名词或者动词。

作为名词意义来解释，计划是指用文字或者指标设定的未来一定时期内的组织目标，包括方向、内容、完成方式、具体安排的管理文本。

作为动词意义来理解，计划是指为了实现设定的目标，制订计划的活动过程及预定进行的行动安排，是对决策所确定的任务和目标提供一种合理的实现方法，包括制订计划、执行计划和检查计划等。

（2）计划的作用和目的

1）计划有利于实现组织目标：计划不仅确定组织的目标，还阐述要如何去做。计划明确组织目标、时间、方法及任务，可以预测变化趋势及变化对组织的影响，并制订适应变化的多种方案，可有效回避风险，使工作实施井然有序。

2）计划有利于资源的合理使用：管理是对人、财、物、时间、空间、信息、技术等各种资源的合理分配和使用，减少重复、等待、冲突等活动，提高组织的管理效益和经济效益。例如，科学、合理的排班计划能够根据职责、能力和工作负荷等因素合理分配和安排护理人员的工作时间，使各级护理人员充分发挥各自的作用，提高工作效率和质量，使人力资源达到合理而高效的使用，为患者提供优质护理服务；对病房的被服、药品、仪器、设备的领取、使用、保管、维护等进行科学计划，可减少不必要的物资损耗，提高资源利用的有效性。

3）计划有利于质量控制：控制的实质是根据计划纠正行动的偏差，从而保证行动方向的正确性。由于护理工作涉及的范围广、人员多，在制订和实际执行计划中可能会出现偏差。计划使护理管理工作的目标、措施、步骤和时间等要求更加明确，为管理工作提供了"定盘星"和检查标准。护理管理者可以通过计划对管理活动进行控制，检查实际执行情况与计划之间的差距，并及时进行调整以达到控制的目的，从而保证决策目标的实现。

4）计划为具体工作提供依据：计划有各种层次，各层次的计划中都包含了实现目标的方式、方法等具体内容，这些具体的方式、方法为下属部门人员的工作提供了具体的依据。组织内高层管理者制订的战略性计划为中层管理者制订计划提供了依据，中层管理者的计划又为基层管理者制订计划提供保证。护理部制订年度计划后，护士长根据护理部的计划制订科室的计划，护士又在科室计划下制订具体的护理工作计划。

2. 组织职能 是进行人员配备、领导、控制的基础，是完成计划的重要前提。为了达到既定的工作目标，需要通过组织设计，建立合理的工作模式，以使人员之间的关系、分工、协作、时间、空间等各环节能合理地组织起来，从而形成一个有机整体，创造一个和谐的工作环境，充分和有效地发挥每个人员的智慧和能力，使其为实现组织的总目标而高效地工作。组织包含四层含义：

（1）组织是一个人造系统，是由两个或两个以上的个体构成的集合。

（2）组织具有明确的共同目标，目标是组织存在的前提和基础。一个清晰且可量化的目标不仅可使团队达到共同的目标，也可以让团队成员清楚地了解他们的职责和任务，从而形成统一指挥，统一意志，统一行动。

（3）组织应有分工与协作。分工和协作是由组织目标限定的，只有把组织成员中愿意合作、愿意为共同目标做出贡献的意志进行统一，才能高效、快速地实现组织目标。

（4）组织应能够不断变化和发展，也应随之调整，才能充分发挥组织的功能。

知识拓展

管理最大的责任就是确保组织的生存，健全完善组织结构，确保组织可以承受任何打击，同时还要抓住机遇，灵活应对世界的急剧变化。

——彼得·德鲁克

3. 人力资源管理职能　是指运用现代化的科学方法，对人力进行合理的培训、组织和调配，使人力、物力经常保持最佳比例状态。简言之，人力资源管理是指对人力资源的取得、开发、保持和利用等方面所进行的计划、组织、指挥、控制和协调的活动。

人力资源管理是一门新兴的学科，起源于20世纪70年代末。人力资源管理的历史虽然不长，但人事管理的思想却源远流长，其在组织发展生存中的重要地位被管理者逐渐认识。“人”是组织最重要的资产，也是竞争力的关键因素。护理人力资源管理的主要目标是通过履行选拔人、培育人、用好人、留住人的管理职能，提高护士的专业能力，激发其工作热情；利用竞争、激励和约束机制，降低人力成本，提高护理工作效率，实现组织目标。

知识拓展

德鲁克提出人力资源的先进性，并在书中指出：和其他资源相比，唯一的区别就是人。人力资源拥有当前其他资源所没有的素质，即“协调能力、融合能力、判断能力和想象能力”。同时，人力资源的利用具有自主性特点，即“人对自己是否工作绝对拥有完全的自主权利”。

人力资源管理的基本功能：

（1）获取与整合的功能：是根据组织目标，组织的工作要求及条件，进行规划、招聘、测试、选拔与考核，获取最适合组织需求的成员。通过管理、培训对员工进行有效整合，从而达到动态优化配置的目的。

（2）维持功能：是人力资源的保障，只有将获取的人员继续留在组织中，组织才能有稳定的激励与开发对象，管理的作用才能得到提升。

（3）激励功能：是人力资源管理的核心。组织只有通过一系列的薪酬、考核、晋升等管理措施，为员工创造安全、健康的工作环境，才能充分调动并保持员工的积极性和创造性，让员工在现有的工作岗位上创造出优良的绩效。

（4）开发功能：是人力资源管理的手段。通过管理活动，提高员工素质和整体效能，并掌握当前与未来工作需要的知识和技能。

4. 领导职能　是使各项管理职能有效地实施、运转，并取得实效的统率职能。护理管理的领导职能就是管理者引导护理团队同心协力实现组织目标的过程。领导职能发挥的关键是正确运用领导者的影响力，有效激励下属的工作自主性、积极性和创造性，提高工作效率，保证组织目标的实现。领导的属性特点：①领导是一种过程，而不是某个个体。②领导的本质是人际影响力，即领导者拥有影响被领导者的能力或力量。③领导的目的是群体或组织目标的实现。

5. 控制职能 控制职能的核心是实现组织目标，是管理者监督和规范组织行为，使其与组织计划、目标和预期的绩效标准相一致的系统行动过程。控制有三层含义：①控制是一个过程，包括管理人员为保证实际工作与计划和目标一致所采取的一切活动。②控制是通过监督和纠偏而实现的。③控制的目的是保证组织实现预期目标和计划。

控制与其他管理职能密切联系。控制有助于评价计划、组织及领导的优劣和控制系统的效率。计划是控制的基础和前提，计划决定控制的方向和目标，是以实现目标为中心。控制活动需按一定的组织层次进行，各层次均有不同的责任方能保证控制系统正常运转。控制为领导决策提供有效信息，帮助领导做出正确的决策。

从逻辑关系上看各项管理职能之间的联系，依照先后顺序执行，即先计划，组织，领导、决策，最后控制；从管理职能的作用看，计划是前提，组织是保证，领导、决策是关键，控制是手段。五项职能形成了一个相辅相成、联系紧密的整体。

知识拓展

控制是“控制论”中的术语。控制论是美国数学家诺伯特·维纳（Norbert Wiener）于1948年创立的一门科学理论。在控制论中，控制是指为了改善、发展某个或某些受控对象的功能，通过信息反馈，加于该对象上的作用。控制的基础是信息反馈，一切信息的收集传递都是为了控制。

（三）管理的对象

管理对象是指管理过程中管理者实施管理活动的对象，也称为管理客体。在一个组织中，管理对象主要是指人、财、物、信息、技术、时间、空间等一切资源，其中最重要的是对人的管理。

1. 人力资源 是组织中的重要资源之一，是可以反复利用、不断增值的资源。如何充分发挥人的主动性、积极性和创造性，提高劳动生产率，是管理者面临的最大挑战。人力资源管理不仅强调以人为本，而且注重对人的思想、心理和行为进行有效的管理，做到事得其人、人尽其才、人事相宜，并通过有效的人力资源的开发和人员职业生涯规划来提高组织人力资源价值。

知识拓展

人力资源管理对组织效益的贡献：

1. 帮助组织实现目标。
2. 有效地利用劳动者的技能。
3. 为组织提供训练有素和动机良好的员工。
4. 使员工的工作满意度和自我实现最大化。
5. 与所有的员工交流人力资源管理的政策。
6. 提倡符合伦理规范和社会责任的行为。
7. 管理变革。

2. 财力资源　在市场经济中，财力资源既是各种经济资源的价值体现，又是具有一定独立性和运动规律的特殊资源。财力资源是企业高速度发展的社会生产力的基础，任何组织都可以通过财力资源的有效整合及运用，达到提高管理成效的目的。财力资源管理的目标就是通过对组织财力资源的科学管理，做到财尽其力，用有效的财力资源为组织创造更大的社会效益和经济效益。

3. 物力资源　物质是人们从事社会实践活动的基础，所有组织的生存发展都离不开物质基础。在进行组织物力管理时，管理者要遵循事物发展的客观规律，根据组织管理目标和实际情况，对各种物力资源进行最优配置和最佳组合利用，做到物尽其用。

4. 信息资源　随着信息社会的到来，广泛收集信息、精确加工和提取信息、快速准确地传递和处理信息、有效利用信息已成为信息管理的重要内容。信息产生于人类的活动，人类对各种资源的有效、合法地获取、分配及合理使用是凭借着对信息资源的开发和有效利用来实现的。信息是医院护理管理中不可或缺的构成要素。管理者应保持对信息的敏感性，捕捉有效信息资源，精确地加工和提取信息、快速准确地传递处理信息，并迅速做出反应，以求达到效益最大化。

5. 技术资源　广义上属于社会人文资源，其在经济发展中的作用日益增大。技术是自然科学知识在生产过程中的应用，是直接的生产力，是改造客观世界的方法、手段。对于一个组织来说，技术包括两个方面：①解决实际问题相关软件方面的知识。②解决这些实际问题而使用的设备、工具等硬件方面的知识。软件方面和硬件方面的知识总和构成了组织的技术资源。

6. 时间资源　时间是运动着的物质的基本存在形式，物质与时间、空间与时间都是客观存在且不可分割的。时间无形，但却有价值。成功者与不成功者具有相同的时间，实现的价值却不尽相同。管理者要善于管理和安排时间，做到在最短的时间里完成更多的事情，创造更多的财富。

知识拓展

1. 时间是构成生命的要素。
2. 时间与空间都是客观存在的，人们都在其中不断地运动着，都在花费时间。
3. 时间是根据物质在空间中的运动来测定的，标准时间是秒针运动 60 次为 1 分钟。
4. 时间是区分事件发生前后次序的度量单位，用时间可以指出事件的前因后果。

7. 空间资源　从资源学的角度来讲，空间资源主要包括高度资源、环境资源和物质资源。研究和开发空间资源，是为了更好地利用空间资源弥补地球资源不足的缺陷、优化资源配置、提高资源的综合利用水平，以拓展人类的生存与发展空间。管理者要重视空间资源学的研究对象、范围、内容以及与其他学科之间的联系，进一步加强人类对空间资源的利用。

（四）管理的方法

管理方法是指用于实现管理目的而采取的手段、方式、途径和程序的总和，即运用管理原理，实现组织目标的方式。

1. 行政方法　是指在一定的组织内部，以组织的行政权力为依据，运用行政手段，按照行政隶属关系来执行管理职能，实施管理的一种方法。

特点：

（1）具有一定的强制性，以组织的行政权力为基础，以下级服从上级为原则。

（2）具有明确的范围，只能在行政权力所能够管辖的范围内起作用。

（3）具有不平等性，行政管理方法是以组织权力为基础，以服从为原则，上级对下级发出的命令，下级在执行中不能讨价还价。

2. 经济方法 是指以人们对物质利益的需要为基础，按照客观经济规律的要求，运用各种物质利益手段来执行管理职能，实现管理目标的方法。

特点：

（1）利益性：经济方法主要利用人们对经济利益和物质利益的需求来引导被管理者。

（2）交换性：经济方法是以一定的交换为前提。管理者运用一定的报酬手段影响被管理者去完成所承担的任务。

（3）关联性：经济方法使用范围十分广泛，影响面宽，与各个方面都有着直接或间接的联系。然而它也有一定的局限性，因为人的需求不可能仅限于物质利益，决定人行为的积极性也并非只有对经济利益的追求，管理者在具体的实践中要注意这一点，否则会导致“一切向钱看”的倾向。

3. 教育方法 教育是按照一定的目的和要求对受教育者从德、智、体三方面施加影响，使其改变行为的一种有计划的活动。

特点：

（1）教育是一个缓慢的过程：教育以转变人的思想、价值观为特征，以提高人的素质为目的。

（2）教育是一个互动过程：在教育过程中，教育者和受教育者都在提高，是一个相互学习、相互影响的活动。教育者必须为人师表、以身作则、知行合一。

（3）教育形式的多样性：教育的具体方法很多，如政治思想教育工作、企业文化建设、工作岗位培训、对员工情感投资等都是行之有效的教育方法。

4. 法律方法 也叫“制度方法”，指运用法律规范及类似法律规范性质的各种行为规则进行管理的一种方法。在管理的法律方法中，既有国家正式颁布的法律，也有各级政府机构和各个管理系统所制定的具有法律效力的各种社会规范。

特点：

（1）强制性：法律、组织规范同其他社会规范不同，是一般由国家或组织强制实施，人人必须遵守的行为规则，具有普遍的约束力和强制性。

（2）规范性：法律、组织规范规定人们在什么情况下可以做什么、应当做什么或不应当做什么，同时又将这种指引作为评价人们行为的标准。根据这些规范可以估计自己或他人的行为是合法或是违法。

（3）概括性：法律、组织规范制约的对象不是具体的人，而是概括的人，故具有普遍适用性和相对稳定性。

5. 数量分析方法 是建立在现代系统论、信息论、控制论等科学基础上的一系列数量分析、决策方法。

特点：

（1）模型化：指在假定的前提条件下，运用一定数理的逻辑分析，针对需要解决的问题而建立一定的模型。

（2）客观化：在使用这些方法时，除了假定前提条件和选择数量分析方法之外，在建立模型和进行推导的过程中，基本上不受人为因素的影响，具有较强的客观性。

二、管理的基本特征

（一）管理的二重性

管理具有二重性，一是自然属性，二是社会属性。自然属性是指对人、财、物、时间、信息等资源进行组合、协调和利用的管理过程，不因社会制度和社会文化的不同而变化。管理的自然属性是指不因生产关系、社会文化的变化而变化，只与生产力发展水平相关。社会属性是指人们在一定的生产关系条件下和一定的社会文化、政治、经济制度中必然要受到生产关系的制约和社会文化、政治、经济制度影响。不同的生产关系、社会文化和经济制度都会使管理思想、管理目的以及管理方式呈现一定的差别，从而使管理具有特殊性和个体性，这就是管理的社会属性。

管理的自然属性为我们学习、借鉴发达国家和地区的管理经验提供了理论依据，我们可以大胆引进国内外先进的、成熟的管理经验，以便迅速提高我们的管理水平。管理的社会属性告诉我们，不能全盘照搬别人的做法，必须结合实情，建立具有特色的管理模式。

（二）管理的科学性与艺术性

1. 管理的科学性　科学是反映自然社会和思维等客观规律的知识体系。管理的理论是由一系列概念、原理、原则和方法构成的知识体系，这些知识是从假设、实验和分析逐步发展形成的。管理活动具有其内在、共同的规律性，具有普遍适用的一般性原则，是一项专门的业务活动，管理活动必须建立在科学基础之上才能有效地进行。管理活动的科学性是指管理者在管理活动中遵循管理的原理原则，按照管理客观规律解决管理中的实际问题的行为活动过程。

2. 管理的艺术性　艺术性就是强调管理的实践性，没有实践，也就没有所谓的艺术。它是管理者熟练运用管理知识，针对不同的管理情景采用不同的管理方法和技能，以达到预期管理效果的管理行为。管理活动的动态发展变化决定了管理的随机性和灵活性。管理的艺术性还体现在管理活动中，管理者个人在解决管理问题时采用方法的创新性和多样性。有效地运用管理艺术是以对管理学理论知识的理解为基础的。

（三）管理的普遍性与目的性

管理的普遍性在于管理广泛存在于人类各种活动之中，涉及社会的每一个角落，与人们的各项社会活动、组织活动息息相关。管理的目的性同其他社会实践活动一样，都是有意识、有目的的活动，管理的一切活动都要为实现组织目标服务。正是因为有了共同的目标，不同的管理职能、管理活动才能成为一个整体，组织才能得以生存和发展。

（四）管理任务的一致性

管理过程就是要设计和维持一种系统，使得在这一系统中共同工作的人们，用尽可能少的支出（包括人力、物力、财力、时间以及信息），去实现组织预定的目标。虽然各级管理人员处于不同的层次，执行的任务也不尽相同，但他们的基本职能是相同的。所有成员都需要为组织创造一种环境，使人们在其中可以通过努力去实现目标，这就是他们共同的任务。

第二节 护理管理概述

护理管理是将管理学的一般原理与方法运用于护理管理实践中的过程，其任务是研究护理管理的特点，找出其规律性，对护理管理工作中涉及的（人、目标、任务、信息、技术等）各要素进行综合统筹，使护理系统实现最优运转，以提高护理工作效率。医院护理管理水平直接影响医院护理质量和护理工作效率，是医院管理工作水平的重要体现。

一、护理管理的相关概念

（一）护理管理的概念

护理管理（nursing management）是以提高护理质量和工作效率为主要目的的活动过程。世界卫生组织（World Health Organization，WHO）对护理管理的定义：护理管理是为了提高人们的健康水平，系统地利用护士潜在能力和有关其他人员、设备、环境和社会活动的过程。护理管理就是对护理工作的要素，如人员、时间、信息、技术、设备等，进行科学的计划、组织、协调、控制，从而使护理系统有效地运转，放大系统的效能，实现组织目标。

（二）护理管理者的概念

护理管理者是从事护理管理活动的人或人群的总称，具体是指那些为实现组织目标而负责对护理资源进行计划、组织、领导和控制的护理人员。

护理管理者的基本要求：

（1）具有临床和管理经验，能全面地履行管理者角色应承担的责任。

（2）掌握护理管理实践领域的知识、技能及相关的理论知识。

二、护理管理思想的形成与发展

（一）国外护理管理思想的形成与发展

公元前后，一些文明古国初步开展医学和护理活动。公元前460年，医学之父希波克拉底（Hippocrates）提出护理、观察、报告都要以患者为中心的观点，强调在患者床边对患者进行仔细观察，重视生活条件、周围环境对患者康复的影响。弗洛伦斯·南丁格尔（Florence Nightingale，1820～1910年）被誉为近代护理学的创始人。她首先提出医院管理需要采用系统化方式、创立护理行政制度、注重护士技术操作的训练等，无论是在伦敦的看护所还是在克里米亚战争中，都注重采光、给水、通风、清洁等环境对患者康复的影响。由于她的科学管理，在1854～1856年克里米亚战争期间，创造了护理发展史上的奇迹，使战伤死亡率从50%下降到2.2%，极大地推动了护理学科及护理管理的发展。

20世纪后，随着医学与管理学的进步，护理管理也得到迅速发展。各级护理管理组织不断完善，护理管理职能逐步明确，护理管理的重要性得到重视。1946年，美国波士顿大学护理系开设护理管理学课程，培养护士的行政管理能力。美国医院护理管理取得的护理教育成果引起了世界各国的关注，许多国家逐步开设护理管理学课程，专门培养护理管理人才。1969 年，美国护士协会（American Nurses Association，ANA）规定，护理管理人员的任职条件最低为学士学位，进一步促进了护理管理学的发展。

20 世纪 70 年代后，随着经济的迅速发展，欧美等发达国家对护理管理人员的知识结构提出了更高的要求，要求护士长不仅具有护理管理学知识，还必须具有工商管理、经济学及财务预算等方面的知识。

（二）国内护理管理思想的形成与发展

中医提出“三分治，七分养”的理念，其中“七分养”，即指我们今天的“护理”。中医把人体视为统一的有机整体，并提出了人的健康与内在心理状态以及外在生活环境互为影响的观点。中医药学为护理学的起源提供了丰富的理论和技术基础。

中华护理学会（Chinese Nursing Association，CNA）成立于 1909 年 8 月 19 日，原名中国护士会。曾先后使用：中国看护组织联合会、中华护士会、中华护士学会、中国护士学会等名，1964 年更名为中华护理学会。中华护理学会是中国共产党领导下的护理科技工作者的学术性群众团体，是党联系广大护理工作者的纽带和桥梁。其宗旨是团结广大护理工作者，为繁荣和发展中国护理科学事业，促进护理科学技术的普及、推广和进步，保护人民健康而服务。中华护理学会作为中国科学技术协会（以下简称中国科协）所属全国性学会之一，受中国科协和国家卫生健康委员会（原卫生部）双重领导，其总会设在北京，全国有三十一个省级行政区设有地方护理学会。2013 年 5 月 8 日中华护理学会获准加入国际护士会。20 世纪 80 年代初，我国恢复护理高等教育，在高等护理教育课程中开设了“护理管理学”。同时，在借鉴国外先进的护理理论、管理方法的基础上探索适合我国国情的临床护理工作模式以及相应的护理管理模式，形成了初步的护理管理理论体系，并逐渐从经验管理转向标准化管理。20 世纪 90 年代以后，随着现代管理学的发展与进步，护理管理学也得到迅速发展，并逐渐形成了自己的学科体系，护理管理工作逐渐朝着现代化、科学化、标准化、制度化和法制化的方向发展。

三、护理管理的任务

护理管理是管理理论与方法在护理管理实践中的具体应用，以提高护理质量和工作效率为主要目的的活动过程。根据工作内容的不同可将护理管理分为护理行政管理、护理业务管理、护理教育管理和护理科研管理。

（一）护理行政管理

护理行政管理是遵照国家的方针政策和医院相关的规章制度，对护理工作进行组织、物资、人力资源和经济等方面的管理，保证护理质量持续改进，有效地提高组织和部门的绩效。

（二）护理业务管理

护理业务管理是对各项护理业务工作进行协调控制，提高护理人员专业水平，保证护理工作质量，提升专业服务能力，丰富护理服务内涵，满足社会健康服务需求，提高工作效率。

（三）护理教育管理

护理教育管理主要是为了培养高水平的护理人才，提高护理队伍整体素质而进行的管理活动。随着人们对健康服务需求的不断增加，护理服务内涵不断拓宽，护理教育也逐渐向现代化、社会化、综合化、多样化、终身化和国家化的趋势发展。临床护理教育是培养各层次护理人才的重要途径，临床护理教育体系包括：中专、大专、本科、研究生的教育，护士规范化培训，毕业后继续教育，专科护士培训，护理进修人员培训等方面。

（四）护理科研管理

护理科研管理是运用现代科学管理的原理、原则和方法，结合护理科研规律和特点，对护理科研工作进行领导、协调、规划和控制的过程。

四、影响护理管理发展的因素

护理管理作为一个过程，容易受到医院内外政策、服务对象、护理人员和技术等因素的影响，同时还受管理者自身条件影响。要提高管理效率，必须关注影响护理管理的各种因素。

（一）护理管理的一般环境

管理环境是指医院和护理管理的外部环境，即对医院和护理管理绩效产生影响的外部条件和力量的总和。外部环境既为组织活动提供了必要的条件，又对组织活动起到制约作用。国家的路线、方针、政策、法规等作为外部环境因素对医院管理工作起着直接或间接的推动和制约作用。医院和护理管理者必须关注外部环境的变化，及时了解和预测其变化对护理工作的要求，保持护理管理工作的主动性。

社会制度、发展计划、相关政策以及科学技术的进步直接或间接地影响医院的运转以及利益的分配。医院的管理结构应随着外部环境的变化及内部各种因素的改变进行适当的调整。护理工作模式受新医学模式的影响，也逐渐由以疾病为中心转向以患者为中心、以人的健康为中心的护理工作模式。随着护理工作模式的改变，护理管理思想、方法也发生一系列的变化。护理管理模式不断创新，建立了医院护理垂直指挥系统，健全了医院内的护理管理制度和护理质量标准，护士执业注册制度、护士继续教育制度等日趋完善。

（二）人员因素

护理管理人员在医院护理人才队伍建设中发挥着重要的作用，他们是提高组织人才竞争力的关键，高素质的护理人才队伍是保质保量完成各项护理工作，实现组织目标的关键。管理人员的能力具体表现在处理各种问题的综合能力上。优秀的护理管理者在充分运用管理艺术保证护理管理活动高效率的同时，善于有效地将医院和部门目标转化为护理群体的自觉行为，调动护理人员工作的积极性；管理者应具有敏捷的思维和准确的判断力，及时发现问题，做出正确决策，保证护理工作及部门管理良性运转；护理管理人员还应具备创新思维，通过科学管理，提高工作效率，能够带领全体护理成员共同实现组织目标。

（三）宗旨和目标

宗旨是组织对其信仰和价值观的表述。护理工作的宗旨包括对护理活动、患者、护士三方面问题的认识和观点。明确组织宗旨是有效进行管理的基本前提。护理管理者应明确护理工作的宗旨和目标，实行目标责任制管理，明确护理人员岗位责任；做好行动计划准备；激发护理人员的自我价值实现意识，使其在护理管理过程中有参与感，为职业发展做好规划。目标宗旨明确，在护理管理活动中做到心中有数，预先知道下级要做的事情，及时制订工作计划及进度安排，客观分析护理人员绩效以及目标和效果之间的差距，便于及时向上级汇报工作，并对下级给予指导和提出改进意见，调动护理人员的积极性。

五、护理管理者的角色

角色（role）是描述一个人在某位置或状况下被他人期望的行为总和，也是指个体在特定的社会关系中的身份及由此而规定的行为规范和行为模式的总和。如护士角色，包括三方面的意思：一是护士的行为；二是护士的地位和身份；三是对护士的期望。根据管理者的工作任务和特点，管理专家对管理者的角色模式做了不同的探讨和分析。

（一）明茨伯格的管理角色模式

20 世纪 70 年代，亨利・明茨伯格（Henry Mintzberg）提出了著名的管理者角色理论，他将管理者在管理过程中的工作特性分析、归纳为 10 种角色，并将这 10 种角色划分为 3 种类型，即人际关系型、信息型和决策型“三元”角色模式（图 1-1）。对于护理管理者而言，由于护理工作的特殊性，其承担的角色内涵有所不同，具有特殊性。

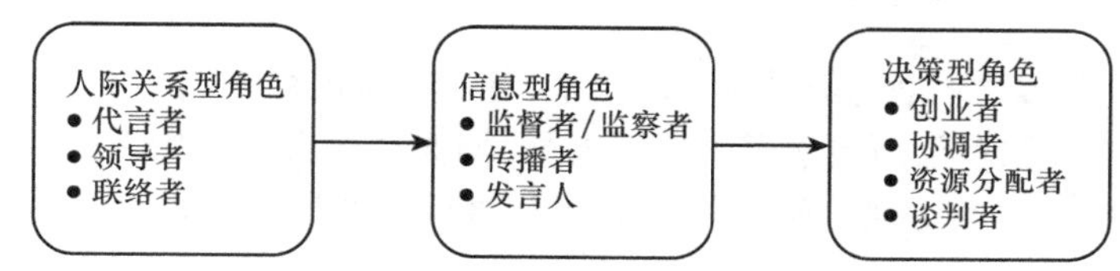

图 1-1　管理者所承担的角色

1. 人际关系型角色

（1）代言者：作为护理管理的代言人，管理者必须履行有关法律、法规、专业和礼仪等方面的责任。他们对组织能否顺利运转起着十分重要的作用。

（2）领导者：作为领导者，护理管理者需要制订清楚明确、具体可行的组织目标，这些将作为护理人员工作目标的依据，发挥引导、培育、激励护理人员的功能。其活动主要包括两方面：一是选拔和培养人才，包括对下属的聘用、培训、评价、报酬、提升、奖惩等；二是引导和激励员工，领导者优良的品格、扎实的理论知识、娴熟的专业技能和管理能力能够激励护理人员，带领并指导下属完成护理工作任务，共同实现组织目标。

（3）联络者：护理管理者在工作中需要不断地与方方面面的人进行沟通、协调，主动营造一个良好的工作氛围和有利于患者治疗及康复的环境。

2. 信息型角色

（1）监督者/监察者：作为监督（察）者，护理管理者要持续关注内外环境的变化，及时获取对组织发展有利的信息，通过掌握分析这些信息，有效地控制组织各种资源，识别出组织的机会和潜在威胁。因此，作为护理管理者，应该及时、主动地收集各种信息，监督并审核各项护理活动与资料，全面评估护士的工作，保证各项工作顺利进行，提高工作绩效。

（2）传播者：作为传播者，护理管理者要把信息向上级和下属传递。传递的信息包括从外部人员和上级部门那里获得的信息、文件、命令、有关方针、政策、规章制度等；包括护理工作中的各种信息，经过整理分析后汇报给相关的部门和人员。护理管理者应该具备良好的信息传递和沟通技巧，在适当的场合，恰当的时机对相应的人群发布相关信息，以便指导下属正确决策和行动。

（3）发言人：是代表某一政权机关或组织发表意见的人。护理管理者代表组织向外界、公众、护理对象、同行及媒体等发布组织的信息，使组织内外部的人群都对组织产生积极反应。

3. 决策型角色

（1）创业者：作为创业者，管理者能够适应不断变化的环境，用敏锐的目光发现和引进本专业的新思想、新理论、新方法等，为患者提供新服务，并进一步改革创新新技术，开发新产品，谋划和改进组织的现状与未来。

（2）协调者：在日常护理工作中，经常会出现一些突发事件，这就要求护理管理者及时协调各种关系及各种冲突和矛盾。例如，护理人员之间或与服务对象之间的冲突与矛盾；不同科室之间的对立；护理资源受损或受到威胁；各种突发事件及其他重大意外事件等。护理管理者要使用协商、解释说明、劝告等手段，解决冲突与矛盾，维持和谐团结的工作氛围。

（3）资源分配者：护理管理者负责并监督组织资源的分配，根据组织的整体目标及决策，合理有效地利用资金、时间、材料、设备、人力及信息等资源，以保证各项医疗护理工作顺利进行。

（4）谈判者：护理管理者常代表组织与组织内外成员进行正式、非正式的协商和谈判，如向上级部门和相关职能部门申请调配护理人员、增添医疗设备和护理用品、改建病房环境，讨论人员培训计划、福利待遇、医护协作等有关事项，通过沟通，尽力与各部门的要求达成共识。

（二）“成功管理者”角色模式

霍尔（Holle）和布兰兹勒（Blatchley）提出关于“成功管理者”（competence）角色的模式。认为护理管理者的角色模式正如英语“competence”这个词，每一个英语字母代表成功的护理管理者所承担的一种角色：

C（care-giver professor），专业照顾提供者。

O（organizer），组织者。

M（manager of personal），人事管理者。

P（professional manager of care），照顾的专业管理者。

E（employee educator），员工的教育者。

T（team strategist），团队的策划者。

E（expert in human relation），人际关系专家。

N（nurse-advocator），护理人员的支持者。

C（change-agent），变革促进者。

E（executive and leader），执行者和领导者。

（三）其他有关角色

1. 护理业务带头人　护理管理者在承担管理工作的同时，还应该承担护理专业发展与提高的重任。管理者在理论知识的学习、推广、运用，新技术、新业务的引进研发，疑难问题的解决，计算机现代管理技术应用等方面均应成为带头人，推动护理事业发展。

2. 教育者　护理管理者承担着教育者的角色。作为护理学科的带头人，不仅要对护理人员、进修护士、护理专业学生（护生）进行专业知识指导、教育、培训，还要对护士及护生的职业道德、专业精神、护理价值观进行培育。另外，医院及病房是进行健康教育的最佳场地，护理管理者可利用巡视病房、召开患者工休会等形式，向患者及家属进行康复指导和健康教育。

六、护理管理研究的内容

随着护理学的发展与进步，护理管理的研究内容逐步拓宽，研究范围非常广泛，涉及护理领域中的方方面面，包括护理理论、护理实践、护理教育和护理科研等诸多问题。其研究目的就是探寻护理领域中护理管理活动基本规律和一般方法，提升科学管理水平，提高护理工作的效率和质量，推动护理学科整体发展（图 1-2）。研究内容包括：

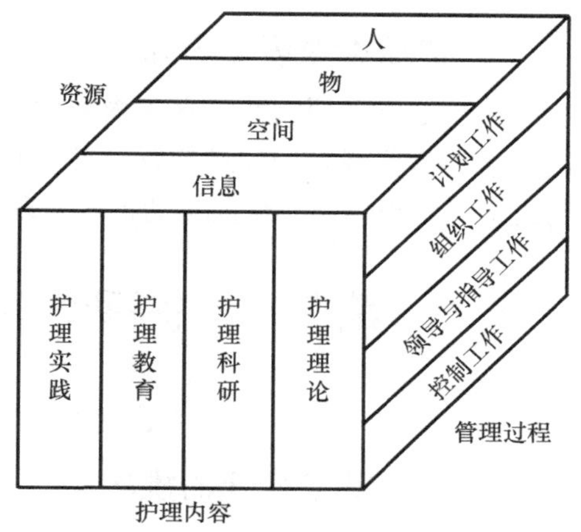

图 1-2　Barbara J. Stevenens（美）护理管理模型

（一）护理管理模式研究

传统护理管理模式属于行政事务性管理，注重对事物的控制。现代护理管理强调的是以人为本，注重人与事相宜，以人、事、职能效益达到最大化为管理理念。护理管理研究的内容从在护理实践中用理念引导护士思想转变，凝练护士职业精神，构筑高质量的护理服务品质，到规范护士行为标准；从依据命令、决定、通知、条例、章程等规章制度来实施管理，转变到依靠激励调动人的积极性，以经济为杠杆调控各方面利益来实施管理。在管理模式中“以人为本”的管理理念是现代管理科学发展和研究的必然趋势。

（二）护理质量管理研究

护理质量是衡量医院护理服务水平的重要指标，是护理管理的核心。我国普遍实行质量分级负责制，采用自我控制、同级控制、逐级控制、回顾性和前瞻性控制等方法来研究护理质量、管理方法和管理手段。护理质量管理应注重护理学专业特点，因此护理质量管理的模式、标准和方法应与现代医学模式及现代护理观相匹配。

（三）护理人力资源管理研究

护理人力资源是护理管理研究的主要内容之一。护理人力资源管理要从身份管理逐渐向护理岗位管理转变，制订各级护士的聘任标准和岗位职责。在人才开发过程中，管理者要清醒地认识到引入是基础，用人是关键，留人是保障，育人是后劲。努力优化护理人才培养环境，合理使用现有的护理人员，做到人才的选拔、使用、培养、提高和管理一体化。

（四）护理经济管理研究

随着全球经济一体化，护理经济管理也成为护理研究中的一个新课题，护理成本、市场需求及其相关经济政策方面的研究逐渐受到关注。护理管理者要树立成本管理意识，重视成本效益，通过成本核算，合理使用护理资源，解决护理资源浪费和不足的问题。

（五）护理文化建设研究

经济与文化“一体化”是现代医院发展的重要内容。医院护理文化内涵包括人文科学、思想意识、行为规范、沟通技巧等，这些文化体现在医院护理的文化素质、服务意识和护理特色等方面。护理管理者要根据护理实践特点和护理发展形势的变化，确立、传承并持续优化医院护理文化，把护理文化作为组织目标，发挥其推动作用。

（六）护理管理环境研究

当前护理管理要随时掌握国内外护理管理的新动态和新发展，要主动适应医院内外环境的变化，借鉴国内外先进的管理理念和方法，开拓进取，勇于创新，逐步建立适合中国国情的护理管理体系，从而推动护理管理学科的快速发展。

第三节　护理管理面临的挑战及发展趋势

一、护理管理面临的挑战

（一）社会环境变迁的挑战

1. 疾病谱和人口结构变化的影响　随着社会经济和医疗技术的发展，现代医学模式由生物医学模式转向生物、心理、社会和环境相结合的模式，疾病谱也随着人们的生活方式、心理、社会因素的改变而改变，与之相关的非传染性慢性疾病的发病率逐年增高，这些都是影响社会人群健康和生活质量的重要因素。人口老龄化、家庭规模小型化和人口流动化等趋势越来越显著，加之人民群众健康观念的不断提高，健康需求和期望值不断增长，对护理服务需求也日益突出，促使护理服务向高质量、人性化方向发展。因此，研究和发展适宜于我国国情的护理服务模式刻不容缓。

2. 医疗卫生保健体系的影响　随着医疗卫生改革与发展，卫生服务从医疗卫生组织内部扩展到医疗卫生组织外部；健康服务由单纯、被动的医疗性服务扩大到主动指导健康人群生活方式的卫生保健性服务；医疗保险支付制度的改革等均对护理工作提出了更新、更高的要求，要求护理人员具备丰富的知识、娴熟的技能、主动服务意识和解决问题的能力。如何满足社会对护理服务多元化、高品质的需求，建立长效护理服务体系运行机制，成为护理管理者需要思考的问题。

（二）医疗卫生体制改革的挑战

在医学科学进步和市场经济的竞争中，护理专业作为医疗卫生服务的重要组成部分，工作的内涵有了新的拓展及外延。

1. 护理人力资源　“十一五”期间，护士的数量是我国历史上增长最快的时期，按照我国“十四五”期间护理事业发展新规划，到2025年全国护士总数达到550万，但是相比于广大人民群众日益提高的健康服务需求，护理人力资源仍处于相对缺乏的状况。我国护理管理者大多是基层护理人员，缺乏专门的护理管理培训，经验型的管理模式还较为普遍，与国外已经形成的不同领域护理专业特色情况相比，我国在科学化和专业化护理管理队伍建设方面还存在较大差距。

2. 护理经营模式 护理是不可替代的医疗服务项目，但其工作价值带来的经济效益一直未得到应有的体现。护理服务成本在很大程度上反映了护理服务的社会效益和经济效益，是反映医院工作质量的一个重要指标，护理经济作为一个概念逐渐被引入医疗机构。管理者要重视护理价值的研究，逐渐将经济学的经营管理理念渗透到护理管理工作中，利用现代化护理信息管理手段，构建我国成本核算模型，真实体现护理人员的工作价值。

3. 护理管理体制 根据我国人口学特点及经济发展现状，护理工作的重点已从医院扩大到社区。但长期以来，我国各级医院护理服务管理体制一直以临床护理管理为重点，这种护理管理机制只适用于医院护理管理，缺乏延伸至社区及家庭的护理管理，在老年护理、慢性病护理、临终关怀等方面存在的问题尤为突出。由此可见，改革护理行政管理体制已成为一项迫在眉睫的任务。

二、护理管理的发展趋势

（一）护理管理队伍专业化

随着护理学的发展与进步，在医院护理管理改革中，培养和建设一支政策水平高、管理能力强、综合素质好的护理管理队伍是未来发展的趋势。发达国家高级护理实践领域的发展，推动了护理学科专业化进程。各级医疗服务机构需进一步理顺护理管理职能，按照“统一、精简、高效”的原则，建立责权统一、职责明确、精简高效、领导有力的护理管理体制及运行机制，提高护理管理的科学化、专业化和精细化水平，以适应现代医院和临床护理工作发展的需要。

（二）护理管理手段信息化

信息科学技术在护理管理中的广泛运用，加快了护理管理现代化的进程。护理信息系统的建立和完善改变了传统的护理工作模式，在护理质量管理、人力资源调配、物资管理、教育培训以及患者安全管理等方面取得了显著的成效，对促进护理管理科学化、规范化具有重要的意义。

近年来，全国大型综合医院建立了电子病历、移动查房系统、床旁护理移动系统等信息化平台，加快了护理信息共享和护理技术优势互补，拓宽了护理信息在护理管理中应用的空间，充分利用、开发护理信息系统的功能，合理设定管理指标，从护理绩效考核、岗位管理、人力资源调配、护理质量管理等方面更好地发挥管理职能，为科学预测、正确决策提供了客观的依据，促进临床护理的变革，提高护理管理的效能，这对医院的发展和管理提出了新的挑战，成为护理管理者面临的新课题。

（三）护理管理方法人性化

随着科学管理方式研究的深入，现已由制度管理时代进入了人性化管理的时代。彼特·德鲁克（Peter F. Drucker）说人是企业真正的资源，管理就是要充分开发人力资源。树立人本观念，构建多元护理文化，这需要护理管理者不断更新管理理念和管理模式，将科学、人性、和谐的思想用于管理之中，最大限度地发挥管理效益。在护理管理过程中，要关注护理人员的成长与发展，帮助他们做好职业规划，创造能够使护理人员得到良好发展的机制和环境，建立公平公正的竞争机制，合理配置和利用护理人力资源，提高护士职业满意度，激发护士服务潜能，提升护理服务品质。

（四）护理管理研究科学化

当前国际护理科学研究范围逐渐扩大、水平日益提高，呈现出研究内容深入和研究手段多样化的特点。管理要素涉及护理人员、劳动生产率、护理成本核算、物资管理、时间分配等方面，这些可变因素随着医院内外环境的变化而变化，给护理管理和决策带来了一系列问题和挑战。这就要求护理管理者具有科研思维、管理技能、科学决策的能力，还能保证管理技能、决策方案的有效实施，提高执行力，从经验型管理转向科学型管理。随着护理管理理念的不断发展，多学科知识的交融将成为研究的方向。护理管理最终实现管理的标准化、专业化、科学化、现代化。

第二章　护理质量管理与相关理论

第一节　质量管理概述

质量管理是医院管理的核心，护理质量直接反映着医院的技术实力和水平，关系到医疗质量、患者安全、经济效益和医院的声誉及影响力，也决定着医院的生存和发展，重视和加强医院质量建设是医院管理的永恒主题。

一、质量管理的相关概念

（一）质量

质量（quality）又称“品质”，在管理学中是指产品或服务的优劣程度。国际标准化组织（International Organization for Standardization，ISO）对质量的定义是：质量是反映实体满足明确和隐含需要的能力的特性总和。质量也是指产品、过程或服务满足规定要求（或需要）的特征和特性总和。

质量一般包含3层含义，即规定质量、要求质量和魅力质量。①规定质量是指产品和服务达到预定标准，例如，护士在给患者静脉输液过程中必须遵循《静脉输液技术操作评分标准及流程》规定的质量标准。②要求质量是指产品或服务满足顾客的要求，例如，在静脉输液过程中，做到“一针见血”，无痛穿刺，满足患者的要求，提高满意度。③魅力质量也称顾客愉悦的质量（customer delight，CD），是指产品和服务的特性超出顾客的期望，如长期静脉输液患者或长期化疗患者，为满足患者对美观和隐私保护的需求，应用体外无暴露的导管输液港，以提高患者生活质量。

输　液　港

完全植入式静脉输液港（totally implantable venous access port，TIVAP），是一种完全植入体内的闭合输液系统，主要包括注射座、导管和专业无损伤针。皮下置入注射座后，连接插入上腔静脉的导管形成一个血管的通道，发挥类似港口的作用，故称“输液港”。输液港用于输注药物、补充液体、营养支持、输血、血样采集等，具有感染风险低、生活便利性高、维护简单、使用期限长及保护患者隐私等优点，能最大程度减轻药物对患者血管的刺激，用于需长期输液治疗的患者，特别是肿瘤化疗患者，被誉为“化疗神器”。

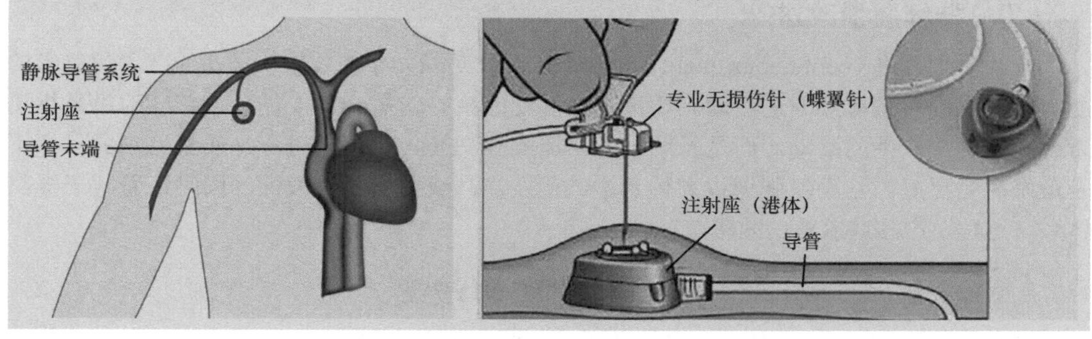

（二）质量管理

质量管理（quality management）是组织为使产品或服务满足质量要求，达到顾客满意而开展的策划、组织、实施、控制、检查、审核及改进等有关活动的总和。质量管理的核心是制订、实施和实现质量方针与目标，质量管理的主要形式是质量控制、质量保证、质量策划和质量改进。

（三）质量控制

质量控制（quality control）是指为达到质量要求所采取的贯穿于整个活动过程中的操作技术和监控活动。质量控制的目标在于确保产品或服务质量能满足服务对象的要求，消除导致不满意事件的原因，使服务体系保持在既定的质量水平。

（四）质量保证

质量保证（quality assurance）是指为了使服务对象确信产品或服务能满足质量要求而在质量管理体系中实施并根据需要进行证实的全部有计划和有系统的活动。质量保证是一种特殊的管理形式，其实质是组织机构通过提供足够的服务信任度，阐明其为满足服务对象的期望而做出的某种承诺。质量保证分第一、第二、第三方保证，如 ISO 管理体系认证、JCI（Joint Commission International）认证属第三方保证等。

（五）质量体系

质量体系（quality system）是指为保证质量，满足规定要求，由组织机构、职责、程序、活动、能力和资源等构成的有机整体。质量体系按体系目的可分为质量管理体系和质量保证体系两大类。

（六）质量策划

质量策划（quality planning）是指确定质量目标和要求以及采用质量体系要素并规定必要运行过程和相关资源的活动。策划的结果以质量计划的文件表现形式表达。

（七）质量改进

质量改进（quality improvement）是指为向本组织及其顾客提供增值效益，在整个组织范围内所采取的提高质量效果和效率的活动过程。质量改进的目的是对某一特定的质量水平进行变革，使其在更高水平的情况下处于相对平衡的状态。目前，临床护理实施质量改进的策略主要有 PDCA（plan-do-check-act）循环、品管圈等。

（八）持续质量改进

持续质量改进（continuous quality improvement）是指为了增强组织满足服务对象需求的能力所开展的质量持续改进活动。质量改进活动的核心就是 PDCA 循环，持续改进是指质量改进不是一次性的活动，而是长期不间断地实施 PDCA 循环的过程，质量追求的目标不是最好而是更好。它不仅强调提高体系、过程及产品或服务的有效性，同时还着眼于提高体系、过程及产品或服务的效率。

二、质量观的演变

质量观（quality view）是人们对质量的理解和看法。人们对质量的认识是一个发展变化的过程，经历了四个不同的阶段。

（一）符合性质量阶段

符合性质量阶段始于 20 世纪 40 年代，基本观点是质量以符合现行标准的程度作为衡量依据。“符合标准”就是合格的产品，符合的程度反映了产品质量的水平。因此，使用“符合性质量”概念更适合于描述产品的标准化程度，这个阶段只局限于以产品本身的指标进行衡量。只有被定义出来产品的规格标准可以被有效地检查，才能确定其产品的符合度。

（二）适用性质量阶段

此阶段始于 20 世纪 60 年代，基本观点是以适合顾客需要的程度来衡量质量，即从使用产品的角度来定义产品质量。从“符合性”到“适用性”，反映了人们已经开始把顾客需求放在首要位置。两者的区别在于：前者是以明确的规格作为生产过程中的标准，而后者认为最终的质量标准不仅包括产品的规格，还应考虑客户“隐含”的期望。

（三）满意性质量阶段

20 世纪 80 年代提出“全面顾客满意”的概念，标志着质量管理进入了全面质量管理新阶段。全面质量管理的理念是以“全面顾客满意”为核心，要求组织的所有员工都应有使顾客满意的责任。全面质量管理体现在产品整个生命周期中所有用户的满意，同时还应包括组织本身的满意与自然、社会环境相适应。全面质量管理的四个基本要素是全员参加、顾客至上、树立标杆、不断改进。许多大公司通过全面质量管理获得了惊人的成效，但需要注意的是，全面质量管理并非是能够立竿见影的灵丹妙药。

（四）卓越性质量阶段

“卓越性质量”这一理念产生于 20 世纪 90 年代。世界顶级企业如摩托罗拉和通用电气相继推行六西格玛（six sigma）管理，逐步确立了全新的卓越质量观念。六西格玛的质量标准被称为卓越质量，因为它的合格率高达 99.99%，也就是说，每百万件产品中只有 3.4 件不合格，这几乎达到了人类能够达到的最为完美的境界。六西格玛管理法是对“零缺陷”质量管理思想的实践应用。而“零缺陷”管理的主旨是通过预防控制和过程控制，通过流程的设计、优化与持续改进，追求零缺陷生产，防范产品责任风险，降低成本，提高生产率和市场占有率，提高顾客满意度和忠诚度，强调第一次就把事情做对而不是事后去纠正。如果说“符合性质量”和“适用性质量”都是为了防止顾客不满意，那么“满意性质量”和“卓越性质量”则是创造顾客的满意和忠诚。

第二节　护理质量管理概述

护理质量是医院护理工作的集中表现，是对护理工作效果的评价，是衡量护理人员业务技术水平和护理管理水平的重要标志。护理质量也是医院质量的重要组成部分，是护理管理的核心和关键。护理质量直接反映护理工作的职业特色和工作内涵，护理管理的优劣程度和管理水平高低密不可分。如何把握护理质量管理重点，确保护理质量的稳步提升，从而为患者提供全面、整体、高质量的服务，提高患者满意度，是护理管理者的中心任务，也是医院护理工作的主要目标。

一、护理质量管理的概念

护理质量管理（management of nursing quality）是指按照护理质量形成过程和规律，对构成护理质量的各个要素进行计划、组织、协调和控制，以保证护理工作达到规定的标准和满足服务对象需要的活动过程。护理质量管理首先必须确立护理质量标准，有了标准，管理才有依据，才能协调各项护理工作，用现代科学管理方法，以最佳的技术、最低的成本和最少的时间，提供最优质的护理服务。

二、护理质量管理的发展史

（一）国外护理管理发展史

护理管理的历史可以追溯到公元400年，当时菲比（Phoebe）首先发起组织女会社团从事护理工作，但管理方式并不可靠。随后，一些组织逐渐成立，使护理事业逐渐组织化、社会化，护理管理也应运而生。中世纪修道院的附属医院遵守护理管理规则，重视环境改善，但只注重硬件设备的提升。后来因战争的缘故，设立了军护，护士人数急剧增加，护理管理开始注重护理技术人员的训练、在职教育、关怀患者、行政组织和工作划分等方面，逐渐发展成为一门科学。护理管理的兴起正是护理事业蓬勃发展的时期，二者相辅相成，共同推动护理事业的进步。

在14世纪之前，护理事业并没有得到足够的重视和发展，主要是由于当时的社会背景和文化环境限制了护理的发展。而到了14世纪，文艺复兴等的影响，使得人们对医学和护理事业产生了新的认识，但因护理人员缺乏训练，往往由一些没有经验的人从事护理工作，导致护理水平低下，护理事业一落千丈。

到了1853年，南丁格尔在慈善委员会的赞助下，在伦敦哈雷街成立了一家看护所。这一举措不仅为近代护理学的兴起奠定了基础，还为护理管理理论的发展做出了重要贡献。南丁格尔在管理上考虑了患者的舒适、护理人员的福利、护理工作的流程和简化、预算与收支平衡、环境与卫生等因素，这使得看护所的服务水平得到了极大的提高，同时也推动了护理事业的进一步发展。

20世纪二三十年代期间，美国许多护理教育研究的重点转移到了护理管理教育领域，这一阶段洛克菲勒基金会的研究报告成为了当时具有时代意义的护理管理代表著作，报告结果建议对护理教育内容进行重点重构，并且提出应将护理管理教育提升至大学教育的层次。1934年，芝加哥大学率先设立医院管理班，随后开设了此课程。这标志着临床护理管理教育被正式纳入了正统护理教育体系。1940年，大学护理管理教育课程由一般课程正式进入护理管理的专业课程。随后，在芝加哥大学赫尔曼·芬纳（Herman Finer）的带领下，对包括护理理念、护理的健康新趋势、管理理论、人际关系、护理服务评价、领导及探究、重组护理管理课程等重要内容，进行了一次深刻的研讨，这次研讨会不仅被视为现代护理管理的根基，也是护理管理进入茁壮发展时期的一个重要标志。

1977年美国医院协会（American Hospital Association，AHA）及护理管理者组成的社会团体发表报告，对护理管理进行了重新定义。此报告指出：5326家国家级医院的护理管理者，有72%没有受过管理专业的培训，护理管理人才的需求再次受到重视。20世纪80年代早期，AHA提出具有吸引力的医院应该具备的特点是：组织结构采用分权制度，发展临床阶梯制度，增加晋升途径和新任护士的见习课程，弹性上班，改变工作时数及减少轮班。

在这样的历史背景下，20 世纪 80 年代末，选择攻读护理管理专业的硕士研究生人数不断增加，这标志着护理管理进入到了一个新的历史阶段——成长期。

（二）我国护理管理发展史

我国护理事业的发展随西医传入而开始。1835 年第一所西医医院在广东建立，采用训练班的方式培训中国的护理人员。1887 年在上海开办护士训练班，1888 年在福州开办护士学校。以后全国各地的医院附设了护士学校，1909 年中华护士会成立，1921 年全国五所大学合办了高等护理教育。此外，还开办了护士教育、护士行政管理和公共卫生护理等进修班，1922 年参加国际护士会。

我国的医院护理管理首见于外国教会在国内各地设立的教会医院，早期的护理管理主要是制度管理。管理人员将一些杂乱的事务或业务工作逐渐归纳成文，并在实践中不断修改、补充，使护士在工作时有章可循。1930 年后，随着医院的发展及护理教育的兴起，医院护理结构不断完善，一些先进的医院开始出现“护理部主任—护士长—护士”的分层管理体系。其中，护理部主任与护士长是业务领导关系。护士长受科主任及护理部主任的双重领导，但护理部对全院护理人员的使用、晋升、管理无权决定。随着护理管理体系的完善，我国也慢慢形成了具有现代特征且较为全面的系统管理制度。例如，1952 年医院推行《保护性医疗制度》，提出要抓病区环境管理；1953 年卫生部发布的《综合医院工作人员职责》对各类护理人员的职责作了明确规定；1954 年黎秀芳和张开秀提出了护理工作的“三级护理制”“三查七对制”；此外，还完善了查房、换药、服药、消毒、病房管理、医疗护理文书等。这些早期的护理管理制度在今天仍是护理管理工作的重要依据。

护理管理者的一项重要工作就是检查和督促规章制度的贯彻执行。20 世纪 80 年代后，我国护理工作步入了快速发展时期，护理管理工作也随之进入科学管理的新时期。全国各级医院以病区科学管理为主，不断健全、发展适合各院实际的整体管理制度，结合护理新技术、新业务的发展，给护理技术管理上增添新内容。

三、护理质量管理的基本任务与基本原则

（一）护理质量管理的基本任务

1. 建立质量管理体系　护理质量管理的一项重要内容，是建立医院的护理质量管理体系。明确规定每一个护理人员在质量工作中的具体任务、职责和权限。使每个护理人员都明确自己该做什么、怎么做，只有这样，才能有效地实施护理管理活动，保证服务质量的不断提高。建立医院护理质量管理体系包括护理质量组织结构的设置、护理工作流程的优化和规范、护理工作过程的监控、护理终末质量的监控及护理质量相关资源的管理等。

2. 制订护理质量标准　护理质量标准是护理质量管理的基础，也是规范护士行为的依据。护理管理者的一个重要任务就是建立护理质量标准。只有建立系统、科学、先进的护理质量标准，才有利于提高护理质量和护理管理水平。

3. 开展护理质量教育　护理质量教育是质量管理中一项重要的基础工作。一个人的意识和观念将直接影响其行为活动。因此，做好护理质量工作关键在于提高护理人员的质量意识。对护理质量管理小组的成员进行质量管理方法和技术的培训，提高护理团队的管理

水平和技术水平。

4. 实施全面质量控制 全面监控影响护理质量的各要素和各个过程，保证护理质量按标准的流程和规范进行。建立质量可追溯机制，及时发现可能存在的隐患，并采取纠正措施。

5. 持续改进护理质量 质量改进是质量管理的核心和精髓，质量改进追求的是高质量、高满意度和高效益，满足并超越顾客的需求是质量改进的最高标准，护理管理人员在进行质量保证与质量改进的实践中应树立质量只有更好，没有最好的管理理念。

（二）护理质量管理的基本原则

1. 以患者为中心 组织生存依赖于顾客。因此，组织应当理解顾客当前和未来的需求，积极满足顾客要求并争取超越顾客期望。医院中的顾客就是患者，护理质量管理的目的就是为患者提供优质服务，坚持以患者为中心，关注患者需求是护理质量管理的首要原则。

2. 预防为主 指质量管理要从根本抓起，对护理质量产生、形成和实现的全过程的各个环节都要充分重视，防患于未然。要牢固树立“第一次就要把事情做好的观念”。预防为主才能达到质量持续改进的目标。

3. 实事求是 质量管理要从客观实际出发，按照护理工作的规律和医院的实际情况开展工作。只有坚持以实事求是的态度抓好质量，才能使质量稳步提高。

4. 质量标准化原则 质量标准化是护理质量管理工作的基础。只有建立健全质量管理制度和“法规”，才能使护理人员有章可循，有法可依。有标准，管理才有依据，才能实现管理科学化和规范化。

5. 全员参与 护理工作的各环节需要每一位护理人员的参与，因此护理人员的工作态度和行为直接影响护理质量。管理者要重视人的作用，积极引导全体人员参与质量管理活动，改变以往把质量看成是管理部门和少数管理者的事情的观点。

6. 用数据说话 用数据和事实来判断事物，要求在质量管理中以科学态度收集客观资料，对问题进行定量分析，掌握事物的变化规律，以便寻求正确有效的措施解决质量问题。

7. 持续改进 持续改进护理质量是护理质量管理的精髓。要满足护理服务对象日益增长和不断变化的需求，必须遵循质量持续改进原则。要强化护理人员追求卓越的质量意识，要有不断发现问题、提出问题、解决问题的能力，以达到持续质量改进的目的。

四、护理质量管理的基本标准

（一）护理质量管理标准相关概念

1. 标准（standard） 指为了在一定范围内获得最佳秩序，经协商一致制订并由公认机构批准，为各种活动或其结果提供规范、指南或特性，是共同使用和重复使用的一种文件。没有规矩，不成方圆。标准是以科学技术和实践经验为基础，经有关方面协商同意，由公认的机构批准，以特定的形式发布，具有一定的权威性。我国的标准分为国家标准、行业标准、地方标准、企业标准 4 类。

2. 标准化（standardization） 即为在一定范围内获得最佳秩序，对实际的或潜在的问题制订共同和重复使用规则的活动；是以具有重复性特征的事物为对象，以实现最佳效益为目标，有组织地制订、发布、实施和改进标准的过程。

3. 护理质量标准（nursing quality standards） 是依据护理工作内容、特点、流程、管理要求、护理人员及服务对象特点、要求而制订的护理人员应遵守的准则、规定、程序和方法。护理标准由一系列具体标准组成。如在医院工作中，各种条例、制度、岗位职责、医疗护理技术操作常规均属于广义标准。

（二）护理质量标准分类

护理质量标准目前没有固定的分类方法。根据管理过程结构分为要素质量标准、过程质量标准以及终末质量标准；根据使用范围分为护理业务质量标准、护理管理质量标准；根据使用目的分为方法性标准和衡量性标准。

1. 要素质量标准　是指构成护理工作质量的基本要素。要素质量标准既可以是护理技术操作的要素质量标准，也可以是管理的要素质量标准。主要包括以下内容。

（1）人员：人员编制、学历构成、职称、在职教育情况等。

（2）技术：业务范围、业务项目、组织分工、技术合格程度等。

（3）环境：建筑设施、医疗护理活动空间、环境管理等。

（4）物资：设备、器材、药品、仪器、器械的装备水平和管理情况等。

（5）信息：规章制度、人员职责、规章程序、检查及考核等。

2. 过程质量标准　是指各种要素通过组织管理所形成的各项工作能力、服务项目及其工作程序或工序质量，它们是一环套一环的，所以又称为环节质量。在过程质量中强调协调的医疗服务体系能保障提供连贯医疗服务。连贯医疗服务主要指急诊与入院的衔接、诊断与治疗的衔接、诊疗程序的衔接、科室之间的衔接、医院与社区的衔接。

3. 终末质量标准　护理工作的终末质量标准是指患者所得到的护理效果的综合质量。终末质量标准是通过某种质量评价方法形成的质量指标体系。这类指标包括技术操作合格率、差错发生率、患者及社会对医疗护理工作满意率等。

要素质量、过程质量和终末质量三者不可分割，将三者结合起来构成综合质量。

（三）护理质量标准化管理

护理质量的标准化管理就是制订、修订护理质量标准，实施质量标准，进行标准化建设的工作过程。

1. 制订护理质量标准的原则

（1）可衡量原则：可衡量性就是指标准应该是明确的、可以衡量的，而不是模糊的、不可计量的；一切用数据说话，没有数据就没有质量的概念，在制订护理质量标准时要用数据来表达。但是，在护理活动中许多现象是不能用数据表达的，只能用事实做定性描述，因此，护理质量管理在强调数据的同时，对一些定性标准也尽量将其转化为可计量的指标。

（2）科学性原则：制订护理质量标准不仅要符合法律法规和规章制度的要求，而且要能够满足患者的需要，有利于规范护士行为，有利于提高护理质量，提高医院管理水平，有利于促进护理学科发展。

（3）先进性原则：护理工作的服务对象是患者，任何工作中的失误都会给患者造成不良影响或严重后果。因此，要总结国内外护理工作正反两方面的经验教训，在循证的基础上，遵循质量标准形成的规律制订标准。

（4）实用性原则：实用性是指发明或者实用新型专利的主题必须能够在产业上制造或者使用，并且能够产生积极效果。根据医院目前的护理质量水平与国内外护理质量水平的差距，从客观实际出发，结合现有的人员、技术、设备、物资、时间、任务等条件制订质量标准和具体指标。质量标准应基于事实，略高于事实，即标准应是通过努力才能达到的。

（5）严肃性和相对稳定性原则：相对稳定性是指客体的重要特性在一定条件下、一定时间内保持不变的属性。在制订各项质量标准时要有科学的依据和群众基础，一经审定，必须严肃认真地执行。凡强制性、指令性标准应真正成为质量管理法规，其他规范性标准，也应发挥其规范指导作用。因此，需要保持各项标准的相对稳定性，不可朝令夕改。

2. 制订护理标准的方法和过程 可以分为以下四个步骤。

（1）调查研究，收集资料：调查内容包括国内外有关护理质量标准资料、相关科研成果、实践经验、技术数据的统计资料及有关方面的意见和要求等。调查方法要实行收集资料与现场考察相结合，典型调查与普查相结合，本单位与外单位相结合。调查工作完成后，要进行认真的分析、归纳和总结。

（2）拟定标准，进行验证：在调查研究的基础上，对各种资料、数据进行统计分析和全面综合研究，然后着手编写护理质量管理标准的初稿。初稿完成后要发给有关单位、人员征求意见，组织讨论，修改形成文件。护理质量标准必须通过试验才能得出结论的内容，要通过试验验证，以保证标准的质量。

（3）审定、公布、实行：对拟定的护理质量标准进行审批，必须根据不同标准的类别经各级相关卫生行政主管部门审查通过后公布，在一定范围内实行。

（4）标准修订：随着人们认识水平的提高和护理质量管理实践的不断发展，原有的标准在实践过程中与生产现状和科学技术发展不相适应的部分，应给予修订、补充或废除，制成新的标准，使护理质量不断稳步提升。

总之，护理质量标准是护理管理的重要依据，它不仅是衡量护理工作优劣的准则，也是指导护士工作的指南。建立科学的、系统的和先进的护理质量标准与评价体系，有利于提高临床护理质量，保证患者安全。

第三节　护理质量评价指标体系的建立

护理在健康医疗体系中发挥着不可替代的重要作用，护理质量是保障患者安全的核心与根本，通过评价护理质量可以衡量护理工作。在我国，护理质量管理正由定性转向定量，由经验转向循证，不断朝着科学管理的方向迈进。与此同时，护理照护质量也在不断提升，不仅维护了患者的权益，也使医院与医护人员自身的权益得到有力保障。然而，由于护理工作纷繁复杂，不可控因素多，长期以来，卫生行政管理部门和医疗机构一直致力于构建科学、客观、有效的护理质量评价体系。2015 年，国家卫生计生委医院管理研究所护理中心对全国范围内 70 家三级综合医院护理质量评价指标的使用调查显示，各医院上报指标数量不均等，存在明显差异。过程指标正确上报率高，结构指标正确上报率明显低于过程指标和结果指标。经正确分类后，70 家医院使用的质量评价指标共计 106 项。由此可见，各家医院对护理质量评价指标的认识及应用存在较大差距。如何解决这一客观问题，在国家卫生计生委医院管理研究所护理中心致力于研发护理质量敏感指标、建立国家护理数据库的同时，对于医疗机构而言，构建规范化的护理质量评价指标体系，可为处于不同发展阶段的地区和医院提供参考借鉴。

一、护理质量评价指标体系概述

（一）护理质量评价指标的相关概念

1. 指标　是指一个或一组定量或定性的因素或变量，简易可靠评价成绩是否达成目标，干预措施的影响，或衡量绩效表现，说明总体数量特征的概念及其数值的综合。

2. 质量指标　是指用于评价质量状况的规范、标准或其他定性/定量的方法。

3. 评价　是指通过计算、观察和咨询等方法对某一个对象进行一系列的复合分析研究和评估，从而确定评价对象的意义、价值或状态。评价是可以衡量的，是对人或事物进行价值上的判断，其中既有定量的研究，即测量，也有定性的因素，即质的描述。

4. 护理质量　是指医疗机构提供的护理服务满足患者需求的程度和患者得到的护理效果的总和，是医院质量的重要组成部分。

5. 护理质量评价指标　是对临床护理质量及护理活动量化评价的手段和工具，是进行护理质量管理的重要手段，也是评价患者护理质量的关键，其结果能敏感地影响护理实践，并能客观、真实地反映护理质量的水平。

6. 护理质量评价　是指依据相关护理管理标准，通过对护理活动有组织的调查分析，对护理质量做出客观的评判，是保证护理品质的重要措施，是衡量临床护理质量优劣的重要环节。美国医疗机构评审联合委员会（Review the Joint Committee on Medical Institutions in the United States，JCAHO）指出护理质量评价是进行质量管理的重要手段，科学的指标体系对护理质量管理具有导向作用。

7. 护理质量评价指标体系　是指若干个相互联系的指标所组成的整体，一个指标反映事物的一个侧面，一套相互联系的指标可较全面地反映事物的各个方面。一项护理质量指标只能反映护理工作的一个或一些方面，只有当不同来源或用途的指标通过某种方式组合在一起，形成护理质量评价指标体系时，才能综合地对护理质量进行评价。在本书中，护理质量评价指标体系指由护理结构（要素）质量、护理过程（环节）质量、护理结果（终末）质量 3 个评价指标共同组成的整体。

（二）护理质量评价指标体系的形成与发展

19 世纪 50 年代南丁格尔首次以统计学方法解释护理人员与患者治疗结局之间的相关性。1994 年，美国护士协会（ANA）发起患者安全和质量倡议活动，将患者安全、医疗质量与护理服务质量三者联系起来，在美国试点开展评估医护人员配备与护理质量相关性的研究。同年 ANA 建立美国急诊护理质量敏感指标原型，并开始制订护理质量指标。1996 年，马斯（M. Maas）等提出“护理质量敏感指标”一词，主要反映护理实践对患者治疗结果的影响。经过漫长的过程，ANA 初步制订了包括护理结构、过程和结果在内的 21 项指标评价体系，并将其纳入护理质量敏感指标试点研究。1996 年，加利福尼亚建立护理质量敏感指标标准化数据库，旨在促进基于证据的护理质量敏感指标用于临床决策。2003 年，ANA 通过两项研究确定了适用于医院护理质量监测的 10 项敏感指标，包括疼痛管理满意度、护理服务满意度、整体护理满意度、医疗信息满意度、压力性溃疡发生率、跌倒发生率、护士工作满意度、院内感染率、患者每日护理时长、护理人员配置等。此后，ANA 又致力于将护理质量敏感指标扩展到急诊护理之外的社区护理，这些指标包括症状严重程度、治疗机构的强度、护理服务的利用、患者满意度、风险降低程度、保护因素的增加、患者功能状态水平。

多纳伯迪安（Donabedian）在 1960 年创建了“结构-过程-结果”质量评估三维理论模式，为现在的优质护理研究提供了理论基础。Donabedian 模式将医疗护理质量分为三个维度用来描述医疗护理过程对患者预后的影响。1998 年，ANA 创建了国家护理质量指标数据库（national database of nursing quality indicators，NDNQI），确定了基于循证思维的敏感质量指标，用以监测护理质量和患者安全，这些指标能够直接、敏感、最大程度地反映护理质量。经过长达十年的发展，NDNQI 的参与医院从 1998 年的 35 家扩展到 2009 年的 1450 家。2000 年，美国医学研究所发表题为“建立安全的健康体系”的报告后，患者的安全和质量改善受到广泛关注。此后，一些国家逐步开始建立患者质量和安全机构，如英国患者安全服务机构。2005 年美国颁布《患者安全与质量改进法》；2006 年，澳大利亚成立卫生保健安全与质量委员会，主要以改善医疗质量和保障患者安全为宗旨。2009 年，美国国家质量论坛制订了用于评估护理质量标准化绩效的 15 个护理质量敏感指标。2013 年，美国研究者考虑到门诊护理人员结构、患者群体、护士角色等方面存在的巨大差异，在门诊实施了护理质量敏感指标。国外护理质量敏感指标开发时间较早，已形成较成熟的理论体系，如 ICU 护理质量敏感指标构建领域，美国与法国已建立 ICU 护理质量敏感指标特定指南，德国与印度等国家已构建本土化的 ICU 护理质量敏感指标。

（三）护理质量评价指标体系构建的理论框架

1. Donabedian 三维质量结构模式 国内外指标体系构建大多采用 Donabedian 三维结构模式为理论框架，从结构、过程和结果三个方面构建指标体系。结构指标主要体现在为患者提供相对稳定的医疗环境，过程指标体现在护理人员直接或间接对患者进行医疗护理及其他补充工作的过程，结果指标则主要是患者接受医疗服务后健康状态的变化。

国外学者通过 Donabedian 框架对风湿和肌肉骨骼疾病患者、抑郁症患者构建了护理敏感质量指标，其结构指标包括管理、环境、资源和人员等；过程指标包括护理评估和实施、疼痛管理、皮肤完整性维持、患者教育、出院计划、康复锻炼、药物、护理实践等；结果指标包括患者死亡率、住院时间、满意度、生活质量、功能改善、并发症和不良事件等。

国内学者从结构指标（护理人力资源配置、物力资源配置和护理专业知识技能）、过程指标（护理评估、病情观察、心理护理、专科护理措施、健康教育、患者安全防护、饮食、戒烟限酒、控制体质量、运动、心理、睡眠、服药依从性）、结果指标（高血压知识知晓率、高血压控制率、护理不良事件发生率、满意度评价、健康教育知识掌握度、护理作业成本等）三方面构建了高血压、心力衰竭护理质量评价指标体系，为临床护理质量评价提供了参考。

2. 护理结局分类系统（nursing outcomes classification，NOC） 主要用于描述和测量评价对护理措施较敏感患者的护理结局。

韩国学者 Lee B 以护理结局分类为理论基础，通过 3 轮专家咨询，确定了生命体征状态、健康知识、疼痛控制、安全行为和感染状态 5 个评估护理质量的结局指标，并指出这些指标可有效用于韩国护理质量管理。柴云花基于护理结局分类，从功能、生理、心理、健康知识与行为、感知的健康和家庭 6 个领域，构建了慢性阻塞性肺疾病患者护理结局测评指标体系，为评价护理服务质量和护理措施实施效果提供了良好测评工具。侯淑肖等从功能健康领域、生理健康领域、社会心理健康领域、健康知识与行为领域和感知健康领域 5 个方面，构建了住院患者核心护理结局评价体系，用于评价卒中住院患者的护理服务质量和干预效果，为临床护理人员科学决策提供了理论依据。

3. 护理质量评价指标体系的构建范围　国外护理质量评价指标主要集中在护理结构质量、过程质量和结果质量指标三个方面，护理结构质量指标包括护患比、床位占用率、注册护士占护士队伍比例、每位患者获得的护理总时数；护理过程质量指标包括患者跌倒发生率、压疮发生率、意外拔管发生率、不良事件发生率等；护理结果质量指标主要包括患者满意度、护士满意度等，其中患者满意度在质量评价中占有决定性地位，是国外护理专家研究的热点。

国内护理质量评价指标一般包括护理工作质量指标和工作效率指标，护理工作质量指标包括患者满意度、基础护理合格率、特级护理合格率、一级护理合格率、危重患者护理合格率、护理技术操作合格率、急救物品完好率、消毒隔离合格率、护理文件书写合格率、年压疮发生率、患者意外发生率（跌倒、坠床）；工作效率指标包括病床使用率、床位周转率、平均住院日、择期手术患者术前住院日、院内感染发生率、单病种患者住院费用、护理总时数、各类护理人员的配备。

“优质护理服务示范工程”活动开展后，有学者将服务项目公示，将健康教育情况、责任护士对患者的了解程度等纳入护理质量评价指标。护理质量管理评价研究不断深入，医院护理质量评价标准不断修订和完善，护理质量评价指标逐渐涉及不良事件发生率、分级护理、优质护理服务持续改进、特殊护理单元质量管理与检测等。根据《三级综合医院评审标准实施细则（2011 年版）》的要求，住院患者压疮发生率及严重程度、医院内跌倒/坠床发生率及伤害严重程度、肺栓塞、深静脉血栓、肺部感染、导管意外拔出发生率等客观指标也被纳入医院护理质量评价标准。

4. 护理质量评价方法及形式　目前，我国大部分医院护理质量评价主要通过三级或二级护理管理组织进行，部分医院采用五级纵向护理质控模式，由护理质量管理委员会、科护士长、护士长、责任组长、责任护士构成，包括由护士长、责任组长、责任护士构成的病区三级质控维度和由护理质量管理委员会、科护士长、护士长构成的护理部三级督导维度，让不同年资护士主动参与到护理质量控制工作中。自优质护理服务开展以来，为突出临床护理内涵与护理管理的实效，部分地区护理质量评价综合实地查看、情景模拟、电话暗访等方法，对护理质量进行多方面、多维度的评价。但大部分护理质量控制检查多采用“事后查”的模式，护士把考核视为“负担”，检查流于形式，结果不能客观反映护理的实际效果，患者也不能真正从质量评价中受益。新一轮的等级医院评审中引入过程管理方法学的理念，颠覆了传统的护理质量评价方法，以个案追踪或系统追踪的方式进行护理质量评价，强调以患者为中心，对患者在整个医疗系统内获得的诊疗护理经历进行追踪，以面谈、查阅文件等方式对各种护理制度与流程的制订落实程度、护理服务连贯性及学科综合服务能力进行现场评价，深入追查有疑问的环节，重视对系统的改进，强调对改进过程的跟踪和观察，实事求是地对护理质量进行检查评价，使管理者厘清护理过程的薄弱环节，从根源上彻底解决问题，减少类似事件再次发生，切实促进护理质量的提升，最终达到使患者获得优质护理服务的目的。

（四）护理质量评价指标体系的研究现状

1. 国外研究现状　美国国家质量论坛通过科学筛选和预实验验证，2005 年签署并发布了护理质量评价指标，供全国范围内医疗机构应用，共包括 4 项结构质量指标：护理人员结构、每个患者每天护理时数、护理实践环境状况、志愿者流动率；3 项过程质量指标：急性心肌梗死、心力衰竭、肺炎 3 类患者的戒烟健康咨询；8 项结果质量指标：可治疗的有合并症的外科住院患者的抢救失败率、压疮发生率、跌倒发生率、跌倒后损伤发生率、约束使用率、ICU 患者尿管相关性尿路感染发生率、ICU 患者中心静脉置管血源性感染的发生率、ICU 患者呼吸机相关性肺炎发生率。

ANA 组织成立护理质量指标发展委员会，联合 7 个护士协会和护理学院开展护理质量指标研究。该研究以 Donabedian 三维质量结构为理论框架，以“高护理特异性”“可操作性”“与护理质量密切相关性”为筛选原则，基于大量文献回顾，运用头脑风暴法、专家会议法、德尔菲（Delphi）法选出 21 项指标。为进一步强调护理在患者治疗和康复中的作用，经专家再次讨论后筛选出 10 项用于“医院护理质量报告卡”的关键指标，主要指标内容包括 2 项结构指标：护理人员构成、护理时数；2 项过程指标：压疮发生率、护理人员满意度；6 项结果指标：院内导尿管感染发生率、跌倒损伤发生率、患者对医院服务满意度等。

泰国清迈大学护理学院牵头针对护理质量指标体系开展了系列研究，最终形成 9 项护理质量关键指标，包括院内感染、跌倒、皮肤完整性、护理人力，以及护理时数等。山岸（Yamagishi）等基于 ANA 的 10 项护理质量指标，筛选出包括给药差错发生率、压疮发生率、皮肤完整性受损伤发生率、非计划性拔管发生率、跌倒坠床发生率、约束用具使用率、尿路相关感染发生率 7 项护理不良事件指标。

2. 国内研究现状　国内早期护理质量评价标准和指标主要包括，1989 年卫生部颁发的《综合医院分级管理标准（试行草案）》。20 世纪末卫生部组织修订的医院医疗护理指标体系，2004 年由卫生部委托四川大学华西医院，制订出的一套新的医院护理质量标准，2006 年卫生部颁布的《医院管理评价指南》，以及各省市及地区印发的医院评审标准，并根据每年 WHO 患者安全目标、卫生部管理文件进行实时添加补充，少数医院同时借鉴 JCI 医院评审标准。吕伟波等研究者综合运用头脑风暴法、专家分类和排序法、典型调查法等设立了一套医院间护理结果质量评价指标体系，共有 12 项指标，包括工作效率指标 7 项和工作质量指标 5 项。田梅梅等研究者以 Donabedian 的三维质量结构理论，在对 12 名护理管理专家筛选护理质量关键指标的质性研究中得出了 8 个结构指标，23 个过程指标，6 个结果指标。

3. 国内护理质量评价指标构建的局限性

（1）构建范围较局限，很多专科和单病种鲜见报道。虽然专科护理质量评价指标体系构建已逐步受到国内护理同仁的重视，但相比国外，我国目前的研究领域较局限，大都集中在急危重症等重点科室。其他专科护理质量评价指标的研究较少，单病种护理质量评价指标体系的研究也较为匮乏。在专科医疗和护理的快速发展下，目前现有的专科护理质量评价指标体系研究尚不能满足临床实际需要，有必要加强更多领域专科护理质量评价指标体系的研究。

（2）指标内容侧重对护理技能的考核，缺乏反映患者感受与结果的指标。国内专科专病的护理质量评价指标体系多以过程指标为主，主要侧重评价各种专科护理知识和技能水平，如心功能评估准确率、专科并发症干预准确率等，缺少反映患者对专科护理感受及患者健康状况变化的指标。如果护理质量评价指标体系中仅关注护士对患者做了什么，而忽略患者对护理服务感受和效果的评价，那么“以患者为中心”的护理内涵则体现不足，护理质量的评价结果也不能客观反映整体护理的实际效果。因此，可以借鉴国外研究成果，如参考《护理结局分类》，增加一些反映患者健康状况变化的评价指标。

（3）多数研究指标界定不够清晰，可操作性一般。国内构建的护理质量评价指标体系大部分只给出指标的名称，缺少指标的意义、计算公式、资料收集方法等；国家卫生和计划生育委员会医院管理研究所护理中心等编写的《护理敏感质量指标实用手册（2016版）》中包含了以公共指标为主的12个指标，这些指标有明确的界定，包括指标定义、选择意义、计算公式、资料收集方法和应用案例。因此，可以借鉴这些研究成果，构建具有明确指标界定、可操作性强的专科护理质量指标。

（4）未形成统一规范的专科护理质量评价指标体系。针对同一个专科，不同学者的研究成果存在差异，如指标名称的不统一，指标数的不一致，因此，我们应形成适合于全国专科护理质量评价的统一、规范的指标体系，以指导临床质量评价与管理。

（5）构建方法循证的力度薄弱，科学性不足。国内外大多采用文献回顾法得到初始护理质量评价指标。但是相比国外，国内大部分研究中的文献回顾过程较模糊，检索资源仅限个别数据库，缺乏严格的纳入排除标准和文献质量评价，指标的取证力度不足，导致研究结果质量不高，难以推广使用。近年随着循证护理的推广，开始有研究对文献回顾得到的质量指标进行详细阐述，并给出指标的推荐级别，便于临床使用。因此，护理人员应该借鉴此类研究，关注高水平的护理质量指标的研究，让专科护理质量评价指标体系的构建更加科学、客观。

4. 护理质量评价指标体系构建的建议　随着优质护理服务的深入开展，护理专业内涵不断深化，护理工作范畴持续扩大，建立一套科学、公正的优质护理服务评价标准体系，以促进护理质量持续提升。合理、有效的护理质量评价标准及评价方法应具备以下特征。

（1）注重护理专业的内涵：随着“以患者为中心”的护理理念不断深入，对护理工作的要求也不再局限于机械地执行医嘱，而是以满足患者需求为导向，为其提供连续、专业化、个性化的护理，不仅要帮助患者恢复健康，更要注重其生活质量的提高。因此，护理质量评价标准须从患者需求出发，改革护理管理模式，促进专业内涵提升。

（2）应用追踪方法学进行质量评价：2010年美国JCI质量标准中，追踪方法学的应用比例由30%提升到70%，在我国等级医院评审中也引入了追踪方法学，通过跟踪患者就医过程，以“患者”的视角“看”治疗、服务全过程；“问”患者及家属，医疗服务直接提供者及监督者，来评估医院内部各部门、各专业之间的相互协作和交流是否满足患者的医疗需要，是评价医院综合质量最直接、真实且有效的方法。另外，追踪方法学的运用可以增加护理人员的质量控制意识，加强细节管理，形成动态循环，可以使护士关注到护理过程中的每个细节，并根据患者需求不断完善，促进医院护理质量持续改进，不断提升护理质量及护理管理水平，真正做到使患者受益。

（3）运用质量管理工具进行质量评价与持续改进：质量是医院管理的第一要素，质量持续改进是医疗机构永恒的主题，而质量问题的原因和质量改进效果需要用事实和数据论证。因此，在全面质量管理中需要收集和整理大量资料和数据，应用科学的方法进行系统的分析。在进行护理质量管理与质量改进过程中最常用的质量管理工具包括统计分析表、帕累托图、因果图、直方图、分层法、散布图及质控图，以数理统计为理论基础，不仅科学可靠，而且十分直观。利用质量管理工具进行院内的纵向数据比较，必要时与同类医院进行横向数据比较，有利于护理人员有针对性地进行整改，达到质量持续改进的目的。

综上，护理质量评价是改善护理质量的重要手段，是护理管理的核心，国内各级护理管理者致力于对护理质量管理标准、方法等方面的探索，虽取得了不少进展，但目前仍缺乏一套完善、统一的优质护理服务质量评价体系。

二、护理质量评价指标体系的构建设计

传统护理质量评价指标是建立在生物医学模式基础上的，不能系统地反映新时期健康观、现代质量管理、现代医学模式和护理工作模式对护理服务质量提出的要求，护理质量评价指标未能最大限度地体现满足患者明确的或隐含的需要，且缺少护理人员的参与，仅护理管理者参与，全面质量管理及ISO 9000的管理理念没有被充分表现。因此，为适应社会发展及医疗卫生体制改革需要，护理质量评价指标应勇于创新，打破传统，以患者为中心，建立适合我国国情及卫生事业发展的科学、合理的护理质量评价指标体系。

ISO

ISO是国际标准化组织的英语简称，其全称是International Organization for Standardization，ISO来源于希腊语“ISOS”，即“EQUAL”平等之意。ISO是由各国标准化团体（ISO成员团体）组成的世界性的联合会。制订国际标准的工作通常由ISO的技术委员会完成。ISO与国际电工委员会（IEC）在电工技术标准化方面保持密切合作的关系。中国是ISO的正式成员，代表中国的组织为国家标准化管理委员会。

（一）护理质量评价指标体系构建的思路

护理质量评价指标体系的构建应以患者为中心，以循证理念为指引，接轨国际标准，从而达到提高护理内涵质量，更好地服务于患者，提升医院综合竞争力的发展目标。

1. 以患者为中心　质量控制指标具有政策导向作用，护理质量指标的构建坚持“以患者为中心”的理念，从评价患者结局切入，将患者安全置于护理服务全过程的首位，引导护理管理者更多地关注患者安全。

2. 以循证理念为指引　质量评价指标的构建应以行业准则、规范、指南或专家共识等为基础，并通过临床测试。

3. 以均衡可比为关口　质量评价指标旨在帮助各医疗机构准确了解自身质量管理现状，以及与其他医院之间的差距，进而发现存在的问题，分析原因，并订定针对性改进措施。因此，指标的可比性至关重要。质量评价指标应有明确的定义，科学合理且统一的纳入排除标准、计算公式及采集方法，使数据具有可比性。

4. 以国际水平为标准　我国护理质量指标体系的构建起步较晚，国际上较为成熟的体系经验可供参考。在符合我国实际情况的前提下，护理质量指标的构建应适当与国际标准接轨，便于了解我国护理质量水平在国际上的位置。

5. 以整体适用为目标　质量评价指标的构建不宜完全照搬国际经验，必须在符合我国国情的前提下，结合国家政策和各级各类医疗机构实际而制订。

6. 以重点管理为根本　质量评价指标应少而精，关注高风险、高频率、高成本的护理关键环节，尽可能避免形成庞大的指标群或层次复杂的指标树。

（二）护理质量评价指标体系构建的原则

护理质量评价指标体系的建立是一项复杂的系统工程，一项质量指标就是一项原则、程序、标准、评价尺度，是对护理工作特性的反映，它既属于考核评价指标，又兼有导向、激励和改进功能。评价指标对被评对象起到指引方向的作用。对护理质量进行评价，其目的不是单纯评出优劣，更重要的是引导医院的护理质量朝着正确的方向和统一的目标更好地发展。因此，必须紧紧围绕护理质量评价的目的来设置，护理质量评价指标的建立与筛选应遵循以下原则。

1. 重要性　即指标是否反映了临床护理工作特点和重点，是否能够影响或评价患者结局。指标是否反映了患者、政府和社会所关注的重点问题，是否突出了质量管理相关政策要求。指标对护理质量是否敏感，指标变化是否与护理质量直接相关，是否与护理工作投入和护理服务过程密切相关。

2. 科学性　即指标构建过程是否科学合理，内容是否经过充分论证和临床实践验证，指标采集和计算过程的各环节是否科学严谨。

3. 可行性　即计算指标所需要的变量数据是否可获取。指标数据提供的信息价值是否高于收集、统计和报告成本。指标是否便于临床护理人员操作。

三、护理质量评价指标体系构建的方法与步骤

护理质量评价指标体系的构建是一个系统工程，需要科学的方法及一定的人力、物力和财力支持，从而保证构建工作顺利进行和质量评价指标体系的科学性、合理性和实用性。

（一）护理质量指标评价体系构建的方法

随着循证护理的广泛应用，描述性文献和经验性总结制订的护理质量评价指标证据等级低，循证支持力度弱，较少用于构建护理质量评价指标体系。目前常用的方法是质性研究法、量性研究法、量性研究与质性研究相结合的方法。

1. 质性研究法　包括文献法、专家会议法、半结构式访谈法、改良德尔菲法，主要用于护理质量指标的筛选。

（1）文献法（literature method）：又称文献资料分析法，是一种对现存的，由研究者、学者和实际工作者所撰写的大量著述进行识别、评价和解释的系统、明确和再现的方法。文献法用于指标筛选的目的在于识别和挑选出现存的护理领域指标，为研究者的指标建立奠定基础，帮助其熟悉和了解本领域中已有的研究成果，帮助确定研究视角、进行研究设计及为选取研究方法提供借鉴和参考，并为研究结果的解释提供背景资料。20 世纪 80 年代，文献回顾开始应用于护理质量评价指标研究。由于文献法具有检索策略严谨性、可复制性、科学性和透明性的优势，特别在评价指标的筛选上可短时间内获取大量国内外现存的指标，节约时间和财力，因此得到广泛应用。建议当某护理领域或问题大量指标已经存在，只是各指标零散、无序时，可以考虑文献法。但是，该方法制订的指标证据等级较低，循证支持力度不大，因此，建议在文献选择中要考虑文献的代表性和可靠性，尽可能选用各种卫生报告、专题研究、大型调查和权威杂志来源的资料，文献检索资源尽量全面，应涵盖中文数据库、英文数据库、中文网站和英文网站。筛选文献指标时，应纳入影响护理质量的所有指标参与筛选，避免遗漏重要指标，且这些指标通常应具有定义明确、便于度量、易于获得、

代表性和重要性较好等特点。既往评价指标的研究中，研究者常常以文献法为基础得到初始的护理质量指标条目，再进一步结合专家会议法或者德尔菲法进行指标的筛选和确立。

（2）专家会议法：是指通过召集专家，对相关问题进行讨论和研究，提出专业性意见和建议，为政府和企事业单位决策提供参考的一种决策方法。最常见的应用研究是探讨研究设计的合理性和可行性，通过召集相关领域的专家进行会议讨论和研究，提出专业性意见和建议，以改进研究设计；其次为护理实践问题的讨论和研究、护理研究结果的讨论和解释等。

专家会议法的具体实施步骤：①明确会议目的：确定会议讨论的问题和目标，明确会议的议程和时间安排；②邀请专家：根据会议目的，邀请相关领域的专家参加会议，确保专家代表性和权威性；③准备会议材料：准备与会议相关的资料和文件，包括会议议程、相关文件和资料等；④组织会议：按照会议议程，组织会议讨论和研究相关问题，听取专家的意见和建议；⑤记录会议结果：记录会议讨论的结果和专家提出的意见和建议，形成会议纪要和决策建议。

邀请专家是专家会议法的基础，也是决策结果的关键因素之一。只有邀请到具有相关知识和经验的专家，才能保证会议讨论的问题得到专业性解决和建议。如果邀请的专家不够权威或者代表性不够强，会议讨论的结果可能会出现偏差，影响决策的准确性和可操作性。

（3）半结构式访谈（semi-structured interview）：是指按照一个粗线条式的访谈提纲而进行的非正式访谈。该方法对访谈对象的条件、所要询问的问题等有基本要求。访谈者可以根据访谈时的实际情况灵活做出调整，对于提问的方式和顺序、访谈对象回答的方式、访谈记录的方式和访谈的时间、地点等无具体要求，由访谈者根据情况灵活处理。半结构式访谈提纲设计前首先须确认访谈的要点，提纲要基于明确的研究问题；其次通过过往的知识为本次访谈问题提供参考，可以是文献，也可以是专家或小组会议；然后形成访谈提纲初稿，提纲一共包括两层问题，第一层是主题问题，是解决研究要点所必需的结构性问题，一般是开放性问题；第二层问题是解释性问题，是对主题问题的进一步解释，用于帮助受访者理解主题问题，并给予受访者更多信息来回答主题问题；根据提纲初稿进行预访谈，对访谈结果进行修改完善，最终呈现完整的访谈提纲。访谈提纲的形成不仅是问题列表，更是梳理研究思路的过程，需要提前准备并厘清研究背景和目的，按照一定逻辑拆解问题，问题总量不超过一页，且需要根据重要性进行优先级排序。一般不使用行话、缩写、内部语言等，应使用受访者熟悉的语言方式，运用与受访者世界观契合的措辞。正式访问前试访 1～2 个，检验问题顺序设置的合理性。

（4）改良德尔菲法：传统德尔菲法通常为单独问卷调查，不召集专家会议，认为这样可以避免权威专家的“一言堂”。研究学者后来发现对函询反馈意见的确认、对争议点的讨论与澄清以及其他复杂问题的决策等均需相关研究领域有一定专业造诣的专家小组面对面讨论，因此在传统德尔菲法的基础上，改良德尔菲法增加了 1～2 次专家小组面对面讨论环节，会议一般安排在两轮问卷函询之前、首轮函询结束时进行。经典德尔菲法一般包括四轮征询调查，改良版德尔菲法在设计正式专家函询表之前组织专家进行预函询，所以一般只有 2 轮或 3 轮，其实施的主要步骤包括：

1）成立核心组和专家组，核心组收集资料、统计分析结果；专家组根据核心组提供的资料达成共识。

2）开始达成共识之前，核心组拟定一个基于临床问题的问卷提供给专家组，专家组则用一个 9 分制的李克特量表，用于表达被调查者对于某一问题的看法、评价或意向来评价某一干预措施是否适合该患者。通常对于某一干预措施的评价会有两轮。

3）第一轮要求专家组成员对收到问卷的合适度进行评分，每位专家独立评分，可以参考核心组提供的背景资料。

4）第二轮由一名主持人或协调员组织一次面对面会议，与会专家会获得第一轮所有专家的评分结果并进行讨论。每位专家都需要对干预措施的合适度进行评价。在讨论结束之前，所有专家再次审视评价结果，并进行修改。

5）由核心组对结果进行统计分析。

改良德尔菲法的具体流程如图 2-1 所示。

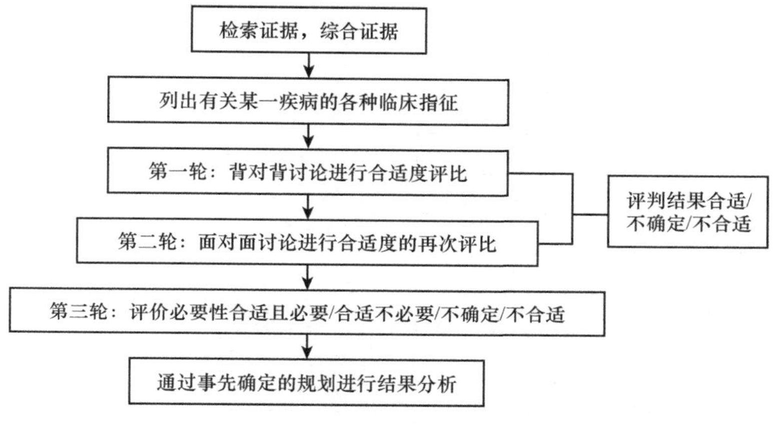

图 2-1　改良德尔菲法流程

2. 量性研究法　包括数理统计分析法、层次分析法、信度及效度的定量评价和调查研究法，主要用于指标权重的确定与信效度的验证。数理统计分析法包括离散趋势法、因子分析法、聚类分析法、主成分分析法、变异系数法等。权重设置可直观体现各指标的重要性程度，一般情况下，评价指标越重要，其权重越高。

（1）数理统计分析法：是指通过对随机现象有限次的观测或试验所得数据进行归纳，找出这有限数据的内在数量规律性，并据此对整体相应现象的数量规律性做出推断或判断的方法。近年，数理统计在社会科学、工农业生产、自然科学以及医疗卫生等诸多客观现实中有着广泛应用。20 世纪 90 年代研究者开始将数理统计分析法用于构建护理评价指标。

1）离散趋势法：是从指标的敏感性角度挑选指标，指标的离散趋势越小，用于评价时区别能力就越差，因此应选离散趋势较大的指标。

2）因子分析法：是从代表性角度挑选指标。

3）聚类分类法：即将评价指标分类，选出具有代表性的指标，以减少评价信息的交叉重复。

4）主成分分析法：即将多个相关评价指标合成转化为数个相互独立的主成分，并保留大部分信息。

5）变异系数法：筛除迟钝和过于敏感的指标。数理统计分析方法简单，工作量小，可对初定的指标进行分组和剔除次要指标。护理质量受多方面的因素影响，具有多系统和多层次的特点，每种数理统计方法都具有其局限性，单一方法评价指标使用的片面性容易造成研究结果的偏差，结果的稳定性较差，所以需要基于代表性强、较为客观的指标，借助于多种评价方法的集合来评价护理质量指标。

（2）层次分析法（analytic hierarchy process，AHP）：由美国学者托马斯·塞蒂（T. L. Saaty）教授于 20 世纪 70 年代提出，是一种将定性与定量相结合的多目标决策方法。层次分析法的核心是通过数量形式表达决策者的主观判断，使之条理化、科学化，进而提供定量形式的决策依据。基本原理是排序原理，即将各方案或措施按优劣排序，作为决策依据。层次分析法可将复杂的决策问题简单化，具备实用性、灵活性及有效性。采用层次分析法确认护理质量评价指标体系中各级指标的权重和组合权重，可在一定程度上避免专家主观判断所导致的逻辑矛盾或与实际不符的现象发生，以提高决策的有效性。层次分析法研究流程如图 2-2 所示。

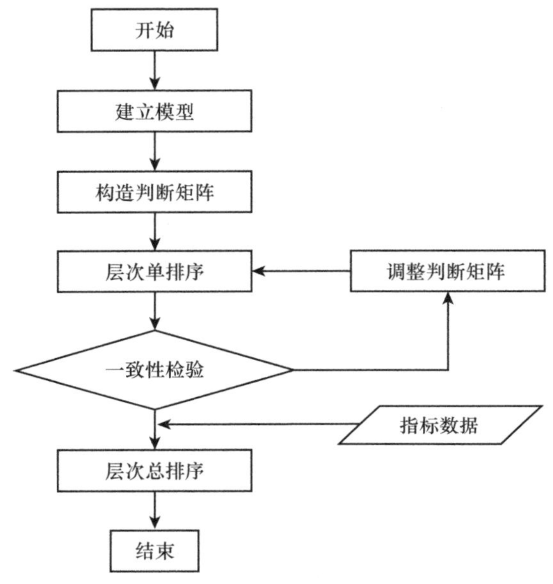

图 2-2　层次分析法研究流程

（3）信度及效度的定量评价和调查研究法：信度（reliability）反映量表的一致性和稳定性，即在不同的主试者、评分者、时间、情境或使用类似的问题，其所得的分数是否一致，主要反映测量误差所造成的影响有多大。常用的信度评价指标有：重测信度、复本信度、内部一致性方法（分半信度、克朗巴赫系数）。

1）重测信度：是指用同一份量表，对同一群受访者，在两次不同的时间进行调查，根据两次测量结果，计算相关系数，以此来评估测量信度。重测的间隔时间一般视工具用途来决定。

2）复本信度：是用两个等价的量表形式（原本和复本），对同一群受访者进行两次调查，然后根据测量结果，比较两次答案的相似性，计算相关系数，评估测量信度。其缺点是构建一个完全等价的量表，技术上非常困难，且费时费力，实际中很少用这种方法。

3）内部一致性方法

A. 分半信度：是指将量表的条目分成两部分分半计分，根据受试者在两半题项上所得分数，计算两者的相关系数。理论上与复本测量一致，但由于只是半个测试的信度，估计的可信性降低，因此求出相关系数后，再利用 Spearman-Brown 校正公式加以校正。如果实际中很难做到重测，可采用该方法评价信度。

B. 克朗巴赫系数：是实际中最常用的一个信度指标。克朗巴赫系数相当于把所有的分半信度求一个平均值。一次分半信度有时如果分得不合适，可能计算的结果不一定合理。把所有的分半信度都计算出来，再求其平均值，这就是克朗巴赫系数，因而其结果更为合理。

效度（validity）是就测量的准确性和真实性而言的，指测量工具能够准确地测量调查对象特性的程度。例如，在区分度很低的情况下，如果所有的试题都非常容易，几乎每个人得分都在 90 分以上，这就叫天花板效应；而如果试题太难，所有人都不及格，这就叫地板效应。常用的效度评价指标有内容效度，内容效度反映条目的代表性或取样的合适性，指量表中是否包含了能够衡量该概念的适当且具代表性的题项。量表内的条目越能代表该概念的主要领域或共通性，则其内容效度越好。内容效度评价一般是在正式调查之后，条目筛选时进行，可以从专家咨询的专家中选择几名进行，也可单独选择几名专家测量内容效度，一般专家人数不能少于 5 人。内容效度评价指标包括两种：条目内容效度指数（item content validity index，I-CVI）和量表内容效度指数（scale content validity index，S-CVI）（图 2-3）。

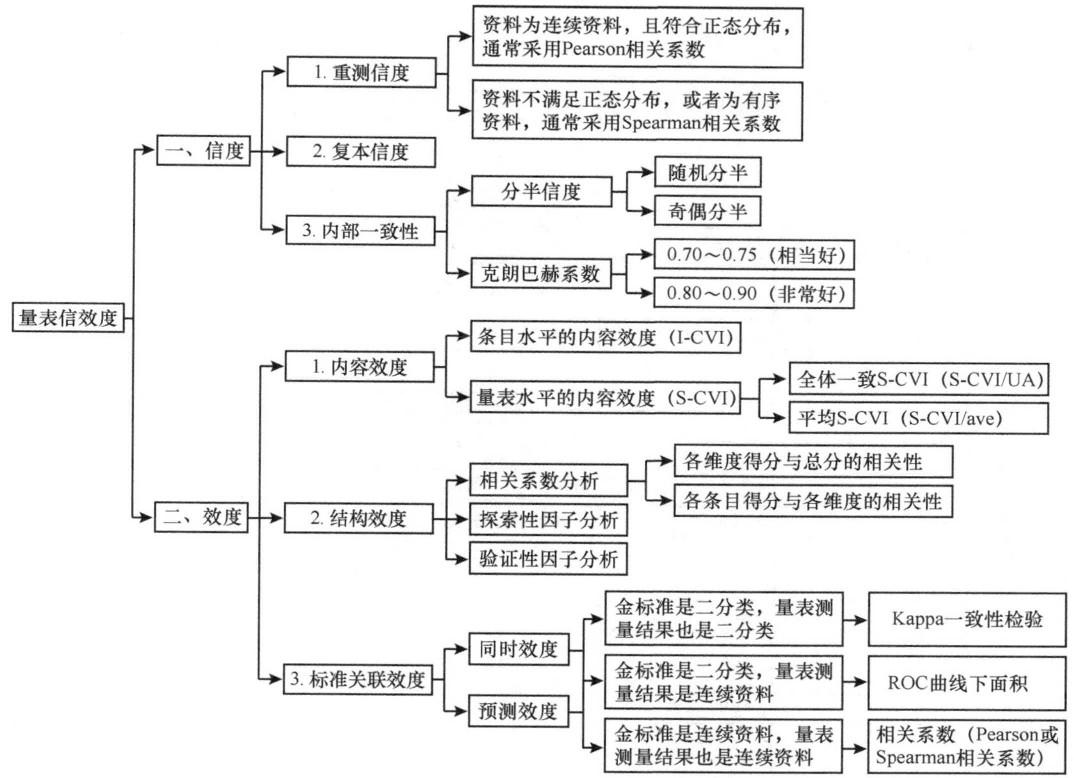

图 2-3　信度和效度内容要点

3. 量性研究与质性研究相结合　量性研究与质性研究相结合的方法是护理质量评价指标体系构建的常用方法。该方法可以弥补质性研究中样本量小、样本缺少代表性的不足，也可弥补量性研究中研究不深入、不全面的不足。这样两者结合可以使研究结果更加科学、有效。

（二）护理质量评价指标体系构建的步骤

护理质量管理的基础是建立科学的质量评价指标，为临床护理实践提供依据，为衡量护理质量管理成效提供依据。护理质量评价指标体系构建的步骤及应用见图 2-4。

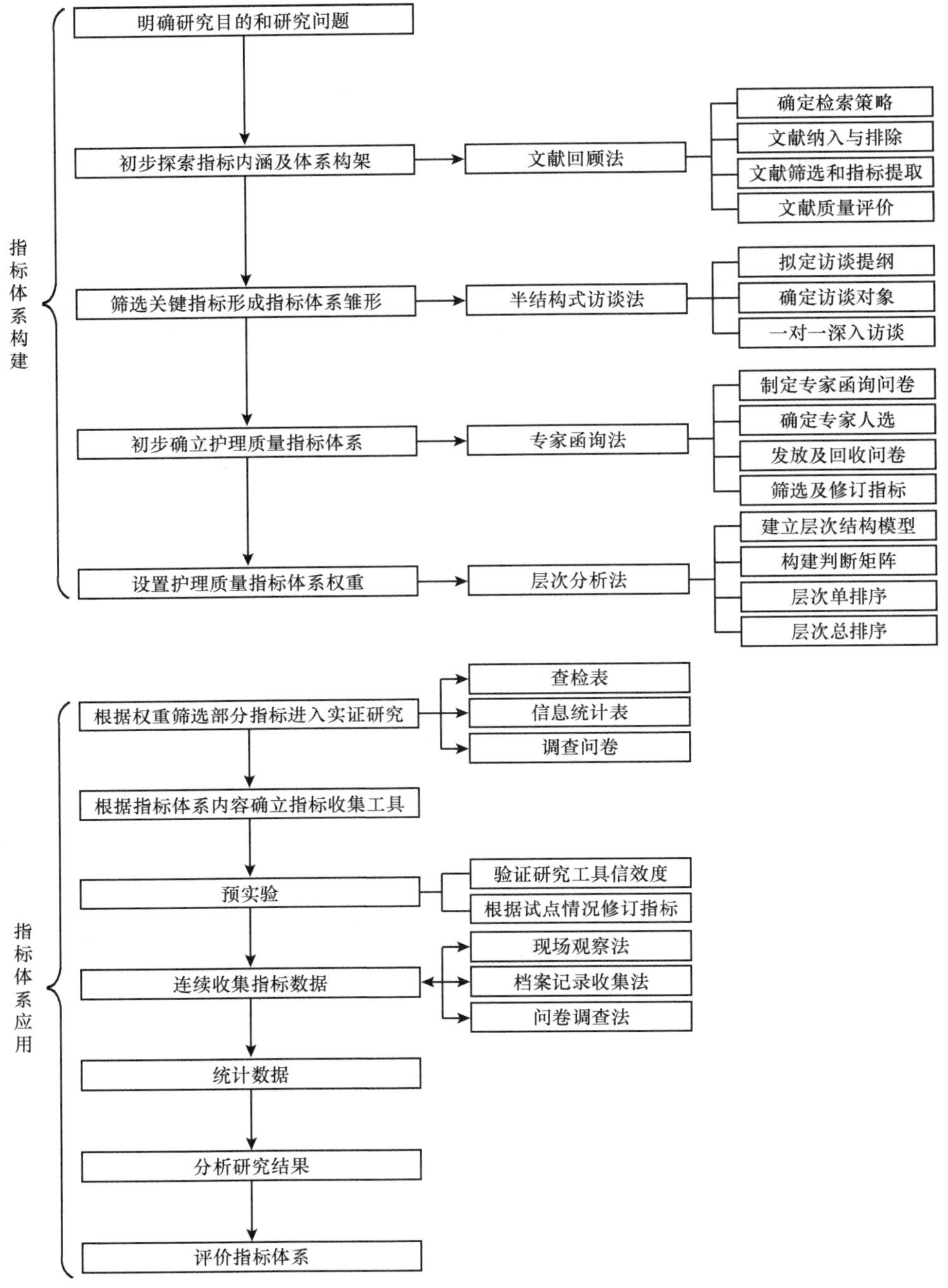

图 2-4　护理质量评价指标体系构建的步骤及应用

四、护理质量评价指标体系在护理中的应用

以某院手术室护理质量评价指标体系的构建研究为例，展示以上质量评价指标体系构建的方法和步骤。

（一）成立研究小组

该院以全国护理质量促进联盟为依托，建立研究小组，成员共 8 人，其中：博士 1 人，硕士 4 人，本科 3 人；护士长 4 人，手术室专业组组长 4 人；从事手术室护理工作年限均不低于 8 年。小组成员负责检索文献、初步拟订指标、编制函询问卷等工作。

（二）初步拟订指标

1. 文献回顾 首先，研究小组以“operating room/operating theater”“nursing care quality”“quality indicators/quality assessment/quality improvement/sensitive quality indicator”为英文检索词，以“手术室/手术间”“护理质量/护理安全”“质量指标/质量评价/质量改进/敏感性指标”为中文检索词，检索美国国家护理质量指标数据库（NDNQI）、PubMed、Cochrane 图书馆、CINAHL、科学引文索引数据库（Web of Science）、中国生物医学文献数据库、中国知网、维普、万方等数据库收录的 2010 年 7 月至 2020 年 7 月手术室护理质量评价相关文献。其次，检索指南网站、英国国家卫生与临床优化研究所（national institute for health and care excellence，NICE）网站。最后，排除会议摘要、通知、信函、重复发表的文献。

2. 文献质量评定 由两名经过规范培训的研究员采用美国霍普金斯证据等级与质量评价法对纳入文献独立进行证据等级与质量评定。证据分为Ⅰ～Ⅴ共 5 个等级，质量分为 a～c 共 3 个等级。选取质量评定为 a 级、b 级的文献。

3. 小组讨论 研究小组召开会议，以“结构-过程-结果”理论为依据，结合纳入文献，初步拟订指标的名称、内涵及计算公式。经讨论，初步拟订包含结构指标 3 项（首台准时开台率、手术设备及手术用物齐全率、危机相关培训合格率）、过程指标 4 项（患者手术信息核对率、手术用物清点准确率、外科手消毒定期抽样合格率、无菌操作合格率）、结果指标 6 项（手术异物残留率、手术标本遗失率/漏送率、电灼伤/烫伤发生率、针刺伤发生率、术中低体温发生率、手术体位不当所致损伤率）的手术室护理质量控制指标初稿。

（三）专家函询

1. 编制专家函询问卷 函询问卷包括 3 部分内容：

（1）问卷填写说明。

（2）“手术室护理质量控制指标构建”专家函询表。要求专家依据 Likert 5 级评分法对各指标的重要性进行评分，从“非常不重要”至“非常重要”依次赋分 1～5 分，同时在每项指标后设置“修改意见”栏，专家可提出意见或建议，并说明增加或删除指标的理由。

（3）专家基本情况调查表。包括年龄、工作年限、学历、职称、对指标的判断依据及熟悉程度等。

2. 遴选函询专家 纳入标准：①从事手术室护理工作≥10 年；②本科及以上学历；③中级及以上职称；④自愿参与。

以全国护理质量促进联盟为平台，本研究选取了来自四川省、广东省、重庆市、贵州省、云南省、海南省、广西壮族自治区、安徽省 8 个省（自治区、直辖市）26 家三甲医院共 33 名手术室护士长进行函询。函询专家年龄 30～39 岁 7 名（21.2%），40～49 岁 15 名（45.5%），≥50 岁 11 名（33.3%）；本科 24 名（72.7%），硕士 9 名（27.3%）；中级职称 6 名（18.2%），副高级职称 21 名（63.6%），正高级职称 6 名（18.2%）；手术室专委会主任委员 9

名（27.3%），委员 12 名（36.4%），秘书 5 名（15.2%）；工作年限 10～15 年者 7 名（21.2%），≥15 年者 26 名（78.8%）。

3. 实施专家函询 征得专家同意后，研究小组于 2020 年 10 月至 2021 年 1 月采用电子邮件发放两轮函询问卷。研究小组依据指标重要性赋值均分和变异系数，并结合专家反馈意见筛选指标。当指标同时满足重要性赋值均分≥4 分且变异系数≤0.25 时予以保留，若只满足一条，由小组讨论决定；对于专家建议增加的指标，经由小组讨论后决定是否纳入。第一轮函询后，共发放问卷 33 份，回收问卷 33 份，回收率为 100%，有 22 位专家提出了意见；专家权威系数为 0.915；肯德尔和谐系数为 0.149（$\chi^2 = 55.487$，$P < 0.001$）；纳入指标变异系数在 0.050～0.268 之间。

根据专家意见，结合小组讨论意见，删除重要性赋值变异系数＞0.25 的 3 项指标（首台准时开台率、手术设备及手术用物齐全率、危机相关培训合格率）；增加 4 项指标（手术台与护理人员比例、工作日手术间实际开放时间、手术室护理人员配置合理率、术中压力性损伤发生率）；修改 5 项指标：将“患者手术信息核对率”修改为“手术安全核查正确执行率”，将“手术标本遗失率/漏送率”修改为“手术标本送检执行正确率”并纳入过程指标，将“手术体位不当所致损伤率”修改为“手术体位相关不良事件发生率”，将“手术用物清点准确率”修改为“手术物品清点正确执行率”，将“外科手消毒定期抽样合格率”修改为“外科手消毒正确率”。最终，共有 14 项指标进入第二轮函询。第二轮函询后，共发放问卷 33 份，回收问卷 33 份，回收率为 100%，有 22 位专家提出了意见；专家权威系数为 0.915；肯德尔和谐系数为 0.190（$\chi^2 = 66.602$，$P < 0.001$）；指标变异系数在 0.125～0.425 之间。

根据专家意见，结合小组讨论意见，删除重要性赋值变异系数＞0.25 的 6 项指标（手术室护理人员配置合理率、无菌操作合格率、手术异物残留率、电灼伤/烫伤发生率、术中低体温发生率、针刺伤发生率）；增加 1 项过程指标（手术间环境卫生消毒合格率）；修改 5 项指标：将“手术台与护理人员比例”修改为“手术室护士与手术间比例”，将“手术体位相关不良事件发生率”与“术中压力性损伤发生率”合并为“术中 2 期及以上压力性损伤发生率”，将计算公式“工作日手术间实际开放时间 = 每月工作日每个手术间实际开放时间之和/（实际开放手术间数 × 同期工作日数）”修改为“工作日手术间平均开放时间 = 工作日时间内每个手术间实际开放时间之和/（同期开放手术间数 × 同期工作日数）”。最终共确定了 8 项指标，其中结构指标 2 项、过程指标 5 项、结果指标 1 项。

4. 专家论证 研究小组将两轮专家函询后形成的手术室护理质量控制指标提交全国护理质量促进联盟，由 5 名专家分别于 2020 年 12 月和 2021 年 3 月对指标进行了两次审议。第一轮审议后，将“手术标本送检执行正确率”修改为“手术标本管理规范合格率”。第二轮审议后，专家认为“工作日手术间平均开放时间”指标计算公式的分子“工作日时间内每个手术间实际开放时间之和”应明确时间段，建议确定为“每月工作日手术间实际开放时间之和”，分母“同期开放手术间数 × 同期工作日数”确定为“实际开放手术间数 × 同期工作日数”。最终，确定了手术室护理质量控制指标，包含结构指标 2 项、过程指标 5 项、结果指标 1 项，见表 2-1。

5. 确定指标权重 研究小组邀请参与指标构建的 33 名函询专家对指标重要性进行打分，计算出每一项指标的平均分数，经归一化处理后获得权重，见表 2-1。

表 2-1 手术室护理质量控制指标

一级指标（权重）	二级指标（权重）	计算公式	资料收集方法	重要性得分
结构指标（0.220）	手术室护士与手术间比例（0.120）	统计周期内从事临床护理工作的手术室实际在岗执业护士数/同期实际开放手术间数	从事计费、物资准备、仪器设备管理等辅助岗位护士不纳入	4.444±0.698
	工作日手术间平均开放时间（0.100）	统计周期内每月工作日手术间实际开放时间之和/（实际开放手术间数×同期工作日数）	以信息系统导出统计周期内工作日手术间实际开放时间数据为依据，也可以手工记录。时间单位为小时	4.296±0.823
过程指标（0.681）	手术安全核查正确执行率（0.150）	统计周期内手术安全核查正确执行例次数/同期核查总例次数×100%	现场实地抽查	4.741±0.594
	手术物品清点正确执行率（0.129）	统计周期内抽查手术物品清点正确执行患者例次数/同期抽查患者总例次数×100%	现场实地抽查	4.556±0.934
	外科手消毒正确率（0.114）	统计周期内上手术台的医务人员术前外科手消毒正确人数/同期抽查上手术台医务人员总人数×100%	现场实地抽查	4.440±0.847
	手术标本管理规范合格率（0.139）	统计周期内术中冰冻标本和术后病理标本管理合格患者例次数/同期抽查患者总例次数×100%	现场实地抽查	4.630±0.926
	手术间环境卫生消毒合格率（0.149）	统计周期内环境卫生消毒合格手术间数/同期抽查进行环境卫生消毒总手术间数×100%	现场实地进行手术间环境细菌培养抽查	4.704±0.609
结果指标（0.099）	术中2期及以上压力性损伤发生率（0.099）	统计周期内术中2期及以上压力性损伤新发病例次数/同期手术患者总例次数×100%	以护理不良事件系统记录数据为依据	4.296±0912

（四）手术室护理质量控制指标应用

于2021年10～12月，采用方便抽样法，在全国19家三甲医院进行应用。

1. 应用过程

（1）建立指标管理小组：每家医院选派1人组成指标管理小组，负责上报数据。小组成员纳入标准：①从事手术室护理工作年限＞10年；②具有丰富的手术室护理知识；③熟悉手术室护理质量控制指标；④具备良好的沟通能力；⑤能熟练操作信息系统。

（2）拟定过程指标现场观察表：研究小组依据指标的名称、计算公式、资料收集方法，参考《手术室护理实践指南（2023年版）》相关内容，讨论后制订了5个过程指标的现场观察表单。

（3）培训指标收集与填报方法：研究小组依据指标的名称、意义、计算公式、资料获取途径，讨论后拟定指标收集方案和细则，包括指标收集时间、途径，并对指标管理小组成员进行培训。

（4）填报与审核指标：各医院采用统一表格上报数据，研究小组进行审核。

2. 应用效果　19 家医院手术室护士与手术间比例中位数为 3.2 ∶ 1，符合《三级综合医院评审标准细则（2012 年版）》规定；工作日手术间平均开放时间为 9.89 小时；手术安全核查正确执行率、手术物品清点正确执行率、外科手消毒正确率、手术标本管理规范合格率、手术间环境卫生消毒合格率、术中 2 期及以上压力性损伤发生率的合计率分别为 83%、86%、83%、88%、95%、0%。

第四节　三维质量结构理论

一、三维质量结构理论的形成与发展

1966 年，美国学者 Donabedian 在 *Evaluating the quality of medical care* 中，首次提出三维质量结构的概念，从结构、过程和结果三个方面对质量进行评价。1969 年，随着 Donabedian 的“*The quality of care：How can it be assessed?*”“*Quality assurance structure, process and outcome*”“*The role of outcomes in quality assessment and assurance*”等研究成果的问世，正式提出用三维结构评价医疗质量，并阐述了三维结构所包含的内容，一是结构质量，包括影响护理绩效的结构性因素的质量，指护理工作发生的基本环境，包括基础设施、医疗设备、人力配置、组织结构等，是评价护理质量的基本要素；二是过程质量，是员工提出的直接护理质量，指医务人员按照技术标准和规范操作患者的过程，是护理质量的重点；三是结果质量，指医疗服务对患者及大众群体的影响效果。1986～1992 年，三维质量结构发展逐渐趋于成熟。2011 年，澳大利亚利用该模式对农村社区初级卫生保健服务进行了全面的纵向评估，爱尔兰、意大利等国家也根据此模式构建了适合本国国情的护理质量评价体系。20 世纪 80 年代三维质量结构引入我国，2007 年李岩对 Donabedian 的经典著作《医疗质量评估与监测研究》进行了翻译并出版。

Donabedian 理论学家简介

Donabedian 是一名医生、诗人和学者，1919 年 1 月 7 日出生于黎巴嫩贝鲁特一个亚美尼亚人家庭。他的父亲是当地一名普通的医生，他本人从贝鲁特美洲大学开始了他的学术生涯。1955 年 Donabedian 获美国哈佛大学公共健康硕士学位，1961 年成为密西根大学公共健康学院的一名教师。Donabedian 历经 20 多年潜心研究，完成了三卷巨著，其中《医疗质量评估与监测研究》是其一生学术成果的主要代表，被公认为医疗质量研究领域的“圣经”，改变了人们关于医疗服务系统的整个思想。他本人也因此被亲切地称为“结构-过程-结果”先生。他是公共健康领域杰出的荣誉教授，美国国家科学院特约成员和英国皇家医学院、墨西哥国家医学院的荣誉成员。1999 年，美国公共健康协会授予他公共健康杰出服务塞之维克奖牌，这是美国公共卫生领域的最高荣誉。

二、三维质量结构理论的相关内容

（一）三维质量结构理论的基本内容

1. 结构（基础）质量　是指健康服务提供者在健康护理服务体系中提供的护理工作中护理环境的相关属性，重点评价医院为护理工作提供的基本工作条件，是判断医院护理质量的主要指标，包括以下四个方面。

（1）组织架构和人力资源：如管理组织和制度是否完善，医务人员数量是否合理等，具体指标包括床位护理结构、注册护士比例、医疗质量和专业水平。

（2）物理环境和材料设备：反映医疗用品、仪器设备的合格程度，如医疗器械消毒灭菌监测等。

（3）知识与技术：反映护理技术水平和实施常规医疗卫生服务技术的合格程度。

（4）相关管理制度：确保护理活动有效开展，健全规章制度并认真执行，相关医疗资料准备齐全，最大限度利用电子化管理。

2. 过程（环节）质量 是指为患者提供护理服务过程中工作流程及相关质量控制的规范化行为，即医务人员为患者提供直接或间接的护理服务。包括护理服务工作中的具体实践过程，侧重于应用结构属性对实践实施控制，即医务人员为患者提供直接或间接的护理服务。过程质量是指为患者提供护理服务过程中工作流程及相关质量控制的规范化行为。这种护理服务行为应符合护理职业本身和社会行为规范。过程质量重在评价护理服务的全过程，如护理服务的进展、人际沟通过程，发现活动中存在的问题，找出对策。过程质量控制的有效与否直接决定了最终的质量结果，因此过程质量管理是医院全面质量管理中不可或缺的环节。

3. 结果（终末）质量 指的是对医疗机构基本和最终质量的确定。终末质量评价包括护理成果评价和护理结束时的感受。它通常是根据患者的康复程度、治疗效果和护理过程结束时的满意度来评估的。终末质量指数强调对患者满意度的评价，患者满意度指数处于绝对地位。终末质量的反馈控制通常以病种或科室为单位，侧重于质量控制指标的统计分析和质量缺陷的整改。

医疗服务的结构、过程和结果是紧密联系在一起的，即结构的健全有利于过程改进，良好的过程对结果将产生重要影响。三维质量结构模式如图 2-5 所示。

（二）三维质量结构理论各维度的关系

Donabedian 的“结构-过程-结果”模式的三个层次之间存在逻辑关系，相互影响。结构质量和过程质量评价护理服务过程中护理环境、资源供给和服务活动等各方面的内容，影响服务对象对结果质量的评价。结果质量受到结构质量和过程质量的影响，前两者决定结果质量的优劣。

1. 护理结构（基础）质量直接影响结果质量 医院层面的三维质量结构主要关注结构与结果的关联性。结构环节是影响结果质量的基础，它的各要素对结果质量产生重要的影响。良好的就医环境和人性化的服务等可以提升患者满意度，进而提高结果质量。当结果质量不佳时，需要从组织结构中查找问题，寻求改进方法。

2. 护理过程（环节）质量直接对结果质量产生影响 过程是结果的基础，过程质量决定结果质量，两者间存在反馈机制，相互影响。近年来，护理过程质量管理备受关注。护理工作中有多个环节，建立过程控制流程和质量标准，不断改进护理过程质量，能够促进护理质量持续改进。

3. 护理结果（终末）质量对结构与过程质量的反馈作用 结果质量是结构质量和过程质量的综合反映，结果质量反馈控制可以发现质量的薄弱点并不断改进结构和过程质量。

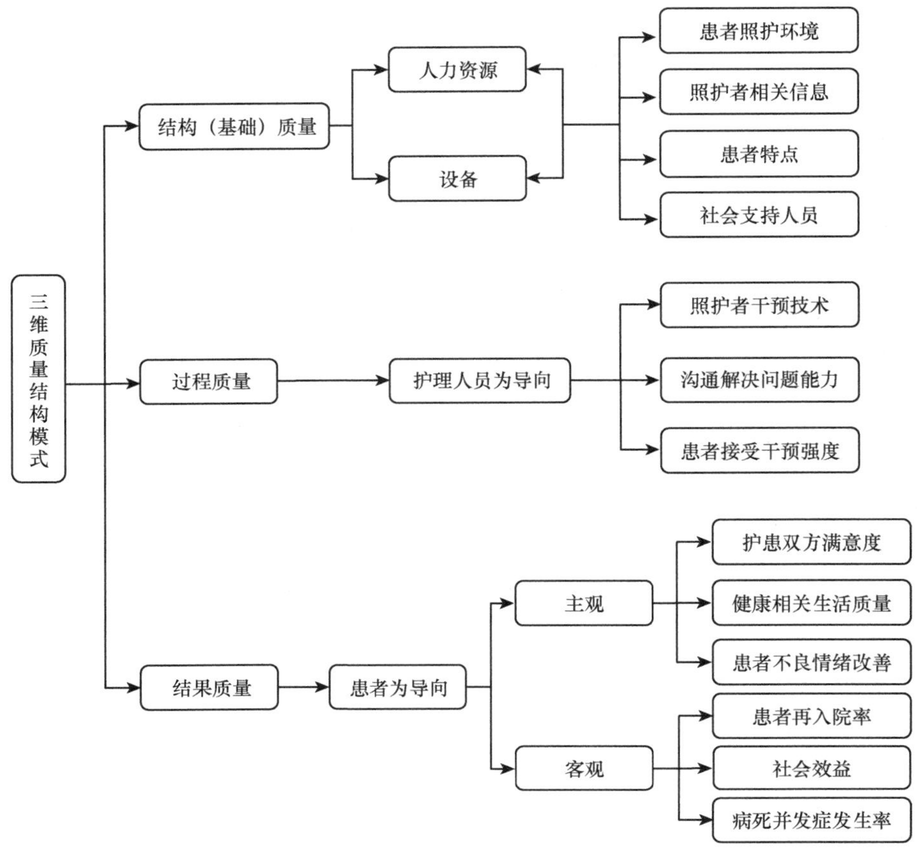

图 2-5 三维质量结构模式图

目前，许多国家利用统计分析结果质量指标数据，发现护理结构质量与过程中存在的问题，并持续改进以提高护理质量。

4. 三维质量结构理论应用中存在的问题 结构质量和过程质量对结果质量有影响，但它们之间的关系并非简单的线性关系，存在诸多影响因素。如何权衡各层指标的重要性尚存争议。一些国家将结果质量指标作为总护理质量指标的重要组成部分，而国内则更加注重护理过程质量的评估，如技术操作合格率和护理差错发生率等指标。因此，厘清各层指标之间的关系和影响因素，进一步明确各项指标的权重，对于制订护理质量指标至关重要。

（三）三维质量结构理论的评价内容和方法

Donabedian 的质量评价模式从结构、过程和结果三个方面进行评价，为医疗护理服务质量评价提供了广泛的内容，是护理质量评价的基础依据。

1. 结构评价 以结构质量为导向的评价侧重于组织及其成员的内在属性，是以构成护理服务结构基本内容的各个方面为导向所进行的评价。

2. 过程评价 以过程质量为导向的评价，本质就是以护理流程的设计、实施和改进为导向对护理质量进行评价。

3. 结果评价 以终末质量为导向的评价，是结构和过程发展带来的结局表现，主要从患者角度进行评价。“结构-过程-结果”模式三个阶段的评价内容和方法详见表 2-2。

表 2-2　"结构-过程-结果"模式的评价内容和方法

阶段	评价内容	评价方法
结构评价	（1）环境设施：病房结构布局是否合理，患者所处环境的质量是否安全、清洁、舒适，温度、湿度是否适宜等情况 （2）护理人员工作安排：人员素质和业务技术水平是否合乎标准，是否选择恰当的护理工作方法，管理者的组织协调是否合理等 （3）与护理工作相关的器械设备：是否处于正常的工作状态，包括药品、物品基数及保持情况 （4）患者情况：护士是否掌握患者的病情，制订的护理计划和采取的护理措施是否有效，患者的生理、心理、社会的健康是否得到照顾 （5）其他：护理文书是否完整，医院规章制度是否落实，后勤保障工作是否到位等	现场检查、考核、问卷调查、查阅资料等
过程评价	（1）护理管理方面：护理人员配置是否可以发挥最大价值的护理工作效益；排班是否既能满足患者需求，又有利于护理人员健康和护理工作安全的有效执行；护理操作流程是否简化，使患者、护理人员、部门和医院均受益 （2）护理技术方面：急救流程、操作流程、药品配置流程、健康教育流程等是否合理 （3）护理服务方面：接待患者是否热情，患者安置是否妥当及时，入院及出院介绍是否详细等 （4）成本方面：病房固定物资损耗情况、水电消耗、一次性物品等护理耗材使用情况等	现场检查、考核和资料分析等
结果评价	（1）主观指标：护患满意度、患者生活质量、心理状况的改善等 （2）客观指标：患者健康状况的改善、并发症及不良事件的发生率等	现场检查、考核、问卷调查、资料分析、医院管理信息系统、新媒体形式等

三、三维质量结构理论在临床护理中的应用

（一）三维质量结构理论在护理质量评价体系构建中的作用

1. 三维质量结构理论在构建医院综合护理质量评价体系中的应用　为了满足新形势下患者对基础护理质量的要求，我国需要更加科学的评价标准。1989 年《综合医院分级管理标准（试行草案）》中的基础护理合格率标准已经不能满足当前的需求。温贤秀等专家在吸取国内外研究成果、实践经验和统计分析的基础上，制订了一套具有系统性、可操作性的基础护理质量评价指标体系，该体系包括结构质量、过程质量和结果质量三个方面，详见表 2-3。该指标体系与责任制整体护理工作模式相一致，能够更加科学地评价综合性医院的基础护理质量。

表 2-3　基础护理质量评价指标

一级指标	二级指标	三级指标
结构质量	基础护理质量管理体制	基础护理质量管理制度
		质量控制实施方案
		专兼职质控人员经过培训，职责分工明确
		基础护理质量考评标准

续表

一级指标	二级指标	三级指标
结构质量	人力资源	职业素养、心理素质、身体素质和专业技能
		实际床护比
		护理人员结构
		责任制整体护理模式
		分管患者能级对应
		弹性排班和调配
		护士长风险意识、组织协调、授权监督能力
		护士规范化培训与继续教育
		职业素养、心理素质、身体素质和专业技能
	环境	病房环境
		治疗室环境
		环境卫生检测合格率
	物资	规定器械消毒灭菌合格率
		急救物品完好率
		病房基础设施和护理设备完好率
过程质量	病情观察	按分级护理要求巡视病房情况
		病情观察、判断与报告
		病情和出入量记录
		各管道情况观察
	护理处理	危重患者抢救配合
		病情变化时和各种不良反应的观察处置
		各种治疗、处置正确执行情况
		处置前评估和处置中沟通情况
	健康教育	标准化健康教育情况
		患者对健康教育知晓率
	生活护理	晨晚间护理
		饮食护理
		大小便护理
	安全	患者转科交接和护送
		患者身份识别
		跌倒、压疮的预防和护理
		护理核心制度落实情况
	心理护理	心理评估、计划、措施
		心理护理评价
结果质量	满意度	患者或家属对基础护理满意率
		责任护士对基础护理工作的满意率
		上级部门对基础护理工作满意率

2. 三维质量结构理论在构建医院专科护理质量评价体系中的应用　随着临床专科医疗技术的不断进步，医院管理人员越来越重视专科护理质量评价。专科护理的发展是医院整体照护质量评价的重要组成部分，对其质量的提高具有导向作用。国外早在急诊专科护理质量指标的研究中，就采用了“结构-过程-结果”模式对专科护理质量评价体系进行深入研究，之后逐步涉及肾内科、重症监护室、肿瘤科等领域。威尔逊（Wilson）等采用文献回顾法对儿科开展了护理质量评价指标体系的研究，促进了中低收入国家儿科护理质量的持续改进。

我国专科护理质量指标体系的研究较晚，但临床单病种护理质量评价指标体系的构建已有所进展。这种评价指标体系使评价对象区域化、评价内容具体化，体现了以患者为中心的服务理念，更有利于评价和提高专科护士的业务水平。国内外研究者在三维质量结构模式的基础上，逐步构建了胃癌、食管癌、贲门癌、乳腺癌等单病种的护理质量评价指标体系。张海燕等以三维质量结构模式为理论基础，构建了胸外科食管癌、贲门癌、支气管肺癌的质量评价指标体系，确立了 3 项一级指标（整体护理质量标准、过程质量标准和结果质量标准）和 17 项二级指标。过程质量标准中的术后自行排气排便时间、术后下床活动时间、急救物品完好率；结果质量标准中的胃管意外拔除率、肺部并发症发生率、循环系统严重并发症抢救成功率等体现了胸外科单病种护理特点，为提高胸外科单病种护理质量提供了理论依据。郭熙泱等采用三维质量结构的评价模式，通过德尔菲法进行两轮专家咨询，确立了一级指标、二级指标和三级指标，最终形成重症医学科护理质量评价指标体系，以促进专科护理质量的提高，见表 2-4。

表 2-4　重症医学科护理质量评价指标体系

一级指标	二级指标	三级指标
要素质量	床护结构	床护结构
	护理人员结构	护士学历
		护士职称
		护士年龄
		护士性别
	护理单元	护理单元
	药品物品	急救药品完备率
		急救物品完好率
	环境卫生监测	空气培养合格率
		物品表面培养合格率
		护理人员手卫生合格率
	医疗器械消毒灭菌监测	医疗器械消毒灭菌监测
	规章制度	规章制度完整率
		规章制度执行率
	护士教育与培训	护士继续教育计划及落实情况
		护士培训及落实情况

续表

一级指标	二级指标	三级指标
要素质量	护士素质	职业道德素质
		文化、业务素质
		身体素质
		心理素质
环节质量	基础护理操作技术	基础护理操作技术
	监护技术	监护仪操作
		呼吸机超声雾化操作
		动脉穿刺技术
		胸肺物理治疗
		PICC 置管术
		呼吸机的使用
		有创动脉血压监测
		腹压监测
		呼吸功能监测
		亚低温技术
		外周动脉置管术护理
		胸腔闭式引流管护理
		微量泵的使用
		非同步直流电复律术
		便携式血糖仪使用
		中心静脉压监测
		心排血量监测
		胃肠功能监测
		临时起搏器监测
		气管内给药技术
		腹部引流管护理
		输液泵的使用
		血气分析的使用
		床旁持续性血液净化
		颅内压监测
		肾功能监测
		复温/保温技术
		中心静脉输液通路护理
	医护配合	医疗技术配合成功率
		医护配合满意度

续表

一级指标	二级指标	三级指标
环节质量	检查指标判读	血气分析结果判读
		肾功能各项指标判读
		心功能各项指标判读
		血糖及其代谢物检测指标判读
		血清电解质生化指标判读
		常见异常心电图判读
		血、尿、便化验指标判读
		肝功能各项指标判读
		常见胸片识别
		凝血功能化验指标判读
		甲状腺功能指标判读
	护患沟通	护患沟通
	健康教育	患者健康教育知晓率
		患者健康教育执行情况
	心理护理	心理护理
	护理文件书写	护理文件书写
	护理人员交接班	护理人员交接班
	护理评估	护理评估及时性
		护士对患者身心整体情况的掌握
	护理措施落实情况	护理措施落实情况
终末质量	护理安全	护理不良事件发生率
		医院获得性感染发生率
	护理工作质量	医护患满意度
		危重患者抢救成功率

袁和芹等以三维质量结构模式为理论框架，通过循证护理及定性访谈的方法，运用德尔菲法和层次分析法构建了重症医学科护理质量评价指标体系，其主要包括结构质量（3 项一级指标）、过程质量（7 项二级指标）、结果质量（35 项三级指标）3 个方面，但是我国目前尚无统一的专科护理质量评价指标体系标准，故同等级医院、同一专科间的护理质量评价结果缺乏可比性，表 2-5 所示为重症医学科护理质量评价指标体系。

表 2-5　重症医学科护理质量评价指标体系

一级指标	二级指标	三级指标
要素质量	护士结构队伍	不同学历护士构成比
		不同职称护士构成比
	护士素质	护士人数与收治患者数之比

续表

一级指标	二级指标	三级指标
环节质量	抗肿瘤治疗环节质量	每位患者 24 小时平均护理时数
		营养风险筛查评分
		心理健康评估
		活动状况评分
		生活质量的评价
		抗肿瘤治疗药物资质评价
		首次抗肿瘤治疗
		患者评估及时率
		抗肿瘤治疗患者副作用评估及时率
		瘤痛患者动态评估率
		抗肿瘤治疗药物配制正确率
		抗肿瘤治疗药物输注正确率
		抗肿瘤治疗药物保存正确率
		抗肿瘤治疗副作用知识指导率
	护理环节质量	专科护理技能考核合格率
		专科护理知识考核合格率
		患者对抗肿瘤治疗健康指导知晓率
		肿瘤患者康复效果评定
终末质量	安全管理	便携式化疗泵运行误差率
		抗肿瘤治疗药物经中心静脉输注率
		抗肿瘤治疗药物外渗发生率
		血管内导管相关性感染发生率
		中心静脉导管堵管发生率
		非计划拔管发生率
		抗肿瘤治疗相关并发症发生率
		肿瘤科护士职业安全防护
	成效管理	患者对服务满意度
		护士对工作满意度
		护士对工作环境满意度
		医生对护士工作满意度
	卫生经济	非计划再入院率
		出院患者责任护士随访率

3. 三维质量结构理论在照护服务中的应用 以 Donabedian 模式为理论基础设计和评估照护服务项目，有助于确保项目的顺利实施。该模式已被应用于相关项目研究，如澳大利亚“护士之家”医院老年保健服务项目的评估以及美国青少年初级保健工具的结构和过程评估，还包括构建美国癌症姑息护理调查问卷并对其管理、教育和临床方面进行评价。在国

内，随着公立医院改革的深入进行，医疗卫生资源的利用效率得到提高，但也带来了传统护理模式的压力和挑战。由于社区卫生服务资源不足，出院患者对延伸护理的需求越来越高，解决供需矛盾成为当务之急。在国家相关卫生政策的指导下，各地医院已经开始尝试开展延伸护理服务，陈璐等以“结构-过程-结果”模式为基础，结合现行延伸护理服务内容和患者需求，在参照国内外文献和专家访谈基础上形成问卷初稿，采用德尔菲法对 22 名专家进行两轮咨询，形成了以三维质量结构为基础的延伸护理服务质量评价指标体系，包括一级指标 3 项，二级指标 10 项，三级指标 44 项。延伸护理服务质量评价指标体系经评估，内容具有较高的可靠性，为该项工作的客观评价、比较、护理质量持续改进等提供标准化的参考依据，见表 2-6。

表 2-6　延伸护理服务质量评价指标体系

一级指标	二级指标	三级指标
结构质量	医院与社区专职人员资格	培训机制
		考核体系
		准入机制
		人力资源配备
		人员执业资质
	延伸护理工作制度	延伸护理流程
		各病种延伸护理内容
		延伸护理纳入标准
	家庭访视物品管理	物品数量齐全、物品质量完好
		患者档案建立与管理
过程质量	出院前准备	患者评估内容到位
		延伸护理计划的制订
		健康教育全面可行
		出院指导完整
		患者咨询答复完整
		患者咨询答复及时
		院内护患沟通良好
		院内护患关系良好
		院内外信息传递及时、完整
	出院期间衔接	院内外护理人员合作
		院内外护理人员沟通顺利
	出院后延伸	家庭访视及时
		家庭访视内容全面
		电话随访及时
		电话随访内容全面
		咨询答复完整
		咨询答复及时

续表

一级指标	二级指标	三级指标
过程质量	出院后延伸	院外护患沟通良好
		院外护患关系良好
		培训机制
结果质量	患者及家属评价	患者满意率
		家属满意率
		患者知识掌握率
		家属知识掌握率
	患者健康状况	生理健康状况
		疾病相关并发症发生率
		心理健康状况
		功能状况
		社会适应性
	患者自我管理	症状管理依从性
		用药管理依从性
		功能锻炼依从性
	医疗资源利用	非计划性再入院率
		急诊就诊率

刘敏杰等以 Donabedian 的“结构-过程-结果”质量评价模式为理论基础，构建过程包括进行延伸护理项目的结构评估（医院环境及可获取资源评估、延续护理服务人员筛选、患者一般特点、疾病特点评估）、进行延续护理过程评估（干预方式、健康教育和康复指导的重点内容、干预发展、干预时间与频率、研究工具）、确定延续护理结果评价指标（不良反应或并发症的缓解程度、患者非计划性再入院率以及由此带来的经济学效益、患者疾病知识水平及健康行为依从性的改善、健康相关生活质量、患者满意度）。该研究构建的食管癌出院患者延续护理指标体系，通过对延续护理服务项目的结构评估、过程评估及结果评价，以确保延续性护理工作的有效落实，同时评价对食管癌患者生活质量的改善效果及患者的满意度。研究表明食管癌患者整体生活质量水平，如身体健康状况、躯体疼痛、疲劳、食欲减退等方面得到有效改善，患者满意度接近 100%。

马楠楠等通过系统的文献检索，确定以三维质量结构模式为理论框架，构建社区产后家庭访视护理质量评价指标体系雏形。选取 28 名相关领域专家，运用德尔菲法进行指标的筛选，评价咨询专家的积极性、权威性、意见集中程度及意见协调程度，同时检验评价指标体系的信效度。采用层次分析法确定评价指标体系中各级指标的权重和组合权重，最终确定的社区产后家庭访视护理质量评价指标体系，包括一级指标 3 项、二级指标 15 项和三级指标 103 项，其中一级指标分别是结构质量、过程质量和结果质量。在银川市 3 个城区分层抽取 18 个社区卫生服务机构作为评价对象，运用已构建的评价指标体系对其产后家庭访视护理质量进行评价，有助于发现社区医疗卫生服务机构在产后家庭访视过程中的薄弱环节，为提高社区产后家庭访视护理质量评价提供了指导。

蕈喜香等采用“结构-过程-结果”模式对肝硬化合并食管静脉曲张破裂出血行内镜套扎术后患者进行延续护理质量评估，对照组住院期间实施常规的护理措施，出院前进行出院指导并嘱其按时复诊，出院后每月由责任护士电话回访1次；干预组住院期间的健康教育与对照组一样，出院后以Donabedian的“结构-过程-结果”三维质量评价模式为理论框架，包括延续护理项目的结构评估（医院环境及可获取资源的评估、患者评估）、延续护理过程评估（延续护理流程的制订、干预内容、干预时间与频率、干预结果的观察）、效果评价（服药依从性、饮食依从性）。将该研究的延续护理方案应用于出院患者护理中，干预6个月后比较两组患者服药、饮食依从性的差异。结果显示基于“结构-过程-结果”模式的延续护理方案的应用可有效改善食管静脉曲张破裂出血行内镜套扎治疗术后患者的延续护理质量，提高患者服药以及饮食的依从性。

4. 三维质量结构理论在临床护理教学中的应用　近年来，学者们开始将Donabedian模式运用于临床医学教育领域，通过不断反思、干预和完善教学活动的结构、过程、结果等环节，最终达到提高教学效果的目的。郭建等采用基于Donabedian“结构-过程-结果”模式的临床护理教学法。

（1）结构评价：固定教学教室，确定照护环境；向护生推荐带教老师的同时，护生自我申请，根据申请情况及科室情况安排护生带教老师；调查所有护生的学历、学校等。

（2）过程评价：入选的带教老师须经科室综合评定，具有业务水平高、沟通能力强的特点，所有的带教老师按要求制订带教计划；以护生为主体，评定与患者、带教老师及护生之间的沟通能力；在带教中，每月评定护生的学习掌握情况与教学内容、计划是否一致；在过程质量评价中要坚持“以患者为中心”的理念，注重患者的体验。

（3）结果评价

1）主观评价：通过患者对护生进行护理满意度评价，通过带教老师评价整个实习期的情况，护生相互评价各自学习情况。

2）客观评价：在护生临床护理实践期间是否发生不良差错等事件；护理知识考核。

Donabedian“结构-过程-结果”模式的临床护理教学方法可提高带教质量、满意度。在急诊护理带教中应用基于障碍设置法的模拟教学具有较好效果，可显著提高护生的急救能力，对保障急诊护理质量及急诊护理队伍建设具有积极意义，值得应用和推广。

寇京莉等通过整合文献检索及半结构式访谈结果，基于Donabedian模式，初步构建护理教学案例库评价指标体系。采用德尔菲法，遴选17名专家作为函询对象，经过2轮函询，专家意见趋于一致，形成护理教学案例库评价指标体系。该体系以护理教学案例库的构建、实施、评价为主线，从案例库架构、案例结构、案例特性、易用性设计、技术服务、量性客观评价、学生综合能力方面，促进护理教学案例库的高质量建设和有效实施，提高护生护理服务能力，见表2-7。

表2-7　护理教学案例库评价指标体系各级指标内容

一级指标	二级指标	三级指标	内容
构建	案例库架构	案例库使用明确性	介绍案例库教学范围、对象、配套教材、时间分配、使用技巧说明等
		案例库内容合理性	符合教学目标，确定内、外、妇、儿、急救、老年等课程各系统案例的主题及组成数量

续表

一级指标	二级指标	三级指标	内容
构建	案例库架构	案例库种类齐全性	专题案例和综合案例
	案例结构	案例目标明确性	确定案例适用章节及明确对应的知识点，包含：案例名称、相关教学章节、教学目标、涉及的知识点、教学课时、关键词、案例正文、案例的来源、案例的原创等
		案例简洁准确性	内容描述简洁、完整，专业术语表述清晰
		案例格式规范性	格式规范统一，包含：案例摘要、症状体征评估、主要护理问题、护理措施、案例解析、知识延伸等
		案例形式多样性	内容组成形式多样，包含：PPT、视频、动画等
		案例难度渐进性	每个章节案例排列符合大纲要求，可按照易、较难、难、复杂等顺序排列
	案例特性	客观性	案例来源于临床，消除主观性、随意性，培养学生临床决策能力
		融合性	融合解剖、生理、病理、药理、护理等知识，促进知识迁移及理论联系实际
		典型性	根据教学目的筛选和整理案例，反映相关知识点时具有典型的代表性
		引导性	案例内容要保持争议性，具有结论的不确定性，引发学生思考，或者查询文献证据，运用循证护理开阔思维
		时效性	根据疾病谱变化定期更新案例
实施	易用性设计	网络共享平台开放性	开放的案例库存放平台，手机终端等电子网络设备可使用，促进交流分享
		页面路径清晰性	网络页面可分教师模块、学生模块；教师上传案例、备课、教学等路径清晰，学生自主学习、考试，操作简单
	技术服务	技术规范性	教学资源库平台技术符合国家颁布的技术规范
		软件易得性	下载资源库或相关网址的流畅程度
		用户并用性	平台同时容纳的登录用户数量尽可能多，满足学生同时登录需求
		兼容性能	资源库在各种浏览器中运行情况、清晰度、流畅性
		功能全面性	咨询入口、备课平台、自主学习平台、网络教学平台、案例维护平台、互动功能、数据统计功能等功能齐全
评价	量性客观评价	弗兰德斯互动分析法	指利用一套编码系统形成一张诊断课堂互动质量的清单，通过对案例库教学课堂数据量化分析，可以评估基于案例库使用的师生课堂互动行为
		使用性	指通过计算机自动提取案例及案例库浏览次数、点击次数或者使用次数
	学生综合能力	批判性思维能力	运用批判性思维能力测量表观察学生创新思维及批判性思维
		自主学习能力	通过自主学习能力评价量表评定
		核心胜任力	应用护士核心胜任力调查问卷评判

陈耿等基于 Donabedian 三维质量理论的“结构-过程-结果”评价模式，对肝胆外科临

床见习案例课程的结构要素、教学方案的设计、过程要素、教学活动的组织、结果要素、教学效果进行评估分析，并运用课程综合考核成绩和学生能力自评进行效果评价。发现通过课前严密制订教学计划，教学活动坚持以学生为主体、强化教师的引导者作用，精选案例开展小组讨论和汇报展示，能够增强学生主观能动性，提升团队意识和责任意识，显著提高教学效果，并找到存在的问题，建议在以下方面加以改进：把课堂还给学生，突出学生的主体地位，强化教师引导者的角色定位，激发学生的主观能动性，强化学生的团队意识和责任感，提升教学效果。基于 Donabedian 三维质量理论的临床案例教学具有流程规范、质量可控、互动充分、评价全面等特点，可望成为临床案例教学的发展方向之一。

第五节　护理质量持续改进

医院质量持续改进最重要的任务是质量管理。只有通过持续不断的质量改进，才能确保医疗与护理质量管理常提常新。护理质量持续改进是护理质量管理的永恒动力，也是全面提高护理质量的关键环节。伴随着健康中国 2030 的呼声，护理工作模式也已转变成“以患者为中心”的工作模式，广大人民群众对于护理服务的动态需求将护理质量工作推到了更高的公众平台。在当今开放于多种舆论传媒的医疗环境中，保障护理质量的安全性尤为重要。坚持护理质量持续改进是最佳选择，经实践检验，它能有效解决护理工作中现存或潜在的质量问题，稳步提升医疗护理质量，为患者提供安全、稳妥、优质的护理服务。

国家卫生健康委员会于 2022 年印发的《三级医院评审标准（2022 年版）》中强调医院管理应持续强化护理质量改进，充分借助 PDCA 循环达到质量的螺旋式提升，改善医疗护理服务，稳定质量安全这一核心，从而保障患者安全，提升医疗行业整体服务水平与质量。

一、医院质量管理与持续改进概述

（一）树立大质量观

质量管理是医院管理的永恒话题，《医院质量管理指南》一书中对质量管理的内涵进行了解释。尽管业内人士对此有不同的理解，有些人认为质量管理只包括医疗和护理质量，但以患者为中心思考质量管理可以拓宽视野。除了医疗和护理质量外，质量管理还应包括服务质量、餐饮质量、院内感染控制质量、药品供应质量、设备及医用材料质量、患者安全保障质量以及医疗风险的控制质量等各级各类人员素质和质量。

医院需要将涉及患者诊疗质量的工作作为重点来进行管理，其中以患者为中心的大质量观是医院管理者必须要具备的全面管理质量观。只有建立了这种质量观，医院管理者才能全面抓好医院管理，促使医院整体水平同步提升，有效改善技术不先进和服务落后等问题，避免只关注临床科室而忽略后勤班组，或只看重效益高的科室而忽略患者迫切需求但收益较少的科室等现象。因此，医院必须在院内感染控制和质量管理上下功夫。

医院感染是全球范围内的一个严重问题，需要医疗机构和政府重视并采取有效的预防措施，根据公开的报道和研究，国外和国内医院感染的现状如下：

根据世界卫生组织的数据，全球每年有 140 万患者在住院期间发生医院感染，全球 55 所医院现患率调查显示，平均 8.7% 的住院患者发生了医院感染。欧洲等发达地区的医院感染率较低，但在一些发展中国家和地区，医院感染率较高。例如，非洲地区的医院感染率可能高达 15% 以上。

据我国卫生健康委员会发布的数据，2019 年我国医院感染发病率为 3.15%，其中 ICU 感染发病率为 14.6%。由于国内医疗水平和卫生条件不同，一些地区的医院感染率可能更高。医院感染不但给患者增加了医疗负担，还浪费了医疗资源。

此外，如果医院药品质量管理不到位，还会发生用药安全问题。如高危药品管理有问题，包装相似、一品多规或多剂型药物的药品存放无明晰的“警示标识”，医生护士在抢救患者忙乱中容易拿错药品，发生给药错误，会危及患者生命。因为医院质量工作管理不规范给患者带来新的痛苦甚至危及生命的案例不少，这些问题的发生，源于医院管理者重视不足，没有拿出有效的办法来预防这些问题的发生。

医院管理者之所以不重视就是因为没有树立起大质量观，因此要做好医院全面质量管理和持续改进医院质量，首先必须要明白医院质量管理不能局限在医疗、护理工作方面，而是应以患者为中心，凡是与患者诊疗疾病、康复治疗有关的环节质量都是医院管理者应关注并给予规范管理的环节，一个都不能忽略。医院管理者应学会如何找到短板，用医院管理工具规范医院管理。

（二）树立关注医院管理短板的理念

谈及医院管理，通常每家医院都会存在管理优势和不足之处。近年来，当医院接受检查或管理者向检查人员汇报工作时，多以医院取得的成绩为主。检查人员只是听取汇报、查看资料、实地考察。在反馈情况时，首先讲述一所医院的发展历程和取得的成就，然后进行一个转折，轻描淡写地提到“希望”，这“希望”就是医院的缺点。医院现存的问题较多，但很少有人直言医院存在什么不足。一直以来，医院管理界没有建立起一种希望别人帮助发现短板、查找问题的文化氛围，所以导致一些检查就是走走过场，起不到鞭策医院持续改进的作用。

新一轮医院评审、评价提倡以患者为中心的持续改进，持续改进的前提就是发现医院的短板、查找医院的问题。医院评审与评价主要从四个维度入手，即自我评价、信息统计评价、现场评价和社会评价。这四个维度的评价就是用来发现医院的短板、查找医院的问题，只有看到医院存在的短板才能持续改进。诊断医院存在的问题、找到医院质量管理中的短板，很多情况下是需要第三方才能看得清、找得准，同时要伴随医院管理者及全体员工理念的转变。一旦医院管理者及职工从以“工作”为中心转变为以“患者”为中心，就一定能发现问题。

例如，某些医院住院部病房的走廊间会张贴很多专科疾病的健康宣教展板。患者在展板上经常会看到“手术后请进食清淡易消化、少渣饮食”等护理建议。这些字眼对于医护人员来说习以为常，当你询问“患者怎么知道清淡易消化、少渣饮食到底具体是吃些什么呢？”他们会不假思索地解释：一般情况下他们应该都知道。当医院以工作为中心时，会认为这一解释和建议标识是理所当然的；但对于具有不同学历层次和国内外、南北方文化差异的患者来说，有时候会很困惑，甚至因为吃错东西而再次入院。如果没有检查人员提出这一问题，医院的这一安排和标识将会这样年复一年地悬挂在那里，当检查人员指出从这一安排和标识可看到医院健康宣教角度存在的问题，也可折射出医院在“以患者为中心”的工作安排上存在理念上的差距，这所医院的各层管理者都为之触动。于是医院开展了“怎样做才是以患者为中心”的大讨论，认识到这种标识，没有以患者为中心，没有换位思考，没有考虑到患者的理解程度，没有科学地陈列常见饮食图片以供患者选择。当医院转变了管理理念，医院管理者与职工的思考就会发生转变，会使“以患者为中心”的内涵充分体现出来。

因此，要想做好医院全面质量管理，首先就是转变理念，只要理念转变了，许多工作都会得到持续改进，医院质量管理才能处处体现出“以患者为中心”，处处可展示出“以患者为中心”的工作，使医院全面质量管理呈现出崭新的面貌。

（三）认识全面质量管理，从其内涵进行质量持续改进

1. 全面质量管理概念　全面质量管理是一种管理哲学或管理方法，通过规则、实践和技术进行描述与刻画。它的三个原理分别是以患者为中心、持续改进和团队合作，每一个原理都在一系列的实践中得到执行。反过来，这些实践又由大量的技术进行支撑。从全面质量管理的定义可以知道，其是一个战略性概念。技术-功能质量模型见图 2-6。

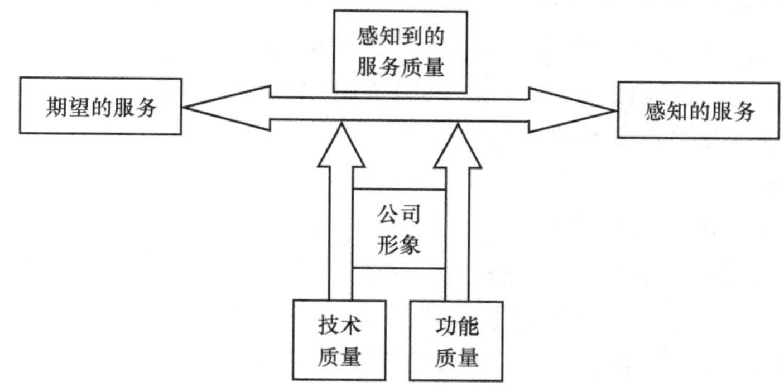

图 2-6　技术-功能质量模型

2. 质量管理三原理　任何一位医疗保健管理人员都表示，在从事卫生保健事业时，他们会考虑患者的医疗护理质量、结果质量以及健康改善等因素。然而，对于管理人员来说，将对质量的承诺转化为管理行为和相互交流仍然非常具有挑战性，全面质量管理的三个原则是：以患者为中心、持续改进和团队合作。

（1）以患者为中心：当管理人员意识到医疗质量的双重性，并能够界定患者、利益相关者以及它们各自的预期和要求时，以患者为中心这个原理便能被更好地应用于实践。

1）质量的双重性。

管理层必须谨记，许多临床医护专业人员在接受教育的过程中形成了一种相对固定的理念。因此，管理层应该根据专业人员的知识和预期来定义医疗质量，而不是根据患者、患者家属以及利益相关者的预期或要求来定义。Donabedian 提出了医疗质量的双重性，即医疗服务中的技术因素和人际关系因素。“内容质量”指的是医疗保健中的临床专业知识和技术方面。大多数患者都期望服务提供者拥有并提供优质的技术质量。“服务质量”指的是医疗服务中的人际关系因素。

为了实施全面质量管理理念，管理人员首先需要确定自己、服务提供者和其他员工对于质量双重性的理解和接受程度。作为部门或组织的领导者，管理人员有责任为员工建立一个以“患者为中心”的工作环境。政策、规程、职位描述以及个人绩效预期、评估、奖励

制度和员工培训被视为帮助管理人员建立"以患者为中心"的工作环境的工具。通过有目的地、战略性地将医疗质量的两个方面融入管理工具的设计中，管理人员能够提高他们落实集中于提升内容质量和服务质量的医疗服务的能力。

2）超越服务质量：满足患者和利益相关者的需求。

外部客户是指在组织外部的各方，对于医疗保健提供者而言，其主要的外部客户是患者、家庭以及其他重要的相关人员。内部客户来自于组织内部，这种类型的客户可能是下游工作的负责人。例如，在医院里，当患者护理在轮班时从A医护人员转移到B医护人员时，即将接手的医护人员被认为是即将下班的医护人员的内部客户。及时地完成必要的轮班职责，沟通相关的信息并在下班时保持一个整洁工作环境的医护人员被同事认为是优质内部客户。

以客户为中心进行运营不仅要求理解谁是客户，还要求理解这些客户的需要以及不同的客户群体的需求之间的差异，这些需求如何随时间发生改变以及这些需求如何影响组织的战略、决策和行动。患者作为客户群体，可根据疾病的范畴（如肿瘤、消化系统疾病、儿科学）、年龄、疾病的本质（如慢性/急性）、医疗的地点（如住院、门诊或长期护理）、种族或语言等进行区分。夜间门诊的出现，说明了组织对于运营时间的决策已经发生了改变，更多与患者工作时间表和职业的要求保持同步。

（2）持续改进

1）改进与持续改进定义与目的。

A. 改进是指为改善产品的特征及特性，提高用于设计、生产和交付产品过程的有效性和效率所开展的活动。持续改进是增强满足要求的能力的循环活动。持续改进的对象是质量管理体系，制订改进目标和寻求改进机会的过程，是一个持续过程。

B. 不断改善质量管理体系的目标是提高组织质量管理体系的效力和效率，实现质量方针和质量目标，提高患者和其他相关各方的满意度。医院应根据医疗大环境的变化来调整院内医疗质量方针和质量目标，并建立不断改进的机制。最高管理者应该承诺持续改进，全体职工应积极参与改进活动。

2）持续改进原理的说明：持续改进原理可通过管理者的日常行为与其执行管理职能的方式进行说明。

A. 日常行为：对于一个在大型医院环境服务部门担任管理职务的人来说，捡起走廊地板上的东西并把它扔进最近的垃圾桶是一件很普遍的事情，这种行为较好地体现了持续改进原则。当医院的其他员工可能会直接走过垃圾时，环境服务管理人员意识到了他们所在部门以及医院持续改进的重要性。因此，无论何时，管理人员都会采取行动，改善或纠正任何需要的事情。如果管理人员想要其组织获得持续改进，那么必须通过他们自身的日常行动对持续改进进行示范。

B. 管理职能：持续改进原理也可以通过管理人员执行他们的管理职能进行说明。例如，在一个拥有800张床位的学术医疗中心中，负责患者输送服务的轮班主管观察着电子调度系统。该系统显示了每分钟对输送需求的更新，患者到达目的地途中的跟踪指示以及处于排队状态的患者数量。通过监测系统，管理人员能够快速了解是否会出现问题，这样就能够及时采取行动以解决问题。如果需求的数量突然增加，管理人员可以重新分配员工的休息时间，以最大化员工的可用率并尽可能最小化响应时间。每一天管理人员对前一天执行的输送总量及平均响应时间进行公告。这样可以让患者输送负责人知道部门的统计数据，也可以让输送负责人以自己的工作为傲。这样的每日工作成绩数据也能使管理人员快速识别患者投诉并在 24 小时内进行处理，这反过来可以增加职工的责任感，进一步改善医患关系。

（3）团队合作：当“团队合作”和“质量”同时被使用时，通常指的是跨多个职能或跨学科的项目团队。在思考团队合作原理与质量管理的关系时，管理者也应该考虑执行管理角色内在的职能及其使用的管理理念和方法。

促进医疗与护理团队成员之间的相互依赖，意味着建立信任和相互理解。在经历了频繁人员流动或有临时员工持续流入的环境中，建立工作关系是具有挑战性的。过去，职工募集和挽留属于人力资源部门的职责，但现在管理者不仅需要敏锐地意识到人力资源问题如何影响职工完成团队合作和质量管理原则，还要知道人力资源问题如何促进优质护理结果和成本效率。而改善临床医生与护士之间的交流与团队合作是一个永久的话题。设计和实施决策制订、文件编制和沟通过程反映了一个管理人员对质量管理原理的理解，这些措施能保证每个人和团队做出有效的、及时的临床和组织决策。

二、护理质量持续改进概述

护理质量持续改进是一个动态性过程，从字面意思拆解可知，其核心是“持续改进”。鉴于世间万物均处于变化之中，护理质量也不是一成不变的，只有不断改进、优化质量管理流程，才能确保护理质量处于优先维稳水平。同时，护理质量持续改进是保障患者安全的有效途径，是质量持续发展、提高，增强满足要求能力的循环活动。

（一）护理质量持续改进的相关概念

1. 护理质量持续改进的定义和内涵

（1）质量改进（quality improvement，QI）：是指为向本组织及其顾客提供增值效益，在整个组织范围内所采取的提高质量效果和效率的活动过程。我国国家标准 GB/T6583-94 对质量改进所下的定义是：为向本组织及其顾客提供更多的收益，在整个组织内采取的旨在提高活动和过程的效益和效率的各种措施。

ISO9000-2000 版标准将其解释为致力于增强满足质量要求的能力。具体是指采取各种有效措施，提高产品、体系或过程满足质量要求的能力，使质量达到新的水平、新的高度，以提高活动和过程的效益与效率，向本组织及其顾客提供更多的收益。

（2）护理质量改进：是指不断改善护理实践中所提供的护理服务的全过程，从而满足患者和家庭对高质量、安全、有效、有意义、有亲和力、有尊严和个性化的护理的需求，它既是护理专业职能的重要组成部分，又是临床护理和护理管理者进行改革的原因。

（3）质量持续改进（continuous quality improvement，CQI）：是全面质量管理的重要组成部分，其本质是主动地、持续地、渐进地变革。质量持续改进是一个系统化的过程，旨在提高产品或服务的质量和效率，并不断优化和改进业务流程。CQI 的目标是通过识别潜在问题，并持续改进业务流程，以确保生产的产品或提供的服务满足客户需求。CQI 通常需要组织内部跨职能团队合作，借助各种工具和技术，如数据分析、过程重组等，来分析和优化业务流程，以进一步提高效率和减少错误及浪费。通过 CQI 组织可以不断提高其产品和服务的质量，以满足客户不断变化和不断提高的要求。

护理质量持续改进是指通过系统化的过程，不断提高护理服务的质量和效率，进而提高患者的满意度和治疗效果。换言之，从方法学角度来看，护理工作质量的持续改进是指对医疗护理过程与结果进行螺旋式上升不断循环的过程。护理质量持续改进设计并实施的目的是改进护理工作的过程并重新评价结果以判断对护理质量的影响，强调通过持之以恒的努力实现改进整个医疗组织的目标，包括护理过程的有效组织、最佳的团队工作、职工的责任感以及医疗组织内质量观的改变等。

护理质量持续改进需要护士和医疗团队之间的紧密合作，通过借助各种工具和技术，如临床路径、指南、模型等，来监测和评估护理服务的质量、安全性及有效性，并进行改进。具体来说，可以通过定期的质量审查、不断优化护理流程、持续培训和继续教育等方式实现护理质量持续改进，护理质量持续改进最终目的是提高护理服务的标准化和规范化水平，为患者提供更优质的护理服务。

（二）护理质量持续改进的发展现状

护理质量持续改进是一个全球性的议题，被广泛地讨论和探索。20 世纪 70 年代美国将护理质量持续改进这一新的管理体系，应用于护理质量管理中。2003 年我国卫生部在等级医院评审中，将护理质量持续改进列为重点考核项目。护理质量持续改进的管理理念，具有时代性、广泛性和前瞻性，已成为现代管理中不可缺少的内容，受到医院护理管理者的极大关注。

目前，我国医疗机构正积极推进护理质量管理，加强护理质量管理和实施持续改进措施已经成为医疗服务质量管理的重点之一。首先，国家卫生健康委员会已经制订出一系列的护理质量管理标准和指导方针，如发布《医院护理改革与发展规划（2015～2020 年）》，提出要加强护理队伍建设，推进护理质量管理，提高护理服务水平。医疗机构可以依据这些标准和指南来建立自己的护理质量管理体系并实施一系列的护理质量持续改进工作。同时，各省市也陆续出台了本地区的相关政策和文件，规范和促进医疗机构的护理质量管理。其次，国内一些知名医疗机构的护理质量持续改进已颇具规模，成效显著，极大地提高了患者的满意度和医疗安全水平。同时，多数医院已成功实现电子信息化办公，利用信息技术和数据分析手段，对护理质量进行监测和控制，及时进行修正和改进。

通过查阅国内外文献与走访周边医院实际护理质量持续改进的经验效果可以看出，护理人员将护理质量持续改进的理念融入护理质量管理中，取得了丰硕的成效。

从应用范围来看，护理质量持续改进多用于对临床护理实践的指导，找出问题、分析原因，进而采取相应的措施整改，以期达到护理质量的持续改进。如王秀丽等学者在其毕业论文中分别以“护理”“质量改进”“quality improvement”“nursing”为中文和英文检索词，在中国知网、万方、维普等中文数据库和 Pubmed、Ovid、Springer 等英文数据库中进行检索，结果查阅到很多关于护理质量持续改进的文献。从应用范围来分析，护理质量持续改进多用于对临床护理工作的指导与实践，例如，“质量持续改进在提升儿科护理质量中的运用和成效”“院前急救护理质量管理与持续改进”“压力性损伤质量管理持续改进的做法及效果评价”等。这些方面的论文大多数是运用发现问题、分析原因，采取相应措施和事后反馈的程序来达到提高护理质量的目的。质量持续改进的工具有很多，如 PDCA（plan-do-check-act)/PDSA（plan-do-study-act）循环模式、根因分析法、六西格玛管理法、ISO9000 族质量标准及“质量循环”等。

此外，在国外，如美国、加拿大、英国等发达国家，护理质量持续改进已经成为医疗机构的一项重要工作。这些国家的医疗机构普遍建立了质量管理体系，制订了一系列的标准和指南，并且不断改进和优化护理质量管理模式。国外护理质量持续改进应用于护理操作、急诊、中风康复护理等。20 世纪 90 年代末，美国迈阿密州的 Mount Sillai 医疗中心通过持续质量改进的方法，提高了患者和医护工作者满意度。此外，美国 JCI 是一个专门负责医疗机构质量管理的组织，它会对医院进行认证，鼓励医院不断改进自己的护理质量水平。

总的来说，无论是国内还是国外，护理质量持续改进都是一个不断发展和完善的过程。需要医疗机构和护理人员不断学习和改进，提高自身的素质和能力，为患者提供更加优质的护理服务。

护理质量持续改进的方法及工具有很多，应用较成熟的有 PDCA/PDSA 循环模式、护理风险管理、ISO9000 族质量标准、“定义-措施-分析-促进-控制”模式、“定义-措施-分析-设计-核实”模式、“反复循环”、“质量循环”等，目前临床应用较多的是 PDCA 循环模式。新一轮等级医院评审过程中将 PDCA 循环应用其中，随着一个又一个 PDCA 循环，护理质量得到不断改进和提高。

评价护理质量持续改进成效的工具主要有以下几种：

（1）护理质量评估工具。护理质量评估工具可以对护理过程中的各方面进行评估，如护理规范性、护理效果和护理满意度等，从而得出护理质量的综合评价结果。

（2）幸福感评价工具。幸福感评价工具可以用于测量患者的主观感受和情感体验，从而评价护理质量的成效。幸福感评价工具包括问卷调查、焦点小组讨论等形式。

（3）过程性评价工具。过程性评价工具主要评估护理过程中的规范性、流程性等过程性指标，如标准操作程序（SOP）、流程图、流程表等。

（4）统计学方法。统计学方法可以用于分析护理质量的影响因素和变化趋势，如质量控制图、回归分析、方差分析等。

（5）护理质量指标体系。护理质量指标体系是将护理质量的各个方面、各个环节进行指标化和标准化，形成一套全面、有层次、可比较的指标体系，从而对护理质量的各个方面进行评价。

以上是评价护理质量持续改进成效的主要工具，这些工具可以对护理质量的各个方面进行评价和分析，从而发现问题、改进服务、提高质量。在实际使用中，需要根据具体问题和需求选择合适的工具。但目前国内尚未形成一套科学的测评工具，多数倾向于患者满意度评价和结果质量评价。为此，我国应开发适合我国国情的测评工具，用以较快提高我国护理质量的内涵，为患者提供优质护理服务。

（三）护理质量持续改进的特点

1. 强调全员参与　护理质量持续改进需要所有相关人员共同参与和推动，包括医护人员、管理人员、患者及家属等。医院存在的质量问题，绝不仅仅是护理方面的问题，这与管理、行政、医技等职能部门都密切相关，医院任何环节的缺陷和差错均是产生质量问题的根源。因此，保证医疗护理质量是每个人的职责，要使质量管理取得成效并富有意义，质量改进必须是全员参与的改进，这是实现整体优化的必备条件。全员参与能够形成良好的团队合作和沟通机制，共同为提高护理质量而努力。

2. 持续优化的科学质量管理体系 护理质量持续改进需要建立健全的质量管理体系，包括质量目标制订、质量评估、质量监控和质量反馈，这些管理体系都需要基于科学、合理的标准和指导方针来制订和实施。护理质量改进具有突破性和创新性，没有对现状的突破就谈不上质量改进，没有创新精神也就难以达到护理质量持续改进的目的。

3. 结合实际需求，以患者为中心 护理质量持续改进需要结合实际需求，从患者角度出发，制订合理的护理方案和质量指标。同时，也需要根据不同时期和阶段的需求，进行相应地改进和调整。最重要的是，质量改进必须以“患者为中心”，把患者和所有其他内部和外部的客户利益放在第一位，护理质量持续改进是围绕患者及家属，对医生和护理人员服务的全过程进行的质量评估和改进活动。

4. 借助信息技术手段的数据驱动性 护理质量持续改进需要依靠数据分析来确定问题所在，并制订相应的解决方案。常见的信息技术手段包括数据分析、人工智能等，通过信息技术手段可以实现对护理质量的自动监控和分析，及时发现和解决问题，提高工作效率和护理质量。

5. 不断改进和完善成果的潜在隐蔽性 护理质量持续改进需要不断改进和完善，持续推进质量管理工作。只有不断探索和改进，才能保证护理质量的稳步提升，同时也能更好地满足患者和社会的需求。但同时护理质量持续改进的效益和效率有其潜在性和隐蔽性。因为改进是针对系统性质量问题的解决方案。与偶然性质量问题不同，改进的效果不会立竿见影，但对长远效益尤其是社会效益具有深远的影响。如果不加以改进，将可能导致严重的差错、事故并危及患者生命，还会使医院停滞不前并逐渐被竞争对手淘汰。改进的效益也包含许多无形方面，例如，满足患者需求、提高患者满意度、调动员工积极性并增加其主人公责任感，从而深入人心地提升医院质量文化整体水平等。同时，解决缺陷并明确每个部门和个人的工作要求，有助于质量管理部门和其他部门从反应性的问题消灭转变为问题的事先预防，从而节省宝贵的时间和资源。

综上，护理质量持续改进是需要全员参与、持续优化的管理体系，是结合实际需求中“以患者为中心”的改进。

（四）护理质量持续改进在护理质量管理运用中的效能

护理质量持续改进是通过持续反馈和评估结果，针对护理过程中的缺陷和问题，对护理质量进行改进的方式来提高护理服务的质量和安全性。在护理管理运用中，护理质量持续改进的效能主要体现在以下几个方面：

1. 形成质量管理的良性循环，促进护理质量的不断提高 护理质量持续改进是质量提升的必备条件。护理质量持续改进可以帮助护士不断地进行过程和结果评估，并发现和改正潜在的问题，以提高护理服务的质量和效益。护理质量持续改进中需遵循主动寻找改进信息—制订改进目标和措施—实施措施—评价改进效果这4大环节来运行。经过第1次循环，会解决掉一部分问题，如此循环往复，可使护理质量管理组织体系不断完善，规章制度与操作规范及质量评价标准不断健全，护理服务流程不断优化，形成护理质量管理的良性循环，使护理质量不断提升。最终，通过优化护理质量，提高患者的生活质量，加速疾病的康复和治疗效果。

2. 保障患者安全，提高患者满意度 护理质量管理的核心在于确保患者安全，而质量持续改进则是实现护理质量管理的关键。我们要树立“以患者为中心”“安全第一”的理念，以患者存在或潜在的安全问题为出发点，运用适宜的质量改进工具进行原因分析，找出主要的影响因素，并通过改进工作方法、优化流程、完善相应制度等方式消除安全隐患，做到护理零缺陷，以保障患者的安全。而护理质量持续改进可以帮助护士更好地了解患者需求，通过优化护理过程和改进服务质量，提高患者的满意程度和信任感。

3. 加强医护团队合作，提高医护人员的工作效率和满意度，提升医院声誉　护理质量持续改进需要医护团队全员参与，包括患者和家属，以实现多方合作、集思广益的效果，从而提高医疗服务的整体质量。护理质量持续改进强调全员参与并建立透明的质量管理网络，使得每位护理人员既是检查者又是被检查者。这促进了护士进行自我提高与完善，并让各项管理制度更趋完善。同时，护士参与质量改进特别是质量控制小组的活动过程中，能够对临床护理工作存在的缺陷进行原因分析并制订改进措施。这提高了护士的自主性，让他们感到被认可和尊重，并在工作中获得满足感及自我实现的成就感。

此外，护理质量持续改进以满足患者需求为目的，通过过程管理及质量改进满足患者对医疗护理服务的需求。同时，通过过程改进建立健全相关护理制度，加快护理队伍的分层次培训与人才建设步伐，促进了护理人员综合素质的提高。使患者感受到医疗安全与健康需求被满足的状态，使其就医体验得到改善与提升，从而加深其对医院的安全感和信任感，最终使医院获得社会效益和经济效益。

三、护理质量持续改进实践与应用

护理质量作为护理工作核心价值的集中体现，既是衡量护理人员素质、护理业务技能与工作成效的标尺，又是彰显护理管理水平的重要标志。护理质量应从满足服务对象的健康及需求去定义，因此，护理质量要不断寻求持续改进，只有这样才能满足患者不断提高的对健康的需求，护理服务水准才会不断提高。

（一）护理质量持续改进的目的与意义

促进患者安全已成为当下护理服务重中之重，而护理质量持续改进的目标是通过护理人员专业化的工作行为来最大程度上提高患者满意度，使护理质量不断提高，最大限度地保证患者安全。因此，在临床实际管理中，各护理单元应切实结合本科室专科护理存在的问题，发动护理全员全程参与护理质量改进，以患者安全为基调，提升护理服务水平。

1. 充分利用现代质量管理理念推动质量持续改进　近年来，关于现代质量管理理念的书籍层出不穷，所述方法也颇具借鉴性。国内很多专家学者已将其成功应用于护理质量持续改进并取得了良好的效果。目前，国内多家医院“以患者为中心”开展一系列人性化服务，而护理质量作为护理服务核心价值的体现，其质量管理工作尤为重要。护理质量的持续改进，离不开现代质量管理理念的帮助与引导。在质量管理意识的提高上，医院从上至下所有员工均有责任普及与实践质量管理理念。护理管理者应树立“以患者为中心”和“严把质量关”的服务理念，从护理制度与管理层面实施“护理质量人人参与”的方案，不断优化和完善“护理三级质量控制体系”的工作细节，努力让全院护士形成“人人参与质量管理”的护理质量文化理念，从而有效推动护理质量持续改进。

（1）始终践行“以患者为中心”的理念，为护理质量持续改进指明方向。护理专业在高专业技术要求的门槛之上，更是一门人文艺术学科。“以患者为中心”，是广大护理从业者乃至护理学生从学校所授专业课程时期就着力培养和塑造的重要意识。将维护患者健康置于护理工作首位，以满足患者合理需求，及时、正确实施护理措施，在临床护理工作实践中不断改进和优化工作方法，及时处理患者的护理问题并满足其健康需求，以达到患者满意、社会满意和政府满意的最终目标。

“患者需求第一”的理想境界到底是什么？梅奥诊所作为世界医疗的标杆，给了我们一个近乎完美的答案。在《梅奥诊所护理手册》中这样写道：以人道的和值得信赖的方法给患者提供最优质的服务；时刻尊敬患者、患者的家属及当地医师；完善的病历制度，对门诊患者和住院患者提供同样热忱的服务；进行检查诊断时，不能匆忙下决定，应认真听取患者的情况；诊所的医师负责和患者的当地社区医师长期合作，指导患者的医疗护理；针对专业医师团队，重质不重量的职业补偿和薪酬激励等。

从梅奥诊所的例子可以看出，“以患者为中心”的基本点和出发点是提倡和要求医护人员必须设法进入患者的世界，从患者的亲身经历角度来看待和理解疾病，对待疾病。梅奥诊所最值得学习的地方，就是真正把“患者的需求第一”做到了体贴入微。在管理方式上，融入了很多质量管理理念，一切从细节出发，考虑患者的需求、聆听患者的声音、体会患者的感受。

知识拓展

梅奥诊所或梅约诊所（Mayo Clinic）是世界著名私立非营利性医疗机构，是世界最具影响力和代表世界最高医疗水平的医疗机构之一，在医学研究领域处于领跑者地位。

1864 年，梅奥医生在明尼苏达州罗切斯特市创建了一个以救治美国南北战争伤员为主的诊所，战后梅奥医生的两个儿子秉承父业，与当地一所女修道院合作，扩大诊所规模。梅奥诊所虽被称为“诊所”，但实际上是一所拥有悠久历史的综合医学中心。

梅奥诊所是一个全面的医疗保健系统，包括门诊、医院、医学研究机构及医学教育机构。梅奥诊所是明尼苏达州的第二大非营利性组织，2004 年梅奥诊所营业额 56 亿美元、有 51 万新患者、总门诊量 200 万、13 万人次入院、近 60 万人/天住院。梅奥诊所支付医师薪酬的方式特殊。在美国的大多数医疗体系，医生薪酬取决于其所看患者的数量。梅奥诊所的医师薪酬不取决于患者的数量，薪酬是参照可比的大型医疗集团的医师市场薪酬。

2014 年 7 月 15 日，《美国新闻与世界报道》（*U.S. News & World Report*）发布了 2014～2015 年美国最佳医院排行榜，梅奥诊所位居第一。

（2）坚持全员参与护理质量持续改进，充分发挥质量改进专组优势。每个医院都会形成一套适合于自身医院临床工作实践特点的质量改进模式，如戴明环（PDCA 循环）、根因分析法、失效模式与效应分析及六西格玛方法等，或创造独特的模式进行质量改进活动。医院借助以上理念和方法，通过对医疗护理质量进行实时监控和前馈控制来持续改进服务流程，不断完善医院内部服务系统整体功能，预防和减少不良事件发生率，为广大医护人员进行自我保护和规避医疗风险提供了最大可能。

同时，在充分参考国内外书籍与文献记载和走访周边医院管理部门的基础上，我们发现很多医院均设有专职的质量管理岗位，由专门从事质量管理领域理论和实践工作或具有丰富质量管理和数据资料分析经验的医院职工担任。在职责分工方面，各部门一把手应将“质量第一”作为自身工作职责的重要组成部分，同时在每一个部门指定质量改进和评审联络员，作为各临床和职能部门与医院质量评审部门之间联系的桥梁，负责资料收集和分析，组织本部门的质量改进活动。

质量管理人员有各自的职责。根据医院总体工作部署和要求，质量管理人员需制订详细的培训计划，分层培训医院所有职工有关质量改进方面的概念和方法。科室负责人督促和检查每一位职工的学习情况，做到“人人参与”，从而提高职工对质量理念的理解力，强化其质量服务意识，提高其参与质量管理活动的积极性，促进医院质量的持续改进和发展。培训内容主要包括质量改进、医院安全、医院感染控制、药品安全与管理、仪器设备管理及临床服务安全等相关方面的制度。此外，还包含院内各种技术操作规程，如静脉输液/输血、心肺复苏、吸氧、导尿技术及危重症专科技术等。通过培训、监控等管理机制，确保医护人员熟悉和落实相关制度和操作规范，提高医疗护理行为的可靠性和一致性，确保患者安全。

其中，“人人参与”体现在护理管理部门放手，让各科室自行参与修订其部门制度与标准，护士长将修订内容分配至每一位护士手中并鼓励其亲身经历修改过程，最后经层层修订，递交至护理部。此举旨在促使临床一线护士于质量改进中不断学习充实自我，深化质量改进意识，促进护士的个人成长，以期从根本上推动护理质量的持续改进。

（3）加强护理安全管理，促进护理质量持续改进。护理安全是指在实施护理的全过程中，患者不发生法律和法定的规章制度允许范围以外的心理、机体结构或功能上的损害、障碍、缺陷或死亡。护理安全是减少质量缺陷，提高护理水平的关键环节，也是护理质量管理的核心和基本要求，它直接关系到患者的健康与生命。如护理部在每月重点工作计划中，始终将患者安全管理与护理质量持续改进作为必抓工作，组织开展相关建设活动，积极鼓励全院各护理单元参与活动创建与长效改善机制工作，以月度为单位，分时段分级别开展护理质量改进与控制督导检查。每月检查结果均需分析护理过程、筛出错误与漏洞、及时评价各护理环节、监测护理风险管理的可行性和有效性，寻找护理安全隐患。根据不同的改进环节，制订预防措施开展实施与再评价工作。

护理安全管理是一项长期的持续性工作，需不断培训护士防范护理风险的意识和能力，使其时刻感悟工作责任，培养安全护理理念，最终积极融入到护理质量持续改进工作中，确保质量改进成效颇丰。

2. 及时解读等级医院评审最新标准，明晰质量持续改进目标 我国大部分医院至今仍采取国家卫生健康委员会制定的相关评审标准进行医院评审。而为了持续做好医院评审工作，保障医院评审标准与现行管理政策一致，充分发挥医院评审标准在推动医院加强内部管理、提升医疗质量安全水平等方面作用，国家卫生健康委员会组织制定了《三级医院评审标准（2022 年版）》及其实施细则。

2022 年版最新标准依然重视以“结构质量、过程质量和结果质量”为一体的护理质量持续改进工作。医院护理管理者通过组建等级医院评审护理专项小组等对最新标准进行专人解读、集中学习和讲评指导来发现医院存在的问题，明确质量持续改进的目标，继而借助 PDCA、根因分析法和 FEMA 等研究和解决问题，从而推进质量的持续改进，最终达到等级医院评审的要求。

此外，国内目前也有多家医院引进 JCI 医院评审标准，评估要点以医疗护理过程中的重要环节为主。JCI 是国际医疗卫生机构认证联合委员会（joint commission on accreditation of healthcare organizations，JCAHO）用于对美国以外的医疗机构进行认证的附属机构。JCI由医疗、护理、行政管理和公共政策等方面的国际专家组成。目前JCI已经给世界40多个国家的公立、私立医疗卫生机构和政府部门进行了指导和评审，13个国家（包括中国）的89家医疗机构通过了国际JCI认证。

根据JCI评审标准要求，护理质量持续改进主要包括落实国际安全目标、以患者为中心的临床护理服务改进（包含不断完善各种制度、改进护理流程及各重点环节等）和护理服务质量管理，从而为患者提供同质连贯的护理。为了迎接JCI评审，医院通常会审视和评估自身特点并选择特定的质量改进模式，如使用PDCA循环、六西格玛方法或自创出适合自身医院特点的模式进行质量改进活动。医院通过灵活应用以上理念和方法对医疗护理质量进行实时监控追踪和前馈控制，以持续改进服务流程，不断完善系统整体功能，防范医疗不良事件发生，为新时期新医风环境下的医务人员提供自我保护和医疗风险规避。

具体来讲，首先医院会指派具有丰富质量管理或数据资料分析经验的专职质量管理职工，设立专岗令其从事医疗护理质量管理领域理论和实践工作。同时，明确临床及行政各部门负责人的评审责任，使其时刻关注质量，逐步内化为自身工作职责的重要组成部分。其次，细化科室人员分工，在每个部门指定专人作为质量改进和评审联络员，扮演临床科室和职能部门与医院质量评审部门之间联系的对接员角色，主要负责数据资料收集、整理和分析工作并及时组织本部门开展质量改进活动。而质量管理人员主要负责制订具备科学性和可行性的培训计划方案，根据科室实际工作安排需要，分层培训所有职工有关质量改进方面的概念和方法等，从而加深职工对质量理念的理解，增强其质量意识，提高其参与质量管理活动的积极性，从而在多方合力的作用下稳步提升医院质量。

培训内容涵盖质量改进、医疗环境安全、院感防控、用药安全、仪器设备安全、临床护理服务安全等诸多方面的制度和操作规程。通过不漏一人的培训与持续监控的管理机制，确保全院职工掌握和落实相关制度及操作规范，以提高医疗护理行为的连贯性，确保患者安全。

知识拓展

JCI评审过程主要包含提出申请（apply）、调查安排（planning）、实地调查（survey）、跟进活动（follow-up）和评审结论（decision）。

在整个评审过程中，重点考察医院3个方面的现实情况：

（1）是否设计了正确的工作流程？

（2）是否真正有效地实施了这些流程？

（3）是否持续地对绩效进行改进?

经过评审，最后得出评审结论。申请、准备及JCI评审过程本身就是对医院医疗质量和安全以及人员素质的完善。申请评审的医疗机构向JCI提交评审申请书，需包括医疗机构的基本信息，如所有权、员工人数、服务种类及规模等。依据申请机构的大小、类型和复杂程度，JCI专家将与申请机构共同制订实地调查的日程安排。JCI医院评审考核小组由3～7名医师、护士和管理专家组成，评审所需时间并不固定，一般情况下为3～5天，评审专家根据JCI评估标准来评价医院医疗服务的各个环节、流程是否合理、是否符合标准，在通过评审后，每3年复查1次以督促医院不断发现问题。

在医院JCI评审工作过程中，任国琴等学者在紧密结合国际JCI评审标准的基础上，详细总结其所在医院的JCI评审实践过程经验并制订了一套具有系统性、可操作性的JCI护理质量持续改进实践方案。该方案通过探索切实可行的护理质量持续改进方法，如构建管理网络、科学应用质量方法、规范制度与流程及完善审核流程等，明晰三级护理管理架构。其在研究方法科学化、制度流程规范化和评价审核完善化等方面做出了很多贡献，最终提升了护理质量改进的严谨性、有效性，使护理服务质量稳步提升。

在此，将系统性介绍任国琴等学者在所在院JCI认证过程中，深入研究第5版JCI评审标准，积极探索护理质量持续改进的具体内容与方法，以供即将进行JCI评审工作的医院管理者们以及期望了解、挖掘更深细节化的内容供护理新生代学习者们参考使用。

该学者主要从构建护理质量持续改进管理网络、科学应用质量持续改进方法、规范制度、再造流程，以及完善、审核、促进、提升四方面入手，在每个方面分别细化实施子方案来达到全局发力，共同助力JCI评审工作的顺利完成。

（1）在构建护理质量持续改进管理网络方面

1）建立护理质量改进与安全管理部：护理质量改进与安全管理部可看作总指挥部，主要负责：①撰写年度护理质量改进和患者安全工作方案；②宏观把控和督导临床护理单元护理质量改进和患者安全方案实施的大方向与走向；③抓取并分析全院护理单元数据信息，明确护理质量改进指标，统筹调整院内护理质量持续改进项目是否偏离以患者安全为中心的初衷。

2）设立JCI护理专员：评审必须落实到每一个临床科室乃至具体的护理单元。因此，各护理单元需设立JCI护理联络员。其职责是协助管理委员会修订护理质量改进计划方案，引领、培训和督促护理单元开展护理质量改进项目，与相关职能部门共同商讨合作项目解决方案。

3）建立三级管理网络：三级管理网络改进小组由各护理单元护士长、护理责任组长和JCI联络员组成，按时讨论商定改进项目内容、实施方法、改进措施、成效、数据收集和分析等内容，JCI联络员做好汇总、上报、反馈工作。

4）建立多功能信息管控平台：充分发挥护理管理信息系统优势，以病例回顾与采集、不良事件上报、分析与汇总等基础功能作为基调，通过研发设计护理质量考评系统，省时省力助力评审。

（2）在科学应用质量持续改进方法方面

1）加强护士分层培训，注重全员参与。根据医院评审工作进度安排表，定期聘请专家授课，通过发放护理简报、微信平台参与以及典型案例展示等方式，向全体护士分享护理质量持续改进的知识和方法，让每一位护士都主动参与到科室护理质量与安全改进工作中，保证全员参与，保障患者安全。

2）各科室根据专科特点选定主题，明确护理质量持续改进指标。依据JCI评审要求，结合医院护理发展概况，将15项质量改进目标作为重点进行持续改进，包含患者评估准确性、患者跌倒预防、正确识别患者身份和建立有效沟通机制等。

3）科学应用循迹追踪法，融会贯通助力医院评审通过。循迹追踪法是JCI医院评审最重要的方法，包括个案追踪和系统追踪。此外，在图表运用和数据分析方面，根据工具适配条件积极使用了如柱状图、折线图、推移图、帕累托图和鱼骨图等，为护理质量持续改进结果分析提供了科学、可靠的依据。

（3）在规范制度，再造流程方面：在结合了自身护理改进动态的基础上将国际患者安全六大目标管理落实到流程再造之中。例如，患者身份识别制度的执行，摒弃了以往将床号作为主要核对手段的惯例，明确要求门诊患者以门诊号＋姓名、住院患者以住院号＋姓名进行核对，并在患者床头卡、输液框、摆药框等处均以患者姓名和住院号为标签，在危急值报告中，规定反馈信息必须在5分钟内传达给医生。此外，该院还修订了诸多护理制度与操作流程并将其印刷成册，发放至各护理单元，保证制度到人、制度律人，达成全员参与、共同改进的共识。

（4）在完善审核，促进提升方面：采用三方审核，促进护理质量管理水平有效提升。

1）内部审核（即第一方审核）：包含科内、部门和院部自查。分两级进行。一级审核为基层审核，由各护理单元成立质控自查小组，针对JCI标准进行自查审核并制订每月审核计划。定期对审核结果进行总结分析，确立下一阶段随机审核项目为不合格项目者，继续整改直至达标。二级审核主要由护理质量管理委员会牵头，院职能部门参与。组成成员相对固定的巡查小组，根据临床业务工作进度情况进行零通知检查。

2）顾客审核（即第二方审核）：由顾客（即患者或家属）参与监督与意见反馈，针对患者身份识别、护士评估、健康教育、护理技术、部门间协作、服务满意度等内容，采用客服中心、监察科服务专管员的床边访谈、问卷调查及电话随访等方式进行资料收集与数据整理，并向全院公示。

3）医院评审（即第三方审核）：每一次评审对医院管理指导、质量管理改进都是一次有效的推动。在整个评审期间，邀请省内外已经通过JCI评审单位的专家莅临审查并进行基线评估，最后接受美国总部委派专家的正式评审。

3. 严控质量安全，营造良好的科学质量管理体制和长效运行机制氛围 确保质量安全是医院稳定运行和持续发展的基础，一般而言，组织的质量改进途径可分为纵向分层次和横向跨部门的质量改进，其中纵向分层次进行的组织的质量改进较为常见。持续质量改进的组织机构是从事质量活动的人的协作体系，持续质量改进要求专人来具体组织与协调，更需要专人去策划和技术指导，同时也离不开专人去评价改进的效果。由此可见，建立科学、合理的护理质量管理体系是持续推进质量改进的基础。

要推行质量持续改进，就必须设置、运行一个专门负责质量改进的管理机构。一个优秀的质量持续改进组织机构应该履行以下主要职责：①提出护理质量持续改进的方针、策略、主要目标和总体指导思想；②具备跨职能部门或规模较大的质量改进项目的策划能力，并组织项目的实施；③积极支持并为持续质量改进提供必需的资源，包括组织培训、运行督导、护理技能实践耗材与物资等；④统领、制订持续质量改进的计划方案并组织实施；⑤对各专科护理单元的改进进展与棘手问题进行监督、协调与指导解决，必要时提供相关保障；⑥对质量改进成果进行组织汇报、评价和奖励；⑦负责护理安全质量管理小组活动的统一管理；⑧接受护士的改进意见和建议，并将其提炼精简成文，及时传达到护理部与其他相关部门，督促落实；⑨定期对质量改进活动进行评审，奖励优秀护理质量改进科室，开展经验分享与交流会议，以寻求进一步改进机会。

对于医院而言，护理质量持续改进需细化落实到每一个科室，要使其把握以下要点：①每个科室需设立专岗、调配专人负责质量持续改进的组织工作；②定期组织质量改进相关人员进行“头脑风暴法”，共同讨论、寻求改进机会；③敲定和协调具体改进过程；④负责向护理部申报质量改进成果；⑤负责接受与提炼临床护士关于质量改进的意见和建议。最重要的是，负责质量改进管理的专职人员须对护理质量持续改进抱有一颗热情的心和一双乐于倾听的耳朵并自觉主动地改进自己的工作，为全体护士树立一个榜样。

此外，医院更需要营造一个良好的护理质量持续改进的氛围环境。管理者们应以等级医院评审为契机，根据卫生健康委员会发布的《三级医院评审标准（2022 年版）》的具体要求，结合各个医院临床实际，主动创评与迎评，继续优化“以患者为中心”为指导原则的护理质量管理体制，持续从质量标准和质量评价体系、质量管理工作模式、质控办法、后勤保障、人员培训、激励机制等方面开展工作，从而建立护理质量持续改进长效运行机制。

护理质量持续改进离不开医院最高管理者的支持和领导。事实上，医院最高管理者对护理质量持续改进的认可与态度是护理质量持续改进的关键因素，具有决定性的作用。最高管理者在护理质量持续改进中要营造一种广泛交流、相互合作和尊重个人的环境，同时采取必要的手段，使院内每一位职工都能够改进自己的工作过程；最重要的一点是，最高管理者需要对护理质量持续改进表现出适时鼓励的态度，并将改进的成果纳入有关标准、制度和规范之中，同时将最新制度规范应用于临床工作以巩固已取得的成绩。

其次，确立护理质量持续改进的价值观、态度和行为。护理质量持续改进的环境往往需要有“以患者为中心”的服务要求和设立更高服务目标，护士应将工作注意力集中于满足患者合理的需求；护理工作包括评估、诊断、计划、实施和评价等过程，即整个质量环节中均需要进行质量持续改进，而不仅仅是在进行护理操作过程中；定期开展护士护理质量持续改进项目培训会议，深化其质量安全意识，强调“人人参与质量改进”。通过参与质量改进过程，发掘和分析问题，利用数据和信息充分地交流与沟通并最终进行决策。

最后，护理质量持续改进依靠医护人员之间相互沟通与促进。各护理单元应在全科室医护相互信任的基础上进行临床工作的沟通与合作，确保护理质量持续改进过程效果、效率和持续改进管理机制的良性运行。

4. 持续优化护理队伍建设，保障护理质量持续改进　护理人才是科技人才的重要组成部分，是医疗机构的一种重要战略资源，在社会经济发展和医疗机构自身建设中的地位日趋重要。要充分调动护理人才的积极性和主动性，引导其积极主动参与护理质量持续改进，逐步培养一支素质高、综合能力强的护理管理团队，以提升和保障护理质量。

护理专业的专业化和精细化是未来发展的趋势。目前，已有较多研究证据表明，高级护理实践能够降低罹患不同疾病患者的再入院率并缩短住院时间、改善其健康状态，从而提高患者满意度、提升医疗服务的普及度。随着我国老龄化程度的加剧及慢性病患者人数的增加，民众对医疗保健的需求日益增加。为提升民众的健康获益感，缓解医疗系统压力，培养与发展高级护理实践或专科护士已成为一种趋势。车锡英等学者通过介绍香港高级护理实践的发展历程、香港高级护理实践的培养和现存挑战等方面，详细分享了香港高级护理人才培养的经验和挑战，为我国高级护理实践人才的培养提供借鉴和参考。目前已发展成熟的专科护士类型主要有：伤口造口护理、PICC（外周中心静脉导管）护理、ICU（重症医学病房）护理、血液净化护理、糖尿病护理、急诊护理、康复护理和呼吸治疗等 8 种类型专科护士。各专科领域的护士围绕患者的治疗和护理需求及专科质量问题，积极开展特色护理工作及护理研究，在问题中寻找创新和出路，解决了临床护理工作中的部分难题，保障了护理质量的安全与稳步提升。

同时，应借助护理研究生这一高知群体，对临床一线护士进行护理科研与护理创新相关知识的科普与培训，培养临床护士的评判性思维能力，从研究角度发现临床问题，培养解决问题的能力。同时，积极引导和鼓励各护理单元建立专科质量评价标准并将其作为一级质控必查项目开展质量改进工作，针对质控中存在的问题进行解决，使护理质量改进得以顺利进行并达到良好的改进效果。

（二）护理质量持续改进的方法

护理质量持续改进作为护理质量的鲜活生命力体现，具备动态性和灵活性。护理质量持续改进最早是由全面质量管理演变、发展而来，是一种更加注重过程管理与环节质量控制的全新质量管理理念。护理质量持续改进主要通过检查是否按照院内规章制度和操作规范进行、护理服务是否满足患者需求以及护理服务效果是否达到质量目标要求等方面，找出存在的问题与差距，并分析原因、制订改进措施并予以实施。在实际护理质量管理中，通过戴明环、预防纠正管理、六西格玛等多种科学的护理质量改进方法，可解决护理工作中存在的质量问题，提升护理服务品质。

1. 护理质量持续改进过程 护理质量持续改进需要利用管理学通用模型，即 PDCA 循环，又称为“戴明环”。PDCA 循环由美国质量统计控制之父沃特 · 休哈特（Walter A. Shewhart）提出的 PDS（plan do see）演化而来，1950 年，由美国质量管理专家戴明（Edwards Deming）博士带到日本，在全面质量管理工作中进行了广泛应用。

PDCA 循环管理源于全面质量管理，是其应遵循的科学程序，也是一项能使任何活动合乎逻辑有效进行的工作程序，目前已被广泛运用到医院评审工作中。医院评审标准实施细则在评分说明方面也遵循了 PDCA 循环原理，通过质量管理计划的制订及实施，实现医院管理质量和安全持续改进。P、D、C、A 四个英文字母所代表的含义如下：

P（plan）——计划，包括方针和目标的确定以及活动计划的制订。

D（do）——执行，具体实施计划的内容。

C（check）——检查，即总结执行计划的结果，区分做对与做错的内容，明确原因并找出问题。

A（action）——行动，即对检查总结的结果进行处理，成功的经验加以肯定并将其标准化，加以推广；失败的教训加以总结，未解决的问题放入下一个 PDCA 循环里。

PDCA 循环不仅适用于解决医院整体的问题，也适用于解决科室或部门间的问题。它的四个阶段并非孤立运行，而是相互联系的，医院管理者利用 PDCA 循环原理将评审、评价作为一个阶段目标，在这一循环中不断发现医院管理中现存或潜在的问题，持续改进，永无终止，使医院管理质量一步一步迈上更高的台阶，这才符合 PDCA 循环的特点。

PDCA 循环具有以下特点：

（1）周而复始：PDCA 循环的四个过程并非一次性流程，不是运行一次就完结，而是周而复始地进行。这一个循环结束了，解决了一部分问题，可能还有问题没有解决或者又出现了新的问题，再进行下一个 PDCA 循环，依此类推。

（2）大环带小环：一个医疗机构整体运行的体系与其内部各子体系的关系，是大环带小环的有机逻辑组合体。大环是小环的母体和依据，小环是大环的分解和保证。各级科室部门的小环围绕着医院总目标的大环，朝着同一方向转动，通过循环把医院的各项工作有机地联系起来，彼此协同，互相促进。

（3）大阶梯式上升：PDCA 循环不是停留在一个水平上的循环，不断解决问题的过程就是水平逐步上升的过程。

（4）科学统计：PDCA 循环应用了科学的统计观念和处理方法，作为推动工作、发现问题和解决问题的有效工具。内容详见图 2-7。

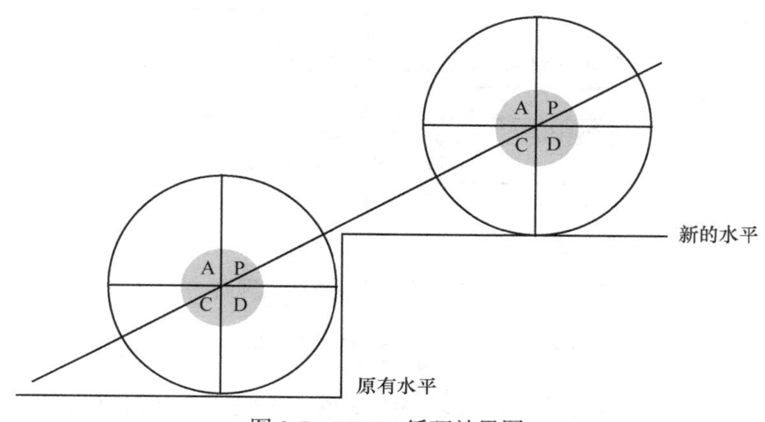

图 2-7　PDCA 循环效果图

2. 护理质量持续改进的工作流程　在护理质量持续改进的工作流程方面，我们参考了温贤秀等学者所在医院中关于安全管理的举措，可供广大护理同仁参阅并深入理解护理安全管理对质量持续改进的重要意义。持续质量改进工作流程包括四个阶段（图 2-8）：第一阶段为质量改进需求分析，第二阶段为质量改进方案制订，第三阶段为质量改进方案实施，第四阶段为质量改进效果评价。

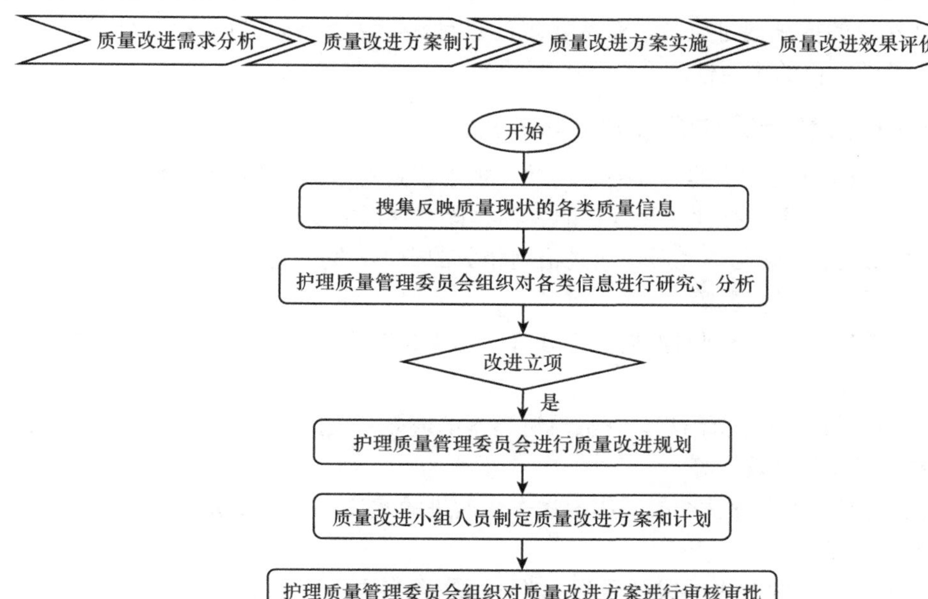

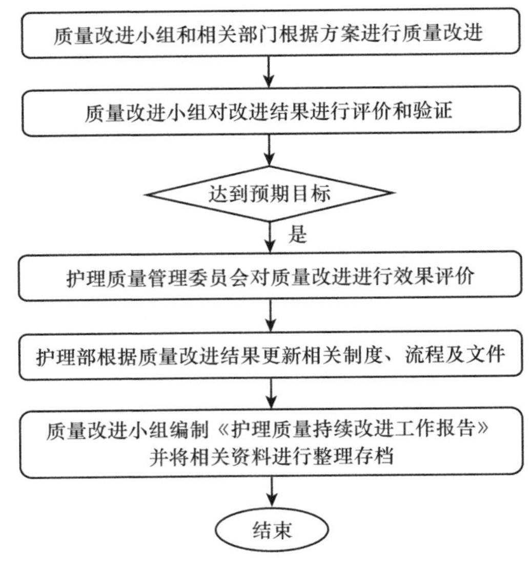

图 2-8　持续质量改进工作流程图

四、护理质量持续改进的成效分析

持续改进护理质量的本质是逐步而渐进的变革，因此，不能仅仅将质量持续改进视为一次简单的问题纠正和梳理，而应该深入了解护理质量改进的实质内容，对整个改进项目进行阶段评价和成效分析。成效分析是一种系统性的评估方法，需要运用科学的方法和技术对改进的结果进行统计，评估改进的成效，并客观、真实地分析改进的成功的经验和失败的教训。护理团队评估其工作的成效和效果，以便持续改进护理质量，特别是对于改进成效不明显或效果较差的情况，更应引起高度重视，找出原因并及时调整改进方案。

管理者应针对护理质量改进遗留的问题再次进行现状分析，挖掘改进失败的具体原因，通过采取针对性的措施促进整改，最终实现改进目标，这一系列的评价、分析过程充分体现质量改进成效分析的重要性。

（一）护理质量持续改进成效分析的意义

“成效”（effect）的定义是：效果、功效。护理质量持续改进的成效分析是指对护理质量改进措施的实施效果进行评估和分析的过程。该过程包括以下四个方面：

（1）收集数据：收集与护理质量改进措施相关的数据，包括患者满意度、护理质量评估结果、护理操作的执行情况等。

（2）分析数据：对收集到的数据进行分析，比较改进前后的数据差异，找出改进措施的成效和不足之处。

（3）评估成效：根据分析结果，评估改进措施的成效，包括改进措施对护理质量的影响、改进措施的可行性和有效性等。

（4）提出建议：根据评估结果，提出进一步改进的建议，包括改进措施的优化、改进措施的推广和应用等。

通过护理质量持续改进的成效分析，总结成功经验与失败教训，发现改进活动存在的问题，对质量改进活动进行改进，为下一步的质量改进活动提供依据，从根本上保证组织能持续且有效地开展质量改进活动，最终达到护理质量的持续改进。

1. 成效分析是护理质量持续改进的基础　成效分析是护理质量持续改进的基础，是因为其可以帮助护理团队了解他们的工作是否达到了预期的效果。通过对护理过程和质量改进成果进行评估和总结，全面发现护理质量改进活动所存在的问题，护理团队可以确定哪些方面需要改进以及如何改进，识别潜在的问题并采取措施来解决这些问题，从而提高护理质量和患者满意度。

此外，成效分析还可以帮助护理团队评估和检验其工作是否符合行业标准和最佳实践，从而提高护理质量。成效分析的内容包括确定、规划和设定质量改进项目的目标，对其效果进行评估和分析，以便为未来的质量改进活动提供参考和依据。这样，下一轮的质量改进思路就可以在上一轮质量改进的经验基础上形成，从而确保改进方向正确、目标合理、措施可行、效果评价科学等，以确保质量改进的顺利、有效和持续进行。

因此，成效分析是护理质量持续改进的基础，可以帮助护理团队不断提高护理质量，提高患者满意度，并确保他们的工作符合行业标准和最佳实践。

2. 成效分析是护理质量持续改进的策略根本　在护理质量持续改进的过程中，护理人员应始终保持质量不断改进的思想意识。通过对质量提升计划的监督、评估和效果分析，使护理人员直观、真实地了解质量提升工作的全过程，消除或减少惰性行为，从而促进和激励质量提升活动持续、创新地进行。同时，无论质量改进是否成功，都能够在不同层面上加强护理人员的质量管理意识，激发工作积极性，从而增强各级护理人员对于质量持续改进的信心和决心。

此外，成效分析可以帮助护理团队发现问题并及时解决。通过对护理工作进行成效评估，护理团队可以及时发现问题，并采取措施加以解决。这样可以避免问题的扩大和影响护理质量，使护理团队的工作更加高效、科学、规范，从而提高患者的满意度和信任度。

3. 成效分析是护理质量持续改进的效率保障　成效分析可以帮助护理团队提高工作效率。通过对护理工作的成效进行评估，护理团队可以发现工作中的瓶颈和不必要的环节，优化工作流程，提高工作效率，使护理团队的工作更加高效、快捷、精准，进一步提高护理质量。

虽然各级管理者由于工作性质重点的不同，对质量改进过程的各个阶段缺乏客观而深入的了解，但质量改进一旦得到领导层的支持与鼓励，就能保障质量持续改进工作不断进行。因此，通过成效分析的方式，直观、真实地向各级管理者展示质量改进所带来的有形和无形利益，使管理者深刻地认识到质量改进对医院的长期利益，从而对质量改进工作给予认可、支持和鼓励。管理者的认可在一定程度上激发质量改进人员的积极性和创造性，使护理人员全身心地投入到质量改进的过程中。因此，通过效果分析的方式，可以客观、真实地展示护理质量持续改进的成果，同时增加组织领导的支持和投入，使组织成员更加投入工作，并为改进成果提供有力保障。

（二）护理质量持续改进成效分析的常用方法

进行护理质量成效分析的前提是对护理质量改进成效进行评价，评价工作应该遵循一定的准则和标准，并采用科学的定性和定量方法，将质量改进的结果与原定的目标进行比较，以获得评价结果，常用的护理质量持续改进成效分析方法包括以下几种。

1. 基础数据收集和分析　在进行护理质量持续改进成效分析时，首先需要收集相关的数据，包括患者的基本信息、护理操作的执行情况、护理效果等。收集到的数据需要进行分类、整理和统计分析，以便更好地了解护理质量的现状和改进方向。

2. 质量评估工具的应用　为了更加客观地评估护理质量持续改进的成效，可以采用一些专业的质量评估工具，如护理评估表、病历评估表、满意度调查表等。这些工具可以帮助护士更加全面地了解患者的病情和需求，从而提高护理质量。

（1）基于患者满意的评价分析法：患者满意度是指患者对其要求得到满足的程度所感受到的满意程度。该满意程度可以通过数学模型计算得出，以反映患者对护理服务的主观评价。建立一个科学、合理的患者满意度测评指标体系，确定影响患者满意的关键因素，及时准确地了解患者的真实想法、需求和期望，改进护理质量，更加合理地利用卫生资源，满足患者的期望，赢得患者的信任，实现护理质量的持续改进。如温贤秀等学者在其专著中通过举例“腕带佩戴执行力差”改进项目中，自行设计了患者满意度评价表来评价患者对腕带使用的满意度，问卷框架见表 2-8。

表 2-8　某院腕带使用患者满意度调查问卷部分内容

以下各个题目请根据您对腕带使用的满意程度进行评价，5 分表示很满意、4 分表示满意、3 分表示一般满意、2 分表示不满意、1 分表示很不满意。请根据您的感受选择一个最能反映您感受的分值，并在相应选项前□内打“√”。				
入院住进病房时，您对护士所做的关于腕带佩戴使用的介绍（如作用、注意事项等）的满意程度为：				
□ 5. 很满意	□ 4. 满意	□ 3. 一般满意	□ 2. 不满意	□ 1. 很不满意
住院期间，您对护士使用腕带核对您信息的满意程度为：				
□ 5. 很满意	□ 4. 满意	□ 3. 一般满意	□ 2. 不满意	□ 1. 很不满意

（2）质量效益分析法与成本效益分析：质量效益分析法是一种评估医疗干预措施效果的方法。它通过比较干预前后的患者健康状况、生命质量和医疗成本等指标，来评估干预措施的效果和经济效益。该方法可以帮助医疗决策者在制订政策和选择医疗干预措施时，更全面地考虑患者的健康和经济利益。质量效益分析法在护理质量持续改进中应用的最好例子是成本效益分析（cost-benefit analysis，CBA）。使用 CBA 来评估一项新的护理干预措施的效果，例如，一项新的护理干预措施可能会增加护理人员的工作量和成本，但同时也可能会减少患者的住院时间和医疗费用，通过使用 CBA，可以比较新的护理干预措施的成本和效益，以确定其是否值得实施。如果 CBA 显示新的护理干预措施的效益大于成本，那么新措施就是有效的，可以被推广到其他的医疗机构中。

（3）专家评价分析法：是护理质量持续改进中一种常用的质量管理工具，可以帮助护理团队识别和解决护理质量问题。以下是一个专家评价分析法在护理质量持续改进中的例子：在某家医院的妇产科，护理团队发现产妇的满意度评分一直较低，为了解决这个问题，护理团队采用了专家评价分析法。首先，他们邀请了一位妇产科专家对该科室的护理质量进行评估。专家评估后提出了一些改进建议，包括改善产妇的营养饮食、加强产后护理指导、提高产妇的舒适度等。接下来，护理团队根据专家的建议，制订了一系列改进措施。护理人员对产妇的营养饮食管理，增加了蛋白质和维生素的摄入量；加强了产后护理指导，包括母乳喂养、产后恢复等方面的指导；并且提供了更加舒适的产妇床位和环境。

经过一段时间的实施，护理团队再次进行了护理满意度评估，结果显示产妇的满意度评分明显提高，这表明专家评价分析法可有效改进护理质量。

（4）质量控制图法：质量控制图（control chart），又称管制图，是对过程特性进行监测、记录和评估，从而监察过程是否处于控制状态的一种用统计方法设计的图。它可以帮助护理团队识别和解决潜在的质量问题，从而提高护理质量。在护理质量持续改进中，质量控制图可以用于监测和控制各种指标，例如，患者满意度、感染率及给药错误率等。通过绘制质量控制图，护理团队可以及时发现和纠正问题，确保护理质量的稳定和持续改进，例如，一家医院想要改善患者满意度，可使用质量控制图来监测每个月的满意度得分，并设置上限和下限。如果得分超出了上限或下限，护理团队可以立即采取行动，例如，重新培训护理人员、改进患者沟通等，以提高患者满意度得分并确保护理质量持续改进。

知识拓展

关于质量控制图的介绍：质量控制图于1928年由沃特·休哈特博士率先提出，其指出：每一个方法都存在着变异，都受到时间和空间的影响，即使在理想的条件下获得的一组分析结果，也会存在一定的随机误差。

质量控制图是一种根据假设检验的原理，在以横坐标表示样组编号、以纵坐标表示根据质量特性或其特征值求得的中心线和上、下控制线。在直角坐标系中，把抽样所得数计算成对应数值并以点子的形式按样组抽取次序标注在图上。视点子与中心线、界限线的相对位置及其排列形状，鉴别工序中是否存在系统原因，分析和判断工序是否处于控制状态，从而具有区分正常波动与异常波动功能的统计图形。

（三）成效分析的内容与步骤

成效分析是护理质量持续改进的重要手段之一，护理质量持续改进中成效分析的总体内容是对护理质量改进措施的实施效果进行评估，以确定改进措施是否达到预期目标及是否需要进一步改进。

具体来讲，进行成效分析可以帮助护理团队评估护理服务的效果，包括患者满意度、治疗效果和护理质量等方面。通过分析数据和评估结果，护理团队可以发现问题，制订相应的改进计划，提高护理服务的质量和效果，帮助护理团队评估护理服务的成本效益，确定护理服务的优先级和资源分配，提高护理服务的效率和经济性。

护理质量持续改进中成效分析步骤如下：

1. 准备过程的分析　首先确定护理改进评估指标或目标，在护理工作和护理管理过程中，会出现各种问题。由于各种客观因素的限制，例如，人力资源短缺、经费有限、卫生资源紧缺等情况，实际工作中一次改进活动不可能解决所有护理问题。只能优先解决非常重要或比较重要的影响质量的因素，特别是可能威胁患者安全或影响治疗效果的因素。

在准备阶段，确定评估指标的过程需要考虑以下几个方面：

（1）需要明确改进的目标是什么，例如，提高患者满意度、降低院内感染率及降低并发症发生率等。

（2）确定评估指标需要依据可靠的数据来源，例如，医疗记录、患者反馈等。

（3）评估指标需要具有可度量性，即能够通过数据进行量化分析。

（4）评估指标需要具有敏感性和可比性，即能够反映出改进措施的效果并与其他机构或同类病例进行比较。

（5）评估指标需要具有实用性，能够为护理质量持续改进提供有用的信息和指导。

综合考虑以上因素，可确定一些常见的评估指标，例如，患者满意度、护理质量指标、并发症发生率及护理安全指标等，同时，需要根据具体情况进行调整和补充，以确保评估指标的全面性和准确性。

2. 改进过程的分析 改进过程对于护理质量的持续改进至关重要，通过不断地改进过程，可以发现和解决潜在的问题，提升护理质量，提高患者满意度，减少医疗事故和不良事件的发生。持续改进过程有助于识别和纠正缺陷，改进护理流程，提高效率和效果，提高团队合作和沟通，增强护理人员的专业能力和职业满意度。本阶段评价主要对以下几个方面进行把握：

（1）改进计划的分析：制订护理质量持续改进计划时，需要注意以下方面：首先，计划的时间应该合理，充分考虑到实际情况和计划可行性，选择适合于临床实际工作特点的计划。其次，计划中需要明确参与人员的职责和任务，确保人员的专业性和能力，同时要充分考虑到人员的数量和分工。同时，需要充分考虑到所需资源，包括物质资源和人力资源，确保计划的有效性和可行性。最重要的一点是，计划中需要明确改进的目标和具体的实施步骤，确保计划的可操作性。

（2）改进措施落实的分析：严格按照改进计划实施、落实改进措施才是质量改进有效性的实质问题。此外，对措施落实情况的督查有利于质量改进工作的有效推进。为确保改进措施得到落实，可以采取以下措施：首先，建立监测机制，对改进措施的落实情况进行监测和评估。可以采用定期检查、抽样检查、自评等方式，确保改进措施得到全面、有效的落实。其次，加强与相关部门和人员的沟通和协作，确保改进措施的实施得到支持和配合。可以通过会议、培训、交流等方式，促进沟通和协作。建立奖惩机制，对改进措施的落实情况进行奖惩。对于落实得好的部门或个人进行表彰和奖励，对于落实不好的部门或个人进行批评和惩罚，以激励和推动改进措施的落实。

（3）改进记录的分析：为了不断提高质量，必须建立可追溯的质量改进机制并对改进过程进行记录。这些记录需要进行系统的分析，特别是记录的客观性、准确性、规范性等方面。这样做既有利于评价和分析质量改进的效果，也利于医院的等级评审工作及专项督导检查。因此，需要认真对待这些记录并妥善保存。只有这样，才能不断提高医院的质量水平，为患者提供更好的医疗服务。

3. 改进效果的分析 一个全面的质量改进项目必须进行效果评估。护理质量持续改进的目标是通过科学的质量改进方法为患者和医院提供增值效益。在改进效果评价阶段，主要关注以下几个方面：

（1）患者对护理质量持续改进的满意度：患者是医院生存和发展的前提，患者满意度不仅是评价卫生服务质量的重要指标之一，也是护理效果的一个组成部分，是现代医院管理的金标准。患者满意度包括对护理质量、医疗服务和医护人员的态度等方面的评价。通过了解患者的反馈，进一步了解其对医护人员服务的看法，从而改进护理服务质量。

（2）客观评估护理质量的改善程度：护理质量持续改进活动的成功与否，最终取决于前期准备和改进过程的效果。因此，必须关注质量持续改进结果的好坏，为了确保质量持续改进活动的成功，需要了解护理质量改善的程度以及是否达到了预期的指标值，特别是对于未达到预期指标值的关键因素，需要进行深入分析，以便为下一步的改进计划提供重要依据。

（3）检查成果是否进行了巩固和标准化：在护理质量持续改进活动中，巩固和标准化成果对改进效果有着重要的影响。巩固成果意味着将改进措施和实践方法固定下来，使其成为常规操作，从而确保改进效果能够持续。标准化成果则是将改进措施和实践方法规范化，使其能够在不同的环境中得到复制和推广，从而扩大改进效果的影响范围。巩固和标准化成果能够确保改进效果的持续性和稳定性。如果改进措施和实践方法没有得到巩固和标准化，那么改进效果可能只是暂时的，一旦停止实施，问题可能会重新出现。此外，巩固和标准化成果还能够提高工作效率和质量，减少错误和失误的发生，从而提高患者的安全和满意度。

为了保持或加强质量改进的成果，首先需要总结改进过程中的经验和教训。这些经验和教训应该被纳入制度、规范和流程等的制订中，以确保改进的成果能够持续下去。过去的制度、规范和流程或工作方法等也需要相应地进行更改，以适应新的改进成果。为了确保所有护理人员都能掌握这些制度，还需要对他们进行教育和培训。例如，一家医院在改进患者护理质量方面取得了显著成果。为了巩固这些成果，医院应对改进过程进行总结，并将改进的成果纳入医院的制度、规范和流程中。与此同时，医院还应该对过去的制度、规范和流程进行相应的更改，以适应新的改进成果。此外，对所有护理人员进行了培训，以确保他们都能掌握这些新成果，并将其作为日常工作内容，使医院就能够持续地提供高质量的护理服务。

因此，在护理质量持续改进活动中，巩固和标准化成果是非常重要的一环，需要在改进措施和实践方法得到验证后，及时进行巩固和标准化，以确保改进效果的持续性和稳定性。

（4）护理质量持续改进需体现持续性过程：持续改进护理质量必须体现持续性，因为护理工作是一个长期的过程，需要不断地进行改进和优化，以提高患者的治疗效果和满意度。如果只是偶尔进行一次改进，则很难真正地提高护理质量，而且会出现反复或者退步的情况。因此，持续性的改进可以确保护理质量的稳定和持续提高，从而更好地满足患者的需求和期望。

五、护理质量持续改进的展望

护理质量持续改进的前景非常广阔。随着医疗技术和护理理念的不断更新，护理质量持续改进已经成为医疗机构的必要工作。通过不断地改进护理质量，可以提高患者的满意度和信任度，增强医疗机构的竞争力和声誉，降低医疗事故和医疗纠纷的发生率，减少医疗资源的浪费，提高医疗效率和经济效益。未来，随着医疗信息化和人工智能技术的发展，护理质量持续改进将更加智能化和精准化，为患者提供更加个性化、高质量的护理服务。

（一）护理质量持续改进存在的不足

任何质量改进方案都不是完美无瑕的作品。在质量改进过程中，只有坚持做到超越，才能持续提高质量与服务水平。在不断超越自我的过程中，会遇到很多困难和绊脚石，如果不解决这些绊脚石，质量改进就不能顺利进行，更无从谈起会收获满意的成效。因此，需要努力消除这些质量改进过程中的障碍，以确保质量改进能够顺利、持续地进行，从而实现护理质量的全面提升。护理质量持续改进的缺点和不足主要包括以下几个方面：

1. 护理资源有限，部门间沟通和协作不足，全员参与度低　护理质量持续改进需要投入大量的人力、物力和财力，但是缺乏足够的资源会限制改进的范围和效果。在某些医疗机构中，护理资源相对有限，导致护理质量持续改进的效果不够明显。同时，基层护理人员也会因为繁重的临床工作或倒班而缺席质量改进相关培训，或认为质量改进是领导层的事情，与自己无关等想法，导致改进措施的落实不够精细和专业。其实，基层护理人员才是最贴近患者和临床服务的第一人，最了解临床护理工作中存在的质量问题和需要优化的流程，如果基层护士参与度不够，护理质量管理与改进就不能贴近临床，不利于质量改进工作的全面推行。

此外，护理人员的身体和精神疲劳也可能对护理质量持续改进的效果产生一定的影响。护理工作本身涉及多个环节和多个部门的协同工作，因此，护理质量持续改进需要各个部门和人员之间的有效沟通和协作。如果部门和人员之间缺乏有效的沟通和协作，就会出现信息不畅通、任务重复、工作互相推诿甚至引发工作冲突等问题，从而影响护理质量的提升和改进。

2. 质量改进带来的工作流程改变的适应性不足 护理质量持续改进的过程中，经常需要对原有不合理、阻碍质量发展的环节、流程和制度进行优化，从而制订更加适合于当前临床工作的新流程和新制度。而这些新举措，对全院职工来说执行起来可能并不适应，例如，改变原有的工作流程或者要求其使用新的技术设备，护士需要额外花费更多的时间来熟悉、掌握新变化，这无疑给其工作带来一定的挑战。

3. 基于数据化支撑的医院管理信息系统有待普及 护理质量持续改进是医疗保健领域中非常重要的一个方面，确切、可靠的数据支撑对于质量改进至关重要，但目前仍存在少数医疗机构尚未使用信息系统，仅凭护理手写病历来记录、分析改进数据的现象，这使护理质量持续改进的效果变得不确定。

医院管理信息系统（hospital information system，HIS）可以为护理质量持续改进带来许多好处：

（1）提高了护理的精度和准确性：通过 HIS，护理人员可以收集、整理和分析大量的医疗数据，从而更加精确地了解患者的身体状况和病历，制订更为科学和准确的护理计划和治疗方案。

（2）优化了医疗资源的利用：医院管理信息系统可以帮助护士了解哪些医疗资源处于过剩或瓶颈状态并根据这些信息进行合理的资源调配，从而提高医疗资源的利用效率，缓解医护结构的压力。

（3）加强了护理人员之间的协作：借助于 HIS，护士可实时分享医疗数据、制订护理计划并评估效果，从而增强护理团队的协作精神并提高工作效率。

（4）促进了护理质量的不断提高：HIS 的实时数据显示可帮助护士及时了解患者病情和治疗效果，发现问题及时改进，持续提高护理质量水平。

（5）降低了医疗风险：通过该系统，护士可以更加科学地制订护理计划和治疗方案，减少医疗风险发生概率，避免了医疗纠纷的发生。因此，建议有条件的医院应充分利用医院管理信息系统进行护理质量持续改进工作，以更加精准化地提升护理水平。

4. 缺乏有效的质量改进评估方法 缺乏质量评估方法就无法确定护理质量的实际水平和改进的效果，也就不能及时发现和解决护理质量存在的问题。此外，护理质量改进的方向和目标不明确，无法制订有效的改进措施，从而影响护理质量的提升和患者的满意度。因此，建立科学的质量评估方法对于护理质量持续改进至关重要。

具体来说，在护理质量持续改进中，缺乏有效的质量改进评估方法可能会导致：

（1）目标不明确：没有质量评估方法会导致缺乏清晰的护理质量目标和指标，难以量化和衡量护理质量水平，缺少改善方向和途径，难以找到关键的改进点。

（2）不利于识别潜在问题：出现护理质量问题却没有质量评估方法来检测和识别，缺乏识别机制，无法及时地发现或解决存在的问题，导致病患的护理质量变差。

（3）质量改进缺乏迭代性：由于没有质量评估方法，护理质量改进措施就无法进行定量评估和对比，难以判断改进效果，进而缺乏迭代性，对提高护理质量的效果影响较大。

（4）反馈循环不畅：没有质量评估方法作为引导将导致护理人员带着主观意识评估护理工作，无法做到客观有效地反馈护理质量，进而难以形成反馈循环，保持护理质量工作的连续性、持续性和稳定性。

（5）护理质量认证难题：护理机构的护理质量认证在缺少质量评估方法时难度将大大增加，不易通过护理质量审核，进而影响护理机构的声誉和信誉，同时将为机构带来经济上的风险。

5. 缺乏质量改进的激励机制　激励（motivation）是利用外部诱因调动人的积极性和创造性，引发人的内在动力，朝向所期望的目标前进的心理过程。

激励机制在护理质量持续改进中扮演着重要的角色。它可以激发医护人员的积极性和创造力，促进他们在工作中发挥更好的能力和水平。通过激励机制，医护人员可收获一定的奖励和荣誉，增强其自信心和工作热情，提高工作效率和质量。目前，部分医院已经实施了不良事件上报的非惩罚性机制管理，但仍有少数医院管理者在质量控制中发现问题或发生护理不良事件的科室或个人，继续实行着严厉的惩罚性管理，这导致了很多质量问题被掩盖，不利于质量的改进和提高。而对于及时发现问题并进行及时改进的科室，也缺乏相应的激励机制，这打击了护士改进质量的工作热情，影响了护理质量的提高。

因此，护理管理者应该制订一系列激励措施，以激励护士在护理质量持续改进中的积极表现。包括提供奖金、晋升机会、培训机会、表彰和荣誉等。此外，护理管理者还应该定期与护士进行沟通，了解该群体的需求和意见，以便更好地制订激励计划。最重要的是，护理管理者应该根据护士的表现和贡献，公正地评估护理人员的工作，并给予适当的激励和奖励。这样，护士们就会感到被重视和认可，从而更加积极地参与护理质量的持续改进。

（二）护理质量持续改进的发展趋势

护理质量持续改进的发展趋势是不断推进护理质量的提高和创新，以满足患者和社会的需求。这一趋势包括加强护理质量管理和监测，提高护理人员的专业水平和技能，推广先进的护理技术和设备，加强护理与医疗卫生信息化的融合，以及加强护理与患者、家属和社会的沟通和合作。同时，护理质量持续改进也需要不断强化护理人员的责任意识和职业道德，加强护理队伍建设，提高护理服务的人性化和个性化水平，以及不断优化护理服务的流程和模式，为患者提供更加优质、安全、有效的护理服务。

1. 护理质量持续改进要加强护理质量管理和监测　首先，强化护理质量管理的意识是首要任务，对护理质量的重视和认识非常重要。建立科学、规范的护理质量管理制度，明确护理质量管理的职责和任务，确保护理质量管理的有效性和可持续性。其次，加强对护理质量的监测和评估，建立完善的护理质量评估体系，及时发现和解决护理质量问题，提高护理质量水平。与此同时，护理质量管理的信息化建设也十分重要，建立护理质量管理信息系统，可实现对护理质量的全面监测和管理。此外，加强护理质量管理的人员培训和技能提升，提高护理人员的专业素质和护理技能，为提高护理质量提供有力保障。

综上所述，加强护理质量管理和监测是持续改进护理质量的重要手段，需要全面加强各方面的工作，确保护理质量的稳步提升。

2. 护理质量持续改进要强调实证医学和循证护理的应用 在护理质量持续改进中，强调实证医学和循证护理的融入和应用可以有效提高护理质量的科学性和可靠性。实证医学和循证护理都是基于科学证据的方法，可以帮助护理人员更好地理解和应用最新的医学知识和技术，从而提高护理质量和安全。同时，实证医学和循证护理也可以帮助护士更好地评估和管理患者的病情，制订更加科学和有效的护理计划，提高护理效果和满意度。因此，在护理质量持续改进中，强调实证医学和循证护理的融入和应用可以帮助护士提高专业水平，提高护理质量，为患者提供更好的护理服务。

3. 护理质量持续改进要适应医疗护理技术的发展 随着医疗护理技术的不断发展和进步，患者享受更加安全、有效、高质量的护理服务。而护理质量持续改进的目的与初衷也是如此。质量改进活动无论是在频度、深度或形式上均要不断变化以适应未来医疗护理技术的飞速发展，这是质量改进的趋势。

随着医疗技术的不断发展，护理技术也在不断更新和完善。这些技术的应用可以提高护理的效率和准确性，同时减少护理过程中的差错和风险，进一步提高护理质量。例如，现代医疗设备的应用可以使医护人员更加精准地进行诊断和治疗，从而提高治疗效果，减少并发症的发生。同时，护理管理者应该充分利用和完善医院管理信息系统，进行全面的质量改进规划，确定实施时间，解决各种数据资料统计技术的难题，深入了解改进过程并测量效果，随时监控活动的实施和效果，及时发现新问题并采取纠正措施。通过缩短质量改进效果反馈时间，直接从反馈信息中找出可能的质量改进点，从而提高护理质量改进的频率。例如，护士可通过使用电子病历等技术，更加方便地记录和管理患者的信息，从而提高护理的连续性和协调性。此外，医疗护理技术的发展还可以提高护理人员的专业水平和技能，从而增强其护理能力和信心。这些技术的应用可以使护理人员更加深入了解患者的病情和需求，从而更好地为患者提供个性化的护理服务。

通过不断改进护理质量，甚至追求完美的“零缺陷”护理管理，可以提高护理质量，达到更高的标准，以满足社会和专业发展的需求。护理质量持续改进活动将随着持续质量改进理念的深入理解而进行，不仅在医院各部门进行，而且将贯穿医院的所有活动。同时，未来的护理质量持续改进活动应更加详细、更加精益求精，形式更加多样化，更加追求完美。随着护理内涵的提高、护理服务范围的扩大以及患者需求的不断增加，如果护理质量不能得到改进或改进不到位、不彻底，会妨碍护理事业的发展。

4. 护理质量持续改进应建立适合国情的改进方法和效果测评工具 虽然我国护理管理者们运用多种方法及工具进行护理质量持续改进并取得了良好效果，但在使用中仍不同程度存在着教条执行方法步骤、缺少灵活变通和深入思考改进工具方法的现象。具体表现为侧重基础护理的优化、专科护理的深入及多学科合作等，对护理质量持续改进相关理论及模式应用还停留在经验总结阶段，缺乏采用科学的、适合我国国情的质量改进效果测评工具和符合护理服务特点的效果评价方式进行效果测评。

在护理质量持续改进中，建立适合国情的改进方法和效果测评工具非常必要，首先，不同国家和地区的医疗体系、文化背景、社会经济状况等因素都不同，因此需要根据当地的情况来制订适合的改进方法和效果测评工具，才能真正解决护理质量存在的问题，提高护理品质。其次，建立适合国情和当地情况的改进方法和效果测评工具才能更好地满足患者的需求和期望。最后，建立适合国情和当地情况的改进方法和效果测评工具才能更好地推动护理质量持续改进，从而推动护理质量的持续改进。

因此，护理管理者们应对国外护理质量持续改进相关理论进行深耕研究，结合我国医院和护理工作实际，探索科学、合理的质量改进评价方法，如成效分析的方法；开发实用、科学的质量改进效果测评工具，如质量改进过程评价工具等，可为我国护理质量持续改进的效果评价工作提供有力保障。

5. 护理质量持续改进离不开质量文化塑造的良好氛围　质量文化是指企业或组织内部形成的一种重视质量、注重质量、追求卓越的文化氛围。它是一种价值观、行为规范和管理方式的综合体现，是企业或组织在质量管理方面的核心理念和行动准则。它被认为是质量意识和质量价值观以及质量监督和质量改进的总和。对于医护人员来说，质量意识即“以患者为中心”的全员、全时、全过程的意识，是“我为质量负责”的质量责任感和“把预防放在首位”的质量观念。

质量文化对护理质量的持续改进具有重要意义。首先，质量文化可以促进医护人员的质量意识和责任意识的提高，使其更加注重护理质量的细节，从而提高护理质量的稳定性和可靠性。其次，质量文化可以促进医护人员之间的沟通和协作，使他们更加注重团队合作和信息共享，从而提高护理质量的协同性和一致性。此外，质量文化还驱动医护人员进行学习和创新，使其更加注重知识更新和技术创新，从而提高护理质量的前瞻性和创新性。综上所述，质量文化对护理质量的持续改进具有重要的意义，可以提高护理质量的稳定性、可靠性、协同性、一致性、前瞻性和创新性。

第六节　前瞻性护理质量管理

一、前瞻性护理质量管理的相关概念

前瞻性护理质量管理是指在护理过程中，通过对患者的需求和护理质量的评估，采取预防性措施，提高护理质量和患者满意度的管理方法。它强调护理过程中的预防性措施，包括对患者的评估、制订护理计划、实施护理和评估护理效果等环节，确保提高护理质量和患者满意度。前瞻性护理质量管理还强调团队协作和持续改进，通过不断地评估和改进护理质量，提高护理水平和患者的治疗效果。

二、前瞻性护理质量管理主要内容与体系

（一）前瞻性护理质量管理的主要内容

前瞻性护理是一种以预防为主的护理模式，旨在提高患者的生活质量和预期寿命。其内容主要涵盖以下五方面：

1. 重视风险评估　风险评估是一种系统性的方法，用于识别和评估患者可能面临的潜在风险和危险因素。通过风险评估，护士可以更好地了解患者的状况和需求，制订个性化的护理计划，以减少患者在医疗过程中可能遇到的风险和危险。前瞻性护理通过对患者的

身体、心理、社会和环境等方面进行全面评估，确定患者的健康风险因素和潜在问题并采取相应的预防措施，包括监测患者的状况、提供必要的护理和教育、协调医疗团队的工作等，以确保患者获得最佳的医疗护理。

2. 着力于健康教育　在前瞻性护理中，健康教育是非常重要的一环。对患者和家属进行健康教育可助其更全面地了解疾病的病因、病情、治疗方法和预后，从而更好地掌握自我管理和自我保健的技能，以提高生活质量。此外，健康教育还可帮助患者和家属预防疾病的发生和复发，缩短住院时间并减少医疗花费，提高医疗资源的利用效率。因此，在前瞻性护理中，强调对患者和家属进行健康教育，可加深其对疾病的病因、症状、治疗和预防等知识的了解程度，并提高其健康意识和自我管理能力。

3. 注重个体化预防措施　前瞻性护理强调通过制订个性化的预防措施，包括营养、运动、心理支持、药物管理及自我管理等方面来减少患者的健康风险并提高生活质量。这种护理方式注重预防，而不是治疗，因此可以在患者出现疾病前就预先采取相应的措施，从而避免疾病的发生。同时，前瞻性护理还可为患者建立和养成健康的生活方式，如合理饮食、适度运动及保持良好的心理状态等，从而提高患者的生活质量。需要注意的是，在护理措施实施过程中，护士需要与患者密切合作，尽可能多地了解其健康状况和需求以制订个性化的预防计划方案，并定期进行评估和调整，以确保患者获得最佳的护理效果。

4. 持续性监测和评估患者健康状况　前瞻性护理是一种注重持续监测和评估患者健康状况的护理方法。其强调护士需要密切关注患者的身体状况、病情变化和治疗效果，及时发现和解决潜在问题并采取必要的护理措施，来确保患者的健康状况得到有效控制和管理。此外，前瞻性护理还注重与患者及其家属的沟通和合作，以便更好地了解其实际需求和期望，提供个性化的护理服务。

5. 依赖于多学科联动协作　前瞻性护理需要护士与医生、营养师、康复治疗师、心理医生及社区等多学科专业人员进行协作，共同制订和实施个性化的护理计划，以提高患者的治疗效果和生活质量。

总而言之，前瞻性护理是一种以预防为主的护理模式，通过全面评估、健康教育、预防措施、监测和评估以及多学科协作等手段，提高患者的生活质量和预期寿命。

（二）前瞻性护理质量管理体系

建立前瞻性护理质量管理体系可提高护理质量，保障患者的安全和健康，提高医疗机构的信誉度和竞争力。具体而言，主要通过以下几方面来实现：

1. 建立规范的、个性化的核心工作制度和岗位职责　前瞻性护理是一种注重个性化、以患者为中心的护理模式，建立规范的、个性化的核心工作制度和岗位职责是实现前瞻性护理的关键。具体步骤如下：

（1）制订前瞻性护理的核心工作制度：核心工作制度应包括前瞻性护理的理念、目标、流程、标准、评估和改进等内容，制订核心工作制度需要充分考虑患者的需求和护理人员的实际情况，确保制度的可行性和实用性。

（2）设计个性化的护理方案：根据患者的病情、生理和心理特点，制订个性化的护理方案。护理方案应包括患者的护理目标、护理措施和护理效果的评估等内容。

（3）制订岗位职责：根据前瞻性护理的核心工作制度和个性化的护理方案，制订护理人员的岗位职责。岗位职责应包括护理人员的工作内容、工作标准、工作流程和工作效果的评估等内容。

（4）建立护理团队：前瞻性护理需要护理团队的协作和配合。建立护理团队需要明确各个岗位的职责和工作流程，确保护理工作的顺畅和高效。

（5）建立评估和改进机制：前瞻性护理需要不断地进行评估和改进。建立评估和改进机制可以及时发现问题和不足，制订相应的改进措施，提高护理质量和效果。

总之，建立规范的个性化的核心工作制度和岗位职责是实现前瞻性护理的基础和保障，需要全面考虑患者的需求和护理人员的实际情况，确保制度的可行性和实用性。

2. 制订科学、操作性强的专科护理指引，并动态调整　前瞻性护理中，制订科学、操作性强的专科护理指引是非常重要的。以下是专科护理指引的制订步骤：

（1）收集患者信息资料：收集与患者疾病、病情、治疗方案等相关的信息，包括文献资料、专家意见、临床实践经验等。

（2）制订护理指引：根据收集到的信息，制订科学、操作性强的专科护理指引，包括护理目标、护理措施、护理评估等内容。

（3）审核和评估：将制订好的护理指引提交给专家组进行审核和评估，确保指引的科学性和可操作性。

（4）实施和监测：将护理指引实施到临床实践中，并进行监测和评估，收集相关数据和反馈信息。

（5）动态调整：根据实践中的反馈信息和新的研究成果，对护理指引进行动态调整和完善，确保指引的科学性和实用性。

通过以上步骤制订出科学、操作性强的专科护理指引，可供临床护士实践应用，以提高护理质量和患者满意度。

3. 强调责权明确、分层级管理、质控权充分下放　前瞻性护理是一种以患者为中心的护理模式，它强调责权明确、分层级管理和质控权的下放。具体来说，责权明确是指在前瞻性护理中，每个护理人员都有明确的职责和任务，熟悉其工作范围和职责，以便更好地完成工作任务。分层级管理则是指护理人员按照不同的级别进行管理，从而实现更加高效的工作流程和更好的工作效率。质控权下放则是指护理管理人员的质量控制权力被下放到责任组长，组长需要对护理人员的工作进行监督和评估，以确保护理工作的质量和效果。

因此，前瞻性护理通过责权明确、分层级管理和质控权下放等措施，实现了更加高效、精细和保障质量的护理服务。

4. 建立与完善无惩罚的不良事件上报和分享制度　建立无惩罚的不良事件上报和分享制度在前瞻性护理质量管理中具有重要意义。首先，它可以鼓励医护人员及时上报不良事件，以便及时发现和解决问题，从而提高护理质量。其次，无惩罚的制度可以消除医护人员的顾虑和恐惧，使其更愿意分享自己的经验和教训，促进知识和经验的共享，进一步提高护理质量。最后，该制度可以帮助医疗机构建立一个开放、透明的文化氛围，增强医护人员的责任感和使命感，提高整个机构的护理质量和安全水平。

5. 侧重于护士的充分培训并提供临床支持保障　前瞻性护理质量管理中，对护士进行充分的培训并为其提供临床支持保障可提高护士的专业技能和知识水平，使其能够更好地应对患者的需求和护理问题，提高护理质量和效果。同时，也可增强护士的自信心和责任感，使其能够更加积极主动地参与护理工作，提高工作效率和质量。

此外，通过充分的培训，可加深护士对前瞻性护理质量管理的理念和方法的理解与掌握，引导其主动运用该理论知识重新了解患者的真实需求和心理状态，从而提供患者满意的服务。

知识拓展

关于前瞻性护理质量管理的更多介绍：

1. 前瞻就是提前看到、想到、预知预测到。就是在工作、行动开始前周密安排或计划工作、行动该做什么、怎么做、为什么要这么做，提前思考可能会存在什么风险，有什么人会支持或反对，如何规避可能发生的来自人为的、外部的阻力和客观的困难等。

2. 凡事预则立，不预则废。预，就是计划，是预知、预测。有预谋，才有策划和策略。因此前瞻性管理的整体思路就是通过分析人力、环境、条件和形势，把工作过程中可能引起的负面效应降低到最低程度的科学决策过程，是保证我们的工作，特别是开创性、创新性工作能顺利开展的非常重要的思维方式和工作方法。

3. 前瞻性质量管理以全面质量管理为根底。其特点是以患者为中心、全员参加、人人都是质控员和全过程质量管理。强调和保持护理质量持续改进。

4. 前瞻性质量管理的理论根底是患者安全文化。患者安全文化是避免和预防患者在接受医疗服务过程中受到任何意外伤害。影响患者安全文化的主要因素包括：①领导重视患者安全，采取积极的行动；②建立非处罚性不良事件报告制度；③有良好的团队合作及有效的信息交流；④重视护士的教育训练。

三、前瞻性护理质量持续改进的方法

前瞻性护理管理的理念和文化根底是预防为主，防范在先，为护士创造不容易出错的、安全的工作环境，提高护士的专业素质和工作能力，建立和完善制度、标准并确保严格执行等。

（一）严格实施护士分层级管理

临床上常实行“护士长—护理组长—高级责任护士—初级责任护士”的护士分层管理模式对护士进行管理与培训。其中，上级护士负责管理、指导和培训下级护士。护士长负责管理病区的行政事务，合理分配工作任务。护理组长则负责病区的护理业务管理，必要时还可以负责所管护理小组的排班、技术培训和考核并对所管责任小组的危重、疑难患者进行个案管理。资深责任护士全面负责对所管患者进行评估，制订护理计划，监督指导初级责任护士执行本组患者的所有治疗和护理工作，评估效果，管理初级责任护士和助理护士的职位培训；初级责任护士在资深责任护士的指导下，实施所负责患者的治疗和护理干预并进行详细记录。在管理过程中要求护士时刻秉持“一定要对患者负责到底，护士跟着患者走”的原则，每个责任小组的护士相对固定，尽量减少护士小组的调换。

（二）明确护理管理工作中层级与职权的关系

护士长是病区行政工作的第一负责人，主要统筹安排护理工作，确保患者得到安全、优质的护理服务。护理组长和专科护士则负责病区护理业务工作，对责任小组内的危重、疑难患者进行专病护理，监测病情变化和转归，指导责任护士进行个案护理，避免护理风险事故的发生。除此之外，护士长还负责下一层级护士的技术培训和考核工作，以确保护理质量得到提高。

目前，很多医院也在高级护理实践的路上不断摸索和成长，与临床一线护士一样，高级实践护士也是医疗团队中不可或缺的一员。首先，高级实践护士需要承担高技术、高风险工作并直接服务于危重患者，对患者的病情和生活自理能力进行全面评估并与医生充分沟通，以确保护理安全与质量。其次，在患者的治疗过程中，高级实践护士还需根据具体病情及时调整护理方案并为患者提供康复指导，以帮助其尽快康复。此外，负责初级责任护士（如 N_0～N_1 级）与见习护生的岗位培训也是高级实践护士常见的工作内容。

总之，高级实践护士在医疗团队中扮演着重要的角色，他们的工作对患者的康复和生命安全至关重要。

（三）制订并规范护理工作流程

护理部负责组织护士长和护士制订工作流程，以确保医院的护理服务能够高效地运转。这些工作流程包括但不限于：明确护理组长和责任护士的工作职责、规范护理交接班流程（包括晨会交接班和床旁交接班）、外出检查患者的评估指引、制订等级护理指引、护理查房指引和健康教育指引等，以提高患者的健康水平。此外，还包括制订住院患者防跌倒、坠床以及防压疮护理干预措施，以确保患者的安全和舒适；规范接诊、办理入院/转科/转院/出院流程，以提供优质的服务。通过这些工作流程的规范化，护士能够更好地了解自己的工作职责，提高工作效率，为患者提供更好的护理服务。

（四）建立并运行三级护理质量控制体系

护理质量控制既是护理管理工作的核心，也是护理管理工作的重点。在临床工作中，基础护理质量可以直接反映护理水平，这关系到每一位患者的治疗、护理的效果，但仅仅依赖护理部进行质量控制工作，难以满足患者对护理质量的要求。

三级护理质量控制主要检查护理服务过程中，护理人员是否能够按照核心制度要求、规范的工作流程规定进行操作，护理效果是否达到质量目标的要求，是否能够满足患者的需求，从中找出差异和存在的问题并分析原因，制订改进措施和方法并加以实施，是护理服务全方位、系统化的质量管理。

建立“护理部/护理质量管理委员会—科/区域护士长—病房护士长”三级护理质量控制体系并制订护理质量评价标准，每月严格按照护理质量控制标准进行严格检查，查找出护理安全隐患，可稳步提升护理质量。

1. 一级护理质量控制

责任人：病房护士长（成员含科室高年资护士、责任护士等）。

职责：护士是质量管理的主体，应确保患者安全，对自己的护理行为负责，认认真真做质量。

质控方式：正确执行医嘱，严格执行护理核心制度，遵循各项护理技术规范和工作流程。将质控常规化、职责化和制度化牢记心间，做到主动质控、班班质控和随时质控，切实对护理质量负责。

2. 二级护理质量控制

责任人：科/区域护士长（成员含所辖区域的科室护士长）。

职责：确保患者安全，对自己所辖护理区的护理行为负责的同时，指导、监督各项制度规范的落实，提高改进护理质量。

质控方式：第一步，制订二级护理质量控制计划，明确质量控制的目标、内容、方法和标准。同时确定质量控制指标，包括护理操作的规范、护理记录的完整性和准确性等。第二步，通过抽查、检查、评估等方式，对二级护理质控内容进行监督和评估，及时发现问题并采取措施进行改进。第三步，对质控结果进行分析，找出原因和改进方向，为提高护理质量提供依据。第四步，根据分析结果提出有效改进措施并监督实施，确保改进效果。最后，科/区域护士长需要定期向护理部/护理质量管理委员会汇报二级质控整体情况，反映问题和改进措施，为护理部的下一步决策提供参考依据。

3. 三级护理质量控制

责任人：护理部/护理质量管理委员会。

职责：建立并维护、完善护理质量持续改进的系统，全方位确保患者安全，进一步促进护理质量持续改进。

质控方式：建立前瞻性的护理质量管理体系，通过以层级为基础的工作制度的保障作用，以护理文书为载体的护理质量评价体系，督导核心制度的落实、护士的岗位培训及专业能力培养，采取护理查房、信息报告、专项调研等措施促进护理质量持续改进。

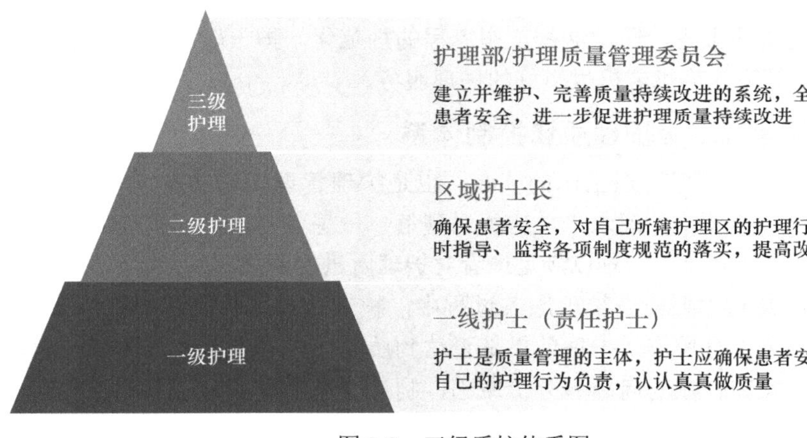

图 2-9　三级质控体系图

第三章　护理质量管理常用方法与工具

随着质量意识的深化和管理知识不断引入，护理质量管理经历了一个由定性管理到定量管理、由经验管理到科学管理的发展过程。越来越多的护理管理者意识到科学的质量管理方法与管理工具在质量管理中起着至关重要的作用。护理管理者借鉴和应用现代质量管理方法与工具取代传统的、经验型的管理，应用质量管理方法和工具能够有效地进行质量监控，使护理质量管理规范化、科学化、精细化，提高管理水平，确保患者安全，提升护理核心竞争力。本章重点介绍现代护理质量管理中常用的方法与工具，供大家学习与借鉴。

第一节　护理质量管理常用方法

护理质量管理常用的方法有PDCA循环、追踪方法学、品管圈、根本原因分析法、临床路径、失效模式与效应分析等。在众多的护理质量管理方法中，PDCA循环是护理质量管理最基本、最常用的方法之一。

一、PDCA循环

（一）PDCA循环的概念

PDCA循环又称戴明环（Deming cycle），即是计划（plan）、实施（do）、检查（check）、处理（action）的首字母组合，是管理学中的一个通用模型，最早由美国质量统计控制之父休哈特提出的PDS（plan do see）演化而来，后来被美国质量管理专家戴明博士在1950年改进形成PDCA循环，可运用于持续改善产品质量的过程中，是全面质量管理遵循的科学程序。全面质量管理活动的全部过程，就是质量计划的制订和组织实现的过程，这个过程就是按照PDCA循环，不停顿地、周而复始地运转。

（二）PDCA循环的实施步骤

PDCA循环的基本程序包括“四个阶段，八个步骤”。

1. 计划阶段　计划（plan）阶段即制订目标与计划，包含前4个步骤，主要工作是确定质量管理项目，制订相应的方针、目标，拟定实施计划书。

第1步：分析现状、找出问题，为了把握质量问题的背景，需对问题的现状进行调查，即对质量问题发生的时间、地点、种类和特征等要素全面把握，从而找出存在的问题。

第2步：全面分析产生质量问题的各种影响因素，常用头脑风暴法、鱼骨图等方法全面分析产生质量问题的各种影响因素。尽可能将产生问题的各种影响因素都罗列出来，分析时切忌主观、笼统和粗枝大叶。

第3步：找出主要影响因素，产生质量问题的影响因素可能多种多样，必须要抓主要因素，可采用排列图、散布图等工具对收集到的相关数据资料进行分析、整理、归类，进而直接找出产生质量问题的主要影响因素，更加便捷地解决现存问题。

第4步：确定目标，针对主要影响因素制订质量改进计划，方案与措施要具体、切实可行，并预计其效果，一个好的目标至少应能回答以下几个问题：要做什么（what）、谁来做（who）、在什么地方做（where）、什么时候完成（when）、做到什么程度（how many、how much）。如果计划能对上述问题进行清晰明确的回答，就可以避免目标分解上的失真。

2. 实施阶段 实施（do）阶段即工作展开，组织实施，包含 1 个步骤，按照制订的计划、目标以及措施严格地去执行。

第 5 步：实施对策。实施过程中如出现新的问题或情况发生变化，应及时修改计划、措施。

3. 检查阶段 检查（check）阶段即检查实施过程的关键点和最终结果，也包含 1 个步骤，根据所制订的计划、目标检查执行的进度和效果，评估是否达到预期目的。

第 6 步：检查效果。检查效果要对照计划中既定的目标实事求是地实施，效果不论大小都应罗列出来。

4. 处理阶段 处理（action）阶段即纠正偏差，对成果进行标准化，并确定新的目标，制订下一轮计划。处理阶段包含后 2 个步骤，计划实施后，要及时总结成功经验并将其标准化，未解决的问题或新问题进入下一个 PDCA 循环，保证护理质量持续改进。

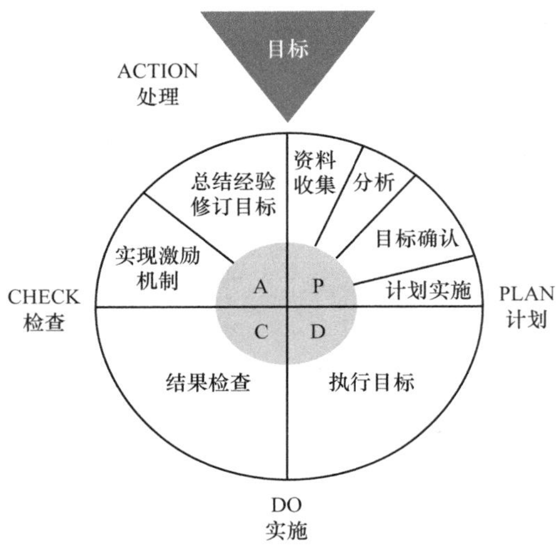

图 3-1　PDCA 循环图示

第 7 步：巩固成绩、标准化。根据检查结果进行总结，把成功的经验和失败的教训融入到相关标准、规定和制度的制订中，防止问题再次发生。

第 8 步：将遗留问题转入下一个 PDCA 循环。找出未解决问题的原因所在，将其作为下一个循环计划制订的资料，为开展新一轮质量改进活动提供原始依据。

图 3-1 为 PDCA 循环图示；表 3-1 为 PDCA 循环实施中的管理工具。

表 3-1　PDCA 循环实施中的管理工具

阶段	步骤	管理工具
P	1. 分析现状，找出问题	查检表、直方图、控制图
	2. 分析各种影响因素或原因	鱼骨图
	3. 找出主要影响因素	帕累托图
	4. 针对主要原因，制订措施计划	为什么制订（why）
		达到什么目标（what）
		在何处执行（where）
		由谁负责（who）
D	5. 执行、实施计划	
C	6. 检查计划执行结果	帕累托图、直方图、控制图
A	7. 总结成功经验、制订标准	
	8. 未解决的或新问题转入下一个循环	

（三）PDCA 循环的特点

1. 系统性 PDCA 循环作为科学的工作程序，从结构看，循环的 4 个阶段是一个有机整体，缺少任何一个环节都不可能取得预期效果，计划、措施不周全，可操作性差，会给实施造成困难；工作实施而无后续质控检查，结果可能无法衡量、无法评价其效果；也无法将未解决的问题和新问题转入下一个 PDCA 循环，工作质量就难以提高。

2. 递进式 PDCA 四个阶段周而复始地运转，每循环一圈就要使质量水平和管理水平提高一步，整体呈阶梯式上升。PDCA 循环的关键在于第四阶段的“处理阶段”，就是总结经验，形成流程和标准，在肯定成绩的同时，纠正错误，找出差距，避免在下一循环中重复出现错误。

3. 关联性 PDCA 循环作为一种科学的管理方法，适用于各项管理工作和管理的各个环节。从循环过程看，各个循环彼此关联，相互作用。护理质量管理是医院质量管理循环中的一个子循环，与医技、医疗、行政、后勤等部门质量管理子循环共同组成医院质量管理大循环。整个医院运转的绩效，取决于各部门、各环节的工作质量，而各部门、各环节必须围绕医院的方针目标协调行动。因此，大循环是小循环的依据，小循环是大循环的基础。通过 PDCA 循环把医院的各项工作有机地组织起来达到彼此促进、持续提高的目的。

（四）PDCA 循环在护理质量管理中的应用

护理质量管理经历了一个由定性管理到定量管理、由经验管理到科学管理的发展过程。PDCA 循环是广泛应用于质量管理的标准化、科学化的循环体系，它的有效应用有助于持续提高质量。20 世纪 90 年代中期，PDCA 循环首次应用到护理质量管理领域并不断渗透。现广泛运用于我国护理领域的各项工作中，有学者将 PDCA 循环运用于护理质量管理、护理教学管理、护理安全管理、护理科研管理及健康教育管理，护理教学中的临床带教、护士培训、操作技术培训及护士进修以及临床护理、护理文书质量控制等，在不同的护理管理层面或切入点均取得了较好成效，提高了护理管理质量。有学者将 PDCA 循环运用于临床护理管理中，通过实施 PDCA 循环，护理质量和患者满意度均有所提高，护理差错、护士被投诉次数显著下降；将 PDCA 循环管理应用于产房护理质量管理中，产妇及家属满意度、产后随访、助产士助产技能得到了明显提高，新生儿窒息、产后出血、会阴切口感染等得到了有效的控制；运用 PDCA 循环管理方法提高门诊护理安全管理，实施后患者满意度提高，护理差错事故及纠纷发生率降低；应用 PDCA 循环理论对电子护理病历实施全面质量控制，使病历合格率得到显著提高，修改率、返回率显著降低。

进入 21 世纪，患者日益增长的卫生保健服务需求给临床护理工作带来了机遇与挑战。尤其在深入推进优质护理服务时期，责任制整体护理模式的建立赋予了护理质量管理新的内涵，只有通过科学、规范、精细化的护理质量管理，才能提高临床护理质量与服务水平、提高工作效率，才能满足患者的健康服务需求。在等级医院评审中广泛推崇应用 PDCA，是对未来护理质量管理方向的指引。由此可见，PDCA 循环的理论和方法为护理质量管理提供了科学的方法与手段，通过边计划、边实施、边检查、边总结、边调整达到护理质量持续改进的目的，使护理管理更加规范、高效。

二、追踪方法学

（一）追踪方法学的概念

追踪方法学（tracer methodology，TM）是通过跟踪患者就医过程或跟踪医院某一系统运行轨迹，体验医院服务品质，评价医院管理系统是否健全、配套、有无疏漏以及执行力，考核医院整体服务能力的评价方法。追踪方法学是一种强调现场评估和“以患者为中心”的过程管理的方法学，20 世纪早期起源于美国，最初是从生物学示踪研究衍生而来，现已在国内外医院等级评价中广泛应用并取得明显效果。追踪方法学采用新的现场调查方法，根据患者真实就医体验结合质量管理结构（结构质量、过程质量和结果质量）和质量管理中的基本要素“人、机、料、法、环、测”设计追踪内容，进行现场评审，采取“看、问、查、追、考”的检查方法，分析评价医疗服务系统质量水平，即强调以患者为中心的追踪概念，跟踪患者的就医过程，重点评价医院内各部门、各专业之间的沟通与合作是否满足患者的医疗需要，所提供的医疗服务质量与安全是否有疏漏、是否达到高标准的要求，在医院评审评价中具有科学性和创新性，能客观反映医院的管理和服务水平。

（二）追踪方法学的实施步骤

（1）收集资料，主要包括询问患者初诊情况、观察规章制度落实情况、查看医护人员的记录、提问护士对患者信息的知晓情况、熟悉医院环境与布局情况、访问家属的感受及建议等。

（2）确定优先关注点，优先关注流程（priority focus processes，PFP）和优先关注区域或部门（priority focus areas，PFA），优先关注重点环节或制度内容，优先关注正确识别患者身份，高危药品使用安全，患者跌倒坠床导致的伤害等。

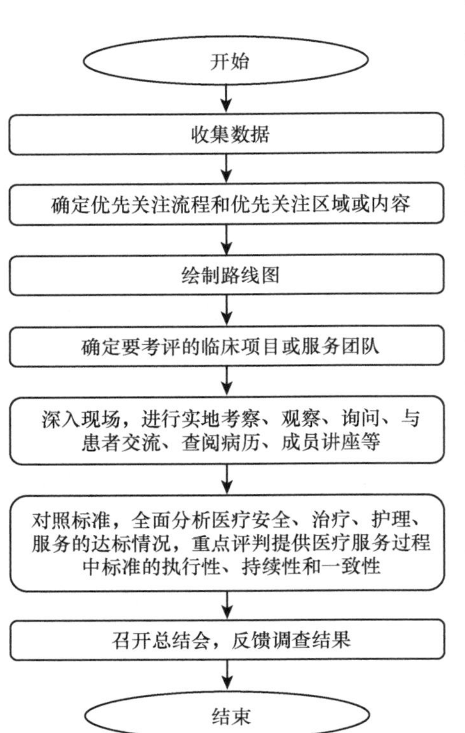

图 3-2　追踪方法学图示

（3）绘制路线图，绘图前应首先确定追踪活动需最先访问的区域、科室、服务项目等，避免临时性和盲目性。

（4）确定考评项目，即要考评的临床项目或服务团队（clinical/service groups，CSGs），如患者身份识别的统一方法，高危药品的管理，跌倒坠床的评估及应急预案等。

（5）深入现场，进行实地考察、观察、询问、与患者交流、查阅病历、成员座谈等。

（6）对照标准，全面分析医疗安全、治疗、护理、服务的达标情况，重点评判提供医疗服务过程中标准的执行性、持续性和一致性。

（7）召开总结会，反馈调查结果（图 3-2）。

（三）追踪方法学的类型

1. 个案追踪法　评审者跟踪患者就医过程，以“患者”的视角“看”治疗、服务全过程；“问”患者及家属、医疗服务直接提供者及监督者，了解不同部门提供的医疗服务相互协作和交流的情况，评价医院各部门所制订的制度、流程、标准有哪些？谁执行、执行者的依从性，谁评价监督、监督的效果如何，有无整改措施等。这是由评审者来体验接受过治疗、护理或服务的患者实际就医经历和体验的实地调查评价方法。在个案追踪时，评审者会选择病情相对复杂，治疗、服务内容多的患者，因为这类患者的就医过程能够较全面地反映一所医院医疗护理服务品质和水平，为评价医院提供了更多路径。例如，个案追踪法在预防髋关节置换术患者深静脉血栓中的应用，绘制的个案追踪图如图 3-3 所示。

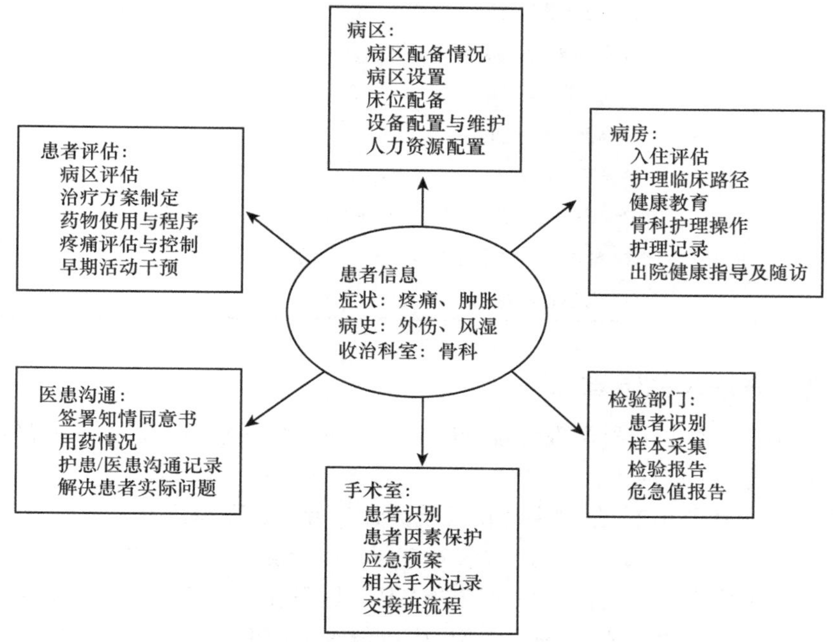

图 3-3　髋关节置换术患者个案追踪图

2. 系统追踪法　是通过一件事或一个问题来追踪整个系统的管理。在等级医院评价中引入系统追踪方法来评估医院的整体系统。比如在配置中心会追踪患者药物使用流程、药物储存，高危药物的标识及安全措施，药物的统计数据，处方的合格率有无统计、反馈、分析、整改等。评价者通过检查有着共同目标的不同部门之间的协同工作情况，评估医院的组织系统功能是如何实现以及实现的程度。刘瑶等专家运用系统追踪方法学原理构建的妇幼保健院孕产保健质量现场评审追踪框架如表 3-2 所示，该框架明确了追踪要点、内容和流程路径，能够更加科学、全面地评价妇幼保健机构医疗质量。

表 3-2　孕产保健质量管理系统追踪框架

项目	内容
追踪类型	孕产保健质量管理（系统追踪）
组织类型	孕产保健中心
优先聚焦区域	婚前保健、孕前保健、孕期保健、分娩期保健、产后保健
治疗服务分类	所有孕产保健服务
焦点描述事件或选择	服务、管理

续表

项目	内容
追踪路径与方式	查阅基础资料，现场调阅相关记录，现场询问医务人员、服务对象及家属，考核医务人员和现场查看
追踪内容条目	（1）机构与人员资质 （2）房屋、设施、设备 （3）管理制度和工作规范 （4）母子健康手册管理 （5）常规孕期保健服务 （6）产前筛查与诊断 （7）高危孕产妇管理 （8）危重孕妇管理 （9）孕产妇危害症、孕产妇死亡评审 （10）孕妇学校（育儿学校） （11）信息收集与质量管理

（四）追踪方法学的特点

追踪方法学是一种基于科学理念设计的方法，易于学习掌握，管理者理解其内涵，可在医院的各项管理中推广应用。

1. 追踪方法学从“患者”角度来评价医院　评审者通过跟踪患者就医过程，以“患者”的视角“看”治疗、服务全过程；“问”患者及家属、医疗服务直接提供者及监督者，来评估不同部门提供的医疗服务相互协作和交流的情况，是评价医院综合质量最直接、真实且有效的方法。追踪方法学改变了传统评审评价中以检查书面资料为主以及以评价者和医院管理者为导向的模式，使医院服务质量和医疗水平的评价结果更公正、更真实。

2.“灵活性”是追踪方法学的关键　追踪方法学的检查形式灵活多样，评审者通过追踪深入到临床一线，与工作人员和患者沟通交流、查看医疗护理记录、观察工作状态等构成动态现场调查过程，全面描述医院的组织服务流程，这种灵活性使追踪的流程和服务更广泛，克服了传统医院评审方法弄虚作假的可能性。

3. 追踪方法学注重利用信息系统和数据　追踪方法学将个案追踪和系统追踪有机结合，使评审的触及面深入到医院的各个方面、每个系统以及具体的关键领域，使评审方法更全面，具备更强的系统性。在医院评审现场调查过程中，评审者通过收集不同来源的数据聚焦医院的重要区域、重点环节，追踪评价患者的治疗、护理及服务过程。

（五）追踪方法学在护理质量管理中的应用

随着追踪方法学在医院评审工作中的广泛运用，护理管理者们也逐渐将此方法引入到护理质量日常管理与评价中。运用追踪方法学能科学、客观、真实评价和反馈护理管理与服务的流程及效果，突出护理质量管理过程的重要性，特别是护理过程中的重要环节，使持续改进护理质量与服务成为每一位临床护理人员的主要责任，调动人人参与护理质量管理的积极性。同时，追踪方法学还能通过确认出现问题的环节和分析原因，提示并明确今后整改或努力的方向，更加有利于护理服务质量和管理水平的不断提高。

在我国，将追踪方法学运用于护理质量评价工作首先要对具备评审资质的人员进行培训，通过接受追踪方法学相关理论和实践培训，内部质量审核员能较好地实施医疗护理质量评价。此外，实施前应明确追踪的目标和确定评价的项目。追踪的目标是护理质量与患者安全，主要包括护理计划的制订与实施、用药安全管理、医院感染防控、医疗护理环境与设施安全舒适、健康教育与康复指导等内容，最终需达到“患者安全、物品安全以及环境安全”的目标。护理质量的评价项目，主要包括安全文化建立、设备安全管理、药品安全管理、患者及家属宣教、医院感染防控等。内部质量审核员通过采取面谈、查阅文件及现场查看等形式，灵活运用追踪方法学对个案或系统进行有效的追踪评价，进而针对发现的问题及时反馈并督促改进，将对提高护理质量与服务水平起到显著作用。王瑛琳等专家报道：建立护理质量追踪评价机制，包括再造或修订护理工作流程、制订过程质量评价标准及行为评价指标、设立科室安全管理目录、制订患者护理指导手册、建立护理工作与相关部门间的安全管理、建立护理缺陷登记讨论制度、运用三级护理质控手册持续改进护理质量等方法，以此来追踪评价各项护理质量效果，建立多途径、多视角的护理质量监控系统，极大增强了护士的护理质量意识和风险防范能力。结果显示住院患者平均满意度持续上升并保持在97.9%以上，护理差错发生率由0.20%下降至0.06%。实施护理质量追踪管理，对预防护理安全隐患发生、提高过程预控能力起到了重要作用。金丽萍等在医院成立了追踪检查护理安全管理小组，运用个体追踪和系统追踪的方法，对患者所接受的诊疗护理服务经历进行追踪检查，全面分析提供治疗、护理、服务中的不安全因素，制订并实施改进方案。结果显示各护理单元的护理安全管理指标及患者满意度显著提升，追踪方法学的引入对护理安全管理的持续改进大有裨益，能有效提升护理品质，降低护理风险，确保患者得到优质、安全的护理服务。

随着医学的发展及护理内涵的延伸，护理质量评价视野也越来越广阔。追踪方法学在医院医疗护理质量的评审中取得了较满意的效果，全国各地不少医院的护理工作都在借鉴其经验，并结合自身实际展开探索。通过追踪方法学临床应用现状的分析得出：追踪方法学的应用一方面能使护理管理者建立全新的护理管理理念，提高护理管理者的系统思维能力，使护理管理工作更科学合理；另一方面，应用追踪方法学有利于规范护士行为，提高护士技能水平，在提升医生和患者对护理工作满意度的同时，保障患者安全和促进护理质量的持续改进。追踪方法学在临床应用中取得卓越成绩，将鼓励越来越多的护理人员加入到追踪方法学研究的队伍中，追踪方法学将会更多、更广泛地应用于护理工作中。

三、品 管 圈

(一)品管圈的概念及起源

1. 概念 品管圈（quality control circle，QCC）又称质量管理小组，指同一工作现场、工作性质相似的人员自动自发进行品质管理所形成的小组，这些小组作为全面质量管理环节中的一环，在自我启发、相互启发的原则下，活用各种统计工具，以全员参加的方式不断进行维护和改善自己工作现场的活动。通过轻松愉快的现场管理方式，使员工自动自发地参与管理活动，在工作中获得满足感与成就感。内涵主要体现在以下两方面：一是有可测量性；二是人员态度与行为能力的提升。

2. 起源与发展 品管圈起始于1950年戴明博士的统计方法课程和1954年朱兰（Juran）教授的质量管理课程。1962年，日本石川馨（Kaoru Ishikawa）博士创办了品管圈活动，提倡"以现场领班为中心，组成一个圈，共同学习品管手法，使现场工作成为品质管制的核心"。自此品管圈活动正式从日本开启，石川馨也被称为"品管圈之父"。

早在1993年，我国大陆地区开始有零星医院开展品管圈活动，其局限于护理质量改进领域，此后直至2000年以前，有少数医院陆续将品管圈应用于护理以外的部门，包括药事管理、手术室以及医院质量相关管理等。

随着品管圈活动在全国医院的广泛推广和应用，2013年后，品管圈在我国大陆地区的发展进入了迅速推广期，以品管圈为主题的比赛开始在全国范围内应运而生，其中规模最为庞大、影响最为深远的是全国医院品管圈大赛。

（二）品管圈活动的实施步骤

目前品管圈广泛应用于病房管理、专科护理、健康教育等护理质量管理的各层各面，是全面质量管理中的具体操作方法之一，分为10个步骤，与PDCA流程相对应。

临床开展的品管圈活动项目一般主要为问题解决型品管圈和课题达成型品管圈，两者都是以PDCA循环为基础理念开展的质量改进活动。因此，在实践操作中两者的核心理念、操作步骤和品管手法运用有诸多相似之处。

1. 问题解决型品管圈实施步骤 问题解决型品管圈，是指有效运用品管管理的想法和手法，按照解决问题的步骤，合理、科学而有效地解决问题的方法。问题解决型品管圈的成败关键在于"品质管理的想法""解决问题的步骤""品质管理的手法"的有机结合（图3-4）。

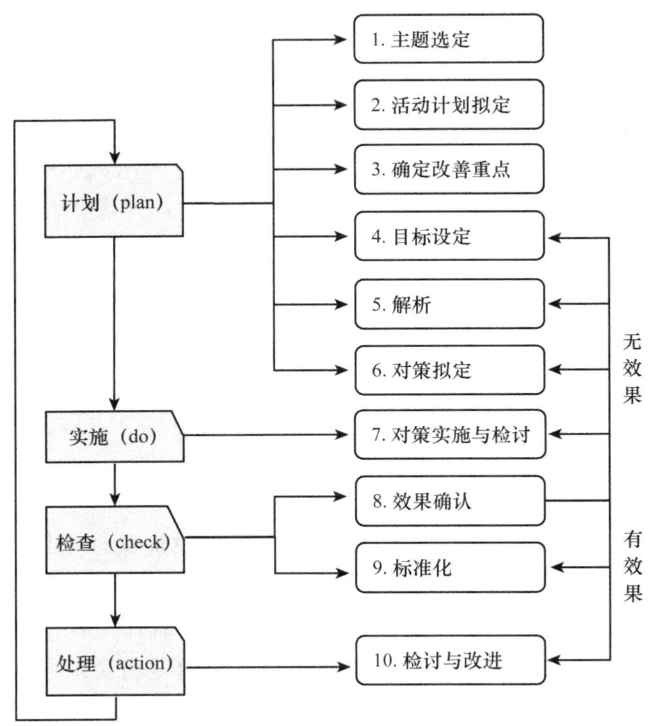

图3-4 问题解决型品管圈主题实施步骤

（1）主题选定：圈员们列出 4～8 个问题后，通过头脑风暴法，选出适合本期活动的备选主题进行评价。

1）主题评价：问题解决型品管圈备选主题明确后，所有圈员根据评价项目进行打分，然后将备选主题的分数求和或取其平均值，分数最高者即为本期品管圈的活动主题。根据主题评价表（表 3-3），列出评价项目，所有圈员进行打分。

表 3-3　主题评价表

主题评价项目	上级政策	可行性	迫切性	圈能力	总分	顺序	选定
1. XXXXXXX							
2. XXXXXXX							
3. XXXXXXX							
4. XXXXXXX							

评价说明：	分数/评价项目	上级政策	可行性	迫切性	圈能力
	1	没听说过	不可行	半年后再说吧	需多个单位配合
	3	偶尔告知	可行	明天再说	需一个单位配合
	5	常常提醒	高度可行	分秒必争	能自行解决

2）衡量指标的定义及计算公式：主题选定后须对“衡量指标”进行具体的定义与说明。如选出的主题为“降低门诊处方调剂差错率”，需针对衡量指标“调剂差错率”的计算方式加以说明。

调剂差错的定义：不论是药师在核对过程中发现的差错（内部差错），或是药已发出由患者或其家属发现的差错（外部差错）都属于“调剂差错”。

调剂差错率的计算公式：

$$调剂差错率 = （当日调剂差错的件数 \div 当日总处方数）\times 100\% \tag{3-1}$$

3）说明主题选定理由：①强调主题对于本圈或医院的重要性；②表达方式力求具体、确切；③指标能够量化，并尽可能以数据表示；④全体圈员有兴趣参加的原因；⑤全体圈员达成共识且能通力合作。

（2）活动计划拟定

1）活动计划拟定步骤

A. 确定拟定活动计划书的方式：主题选定后可以进行活动计划书拟定步骤，绘制甘特图，作为以后活动进度的依据。活动进度可由圈员共同讨论而定，也可以对以往各期品管圈的历史资料进行回顾研究并作为参考。

B. 决定活动计划书的活动内容：按照问题解决型品管圈活动内容依次拟定。另外，在品管圈活动结束后，还会有成果发表环节。

C. 决定活动计划书的活动日程：活动日程各步骤所需时间，一般以周为单位。也可以另外标注相对应的年月时间，不要将周末和节假日算在进度之内。首先，应该对整个活动的期限有总体的计划。然后，拟定各步骤所需时间，在一个完整的 PDCA 循环中，建议 plan（步骤 1 至 6：由主题选定至对策拟定）占活动总时间的 30%；do（步骤 7：对策实施与检讨）占活动总时间的 40%；check（步骤 8 至 9：效果确认及标准化）占活动总时间的 20%；action（步骤 10：检讨与改进）占活动总时间的 10%。也可根据实际情况和圈的经验及能力做适当调整。

D. 决定圈员的工作分配：依照活动计划拟定，分配适合每一位圈员的工作，即每一个活动步骤都有相应的圈员负责，包括召集圈会、担任圈会的主席、主持小组讨论、统筹措施等，提升工作效率。

E. 绘制甘特图：甘特图是在 20 世纪初由亨利 · 甘特（Henry L. Gantt）开发的，能够直观地表明任务计划在什么时候进行，以及实际进展与计划要求的对比。它是以图示的方式通过活动列表和时间刻度形象地表示出任何特定项目的活动顺序与持续时间。

2）现状把握

A. 明确工作流程：在品管圈实施过程中，将工作过程绘制成流程图，能够比较清晰地查找原因和制订对策。

B. 查检：明确了工作流程后，针对选定的主题，寻找出主题错综复杂的影响因素，尽可能收集正确的、有用的数据。通过制作查检表，对现状与标准的差距加以观察和记录，或以“5W1H”（when、where、who、why、what 和 how）的方式，全员分工收集，以获得客观、符合事实的资料，查检的过程遵循三现原则：即现场、现物、现实。

（3）确定改善重点：遵循“抓主要矛盾、抓重点、抓关键”的原则，选择影响大的重要质量问题进行改进，选择起关键作用的主要原因去解决质量问题。品管圈的常用手法——帕累托图，是把握重要原因或问题重点的有效工具。帕累托图的 80/20 原理：找出产生造成主要错误（80%）的主要因素（20%），通过区分关键的与次要的项目，用最少的努力获取最佳的改进效果（图 3-5）。

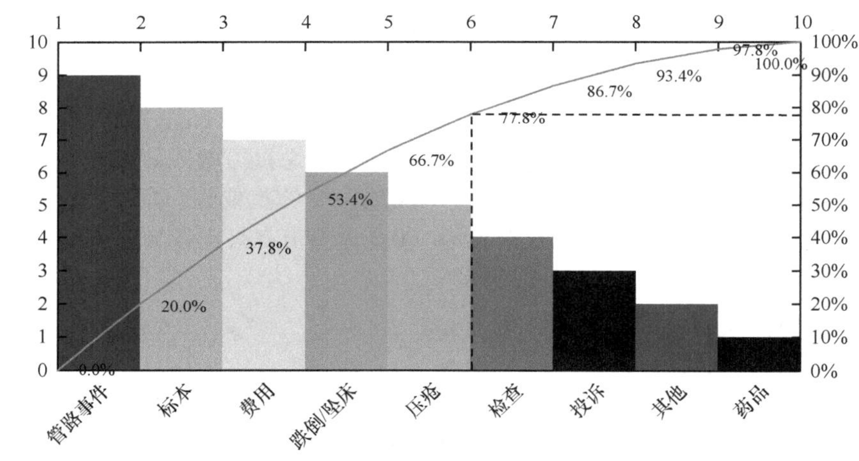

图 3-5 护理不良事件发生率帕累托图

（4）目标设定

1）目标设定的理论依据：1954 年，现代管理大师彼得 · 德鲁克（Peter F. Drucker）在其出版的《管理的实践》一书中最早提出了目标管理的思想。这种管理的主要特点是：①强调活动的目的性，重视未来研究和目标体系的设置；②强调用目标来统一和指导全体人员的思想和行动，以保证组织的整体性和行动的一致性；③强调根据目标进行系统整体管理，使管理过程、人员、方法和工作安排都围绕目标运行；④强调发挥人的积极性、主动性和创造性，按照目标要求实行自主管理和自我控制，以提高适应环境变化的应变能力；⑤强调根据目标成果来考核管理绩效，以保证管理活动获得满意效果。

美国心理学家洛克（E. A. Locke）于 1967 年提出了“目标设置理论”（goal setting theory），他认为目标能把人的需要转变为动机，使人们的行为朝着一定的方向努力，并将自己的行为结果与既定的目标相对照，及时进行调整和修正，从而实现目标。挑战性的目标是激励的来源，因此特定的目标会增进绩效，困难的目标被接受时，会比容易的目标获得更佳的绩效。

2）目标设定的具体步骤

A. 明确何时进行目标设定：现状把握之后紧跟着的就是进行目标设定步骤，但是若在主题选定时便有现成的数据可用，“目标设定”这一步骤可以提前在“主题选定”完成之后直接进行。

B. 明确目标设定的内容表达方式：品管圈活动目标设定内容构成为“完成期限 + 目标项目 + 目标值”，如“在 12 月 31 日前将门诊调剂差错率由 10% 降低至 6%”。

C. 明确目标项目：目标项目是目标的主体，目标设定时必须首先明确目标项目及活动的主题内容，如活动的主题为“降低门诊药房调剂内部差错件数”，则目标项目即为“门诊药房调剂内部差错件数”。

D. 决定完成期限：完成期限不同，则改善幅度不同，相应的目标值也应有所改变和调整，如若限定的完成期限较长，目标值就要设得较高（改善幅度较大），完成期限一般为 3 个月左右。

$$目标值 = 现况值 - 改善值 = 现况值 - （现况值 \times 改善重点 \times 圈能力） \quad (3\text{-}2)$$

E. 计算目标值。

F. 圈能力计算：圈能力一般在主题选定步骤中进行评价，每个圈员对圈能力均要打分，各评价项目最后得分可用总分或平均分计算（表 3-4）。

表 3-4　圈能力评价表

<table>
<tr><td>圈员</td><td>×××</td><td>×××</td><td>×××</td><td>×××</td><td>×××</td><td>×××</td><td>×××</td><td>总分</td></tr>
<tr><td>分值</td><td>3</td><td>5</td><td>5</td><td>3</td><td>3</td><td>2</td><td>3</td><td>23</td></tr>
<tr><td>平均分值</td><td colspan="8">23/7=3.28</td></tr>
<tr><td>评分标准</td><td colspan="2">能自行解决</td><td colspan="3">需一个单位配合</td><td colspan="3">需多数单位配合</td></tr>
<tr><td>参考分值</td><td colspan="2"></td><td colspan="3"></td><td colspan="3"></td></tr>
</table>

注：评分方法：能自行解决（5 分），需一个单位配合（3 分），需多数单位配合（1 分）

G. 书写设定理由：在规范书写目标设定时，一般还要求在目标值设定后，书写设定理由，内容应该包括对现状值、改善重点以及圈能力的解析等。

H. 绘制柱状图：绘制柱状图来进一步对目标进行说明，横坐标分别列有改善前数据（现状值），以及改善后数据（目标值），同时用下降或上升箭头等形式标注改善情况，并列出具体改善幅度。

（5）解析：所有可能造成问题的因素都可以被称为“原因”。在解析过程中，原因的查找是所有工作的基础，只有深入、透彻地分析问题，才能尽可能全面地找出问题产生的所有原因。问题解决型品管圈中常用“特性要因图”（即“鱼骨图”或“石川馨图”），进行原因分析，也可根据实际情况运用头脑风暴等方法提出和收集原因，针对所存在的问题分析原因。

1）特性要因图分析法

原因追求型特性要因图——用于“原因分析”（鱼头朝右，如图 3-6 所示）。

对策追求型特性要因图——用于“对策拟定”（鱼头朝左，如图 3-7 所示）。

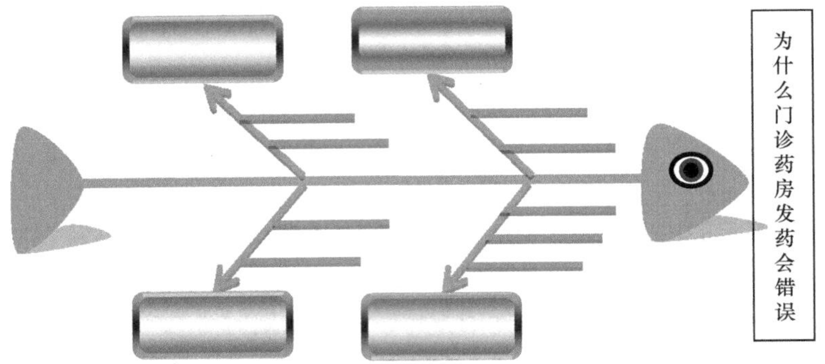

图 3-6　原因追求型特性要因图

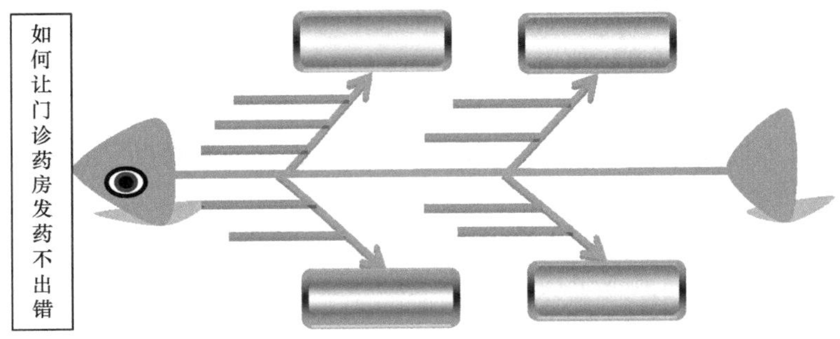

图 3-7　对策追求型特性要因图

上述两种类型的特性要因图的差异，如表 3-5 所示。

表 3-5　两种类型的特性要因图的比较

	原因追求型特性要因图	对策追求型特性要因图
鱼头方向	向右	向左
箭头所指	问题	目的
鱼骨	原因	对策或手段
如何发问	why	how

2）要因分析：在找出众多原因之后，我们不可能针对所有原因一一制订对策，所以我们还需要找出其中一些关键的原因进行解决，解决了关键原因后，我们通常会发现问题已经基本得到了解决，这些原因就是主要原因，简称“要因”（表 3-6）。按照 80/20 法则选定排名靠前的 20% 的原因为要因。

表 3-6　特性要因图的要因评价表

编号	特性要因图中的原因		圈员打分情况									总分	排名	选定
	中原因	小原因	圈员A	圈员B	圈员C	圈员D	圈员E	圈员F	圈员G	圈员H	圈员I			
1	中原因 1	小原因 1	1	1	3	3	1	3	1	1	1	15	16	
2		小原因 2	5	3	5	3	5	1	5	3	3	33	4	
3		小原因 3	3	3	1	3	1	1	1	1	3	17	12	
4	中原因 2	小原因 4	5	5	3	5	3	5	5	5	5	41	2	
5		小原因 5	1	3	1	3	1	1	3	1	1	15	16	
6	中原因 3	小原因 6	3	1	3	3	1	1	3	3	3	21	9	
7		小原因 7	1	3	3	1	3	1	1	3	1	17	12	
8	中原因 4	小原因 8	5	5	5	3	5	5	5	5	5	43	1	
9		小原因 9	3	3	3	3	3	3	3	3	3	27	6	
10		小原因 10	1	1	3	1	3	1	1	1	1	13	19	
11		小原因 11	1	1	3	3	3	1	3	1	1	17	12	
12	中原因 5	小原因 12	3	3	3	3	3	3	3	3	3	27	7	
13	中原因 6	小原因 13	3	3	3	1	1	1	1	1	1	15	16	
14		小原因 14	1	1	3	1	3	1	5	1	1	17	12	
15		小原因 15	1	3	3	3	1	1	1	3	3	19	10	
16	中原因 7	小原因 16	1	3	1	3	5	5	3	3	3	31	5	
17		小原因 17	3	3	5	3	5	3	3	3	3	31	5	
18	中原因 8	小原因 18	1	1	3	3	1	1	1	1	1	13	19	
19	中原因 9	小原因 19	5	3	5	3	5	5	3	5	5	39	3	
20		小原因 20	1	1	5	1	3	1	1	3	3	19	10	

3）真因验证：真因验证必须坚持“三现原则”：即现场、现物、现实。

（6）对策拟定

1）选定评价指标：选定评价的指标无硬性规定，可由品管圈活动小组统一选定或由各品管圈所有成员自行决定（表 3-7）。

表 3-7　评价指标和评价等级

分数	可行性	效益性	经济性
1	不可行	不能达到预期目标	经济投入太大
3	可行	部分达到预期目标	经济投入适中
5	高度可行	完全达到预期目标	经济投入太小

2）全体圈员针对每项评价指标进行打分：依据前面确定的评价指标来打分，然后进行列表并统计，根据得分的高低进行排序并选择最合适方案。

（7）对策实施与检讨

1）对策实施：严格按对策表中的措施逐条实施，并做好活动记录。每项对策实施完毕，及时确认效果是否达到其目标。如果没有达到对策表中设定的目标，则需评价措施的有效性，必要时要修正所采取的措施（表 3-8）。

表 3-8　对策实施计划表

序号	主要原因	对策（what）	目标（why）	措施（how）	负责人（who）	地点（where）	完成日期（when）
1	……	……	……	……	***	……	……
2							
3							
……							

2）对策检讨：运用 PDCA 循环，对对策实施过程记录。

P——对策内容：说明改善状况，并说明如何工作，将对策内容给予具体化。

D——对策实施：说明对策执行负责人、实施时间、实施地点和对策详细实施过程。

C——效果确认：①实施结果；②附带效果说明；③对策效果确认尽量以数据或图表来表示；④此阶段是确认个别对策是否有效，若等到所有对策都实施完毕才做效果确认，会不知道到底是哪一个对策较为有效，所以在这个阶段便要仔细地做效果确认。

A——对策处置：①效果良好（达到目标）时，可列入标准化。对策实施后确实有效果，而且是有持续的效果，才列入标准化，但并非每一个对策都要列入标准化。②效果不好（未达目标）时，则需修正做法或另行对策。如果经过检讨还不能达到预期效果，则继续进行对策拟定→对策实施→对策动态跟踪和检讨，直至产生效果为止。一旦产生效果后，则进入下一步“效果确认”（表 3-9）。

表 3-9　对策处置表

<table>
<tr><td rowspan="2">对策</td><td>对策名称</td><td colspan="2"></td></tr>
<tr><td>主要原因</td><td colspan="2"></td></tr>
<tr><td colspan="3">改善前：
对策内容：</td><td>对策实施：
负责人：
实施时间：
实施地点：</td></tr>
<tr><td colspan="3">对策处置：</td><td>对策效果确认：</td></tr>
</table>

（8）效果确认

1）效果确认类型。品管圈活动取得的成果，可以分为两类：一类是“有形成果”，一类是“无形成果”。“有形成果”主要是指可以用物质价值形式表现出来，通常能直接计算其经济效益的成果。“无形成果”，通常是难以用物质或价值形式表现出来，无法直接计算其经济效益的成果。

2）效果确认的表示方法

A. 有形成果的计算

$$目标达成率 = [(改善后数据 - 改善前数据) + (目标设定值 - 改善前数据)] \times 100\% \quad (3\text{-}3)$$

目标进步率 =［（改善后数据 − 改善前数据）÷ 改善前数据］×100%　　（3-4）

目标达成率 100±10% 是很不错的，所以尽可能做好现状把握。目标达成率高于 150% 及低 80% 者应做出说明。

B. 无形成果表示方法：对于无形成果的确认，可用雷达图或无形成果评价表表示（图 3-8 和表 3-10）。

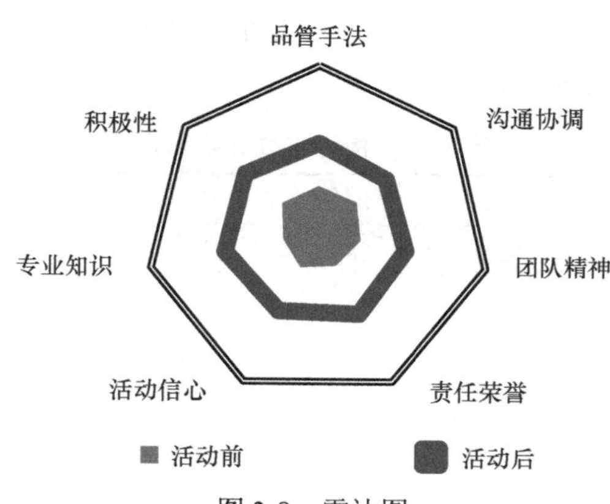

图 3-8　雷达图

表 3-10　无形成果评价表

序号	评价项目	活动前		活动后		活动成长	正/负向
		合计	平均	合计	平均		
1	品管手法						
2	沟通协调						
3	团队精神						
4	责任荣誉						
5	活动信心						
6	专业知识						
7	积极性						

（9）标准化：标准化在品管圈活动中占有极为重要的分量，是品管圈实践经验的总结，也是品管圈改善历程的重要步骤。为使对策效果能长期稳定的维持，我们有必要对取得有效成果的改善措施进行标准化（表 3-11）。

表 3-11　标准化文件式样

<table>
<tr><td rowspan="2">类别</td><td rowspan="2">标准操作流程名称</td><td>编号：</td></tr>
<tr><td>主管部门：</td></tr>
<tr><td colspan="3">一、目的
二、适用范围
三、说明
四、使用记录
五、注意事项
六、附件</td></tr>
</table>

续表

修订次数：新订	核定		审核		起草	
修订日期：						
制订日期：						

（10）检讨与改进：就是对品管圈实施的整个过程进行全盘的反省与评价，并运用PDCA进行持续的改进与提高（表3-12）。

表 3-12　检讨与改进记录表

项目	优点	缺点或今后努力方向
主题选定		
活动计划		
课题明确化		
目标设定		
方案与对策拟定		
最佳方案与对策追究		
方案与对策实施		
效果确认		
标准化		
残留问题		

2. 课题达成型品管圈实施步骤　课题达成型品管圈的活动程序与其他类型品管圈有一定的区别，它要解决的问题和要达到的目标是从未发生过的，因此没有现状可调查，不需要去分析造成质量问题的原因。小组成员为追求新的境界，实现预定的目标，通过激发灵感，设计多种方案，并进行可行性分析论证。其活动的主要内容是选出最佳方案，并予以实施（图3-9）。

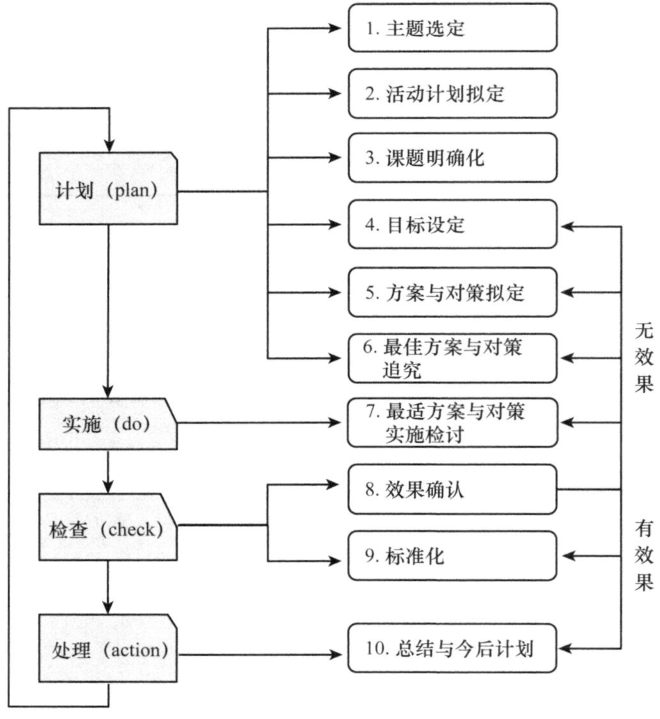

图 3-9　课题达成型品管圈主题实施步骤

（1）主题选定：在讨论问题时，应权衡考虑今后可预测的事情及未来的计划等，将必须解决的问题及应达成的课题全部罗列出来。针对提出的问题，小组成员通过头脑风暴进行分析讨论，提出为达到目的的所有解决途径和办法，并形成参考课题。

1）主题选择：课题选择需要团

队突破现有思维模式的局限性，从多方面进行评估，筛选出课题。选题时采取创新的思维，重视对课题达成时成效的评价，并对选定课题的具体状况及其外围状况以事实、数据进行调查并明确，确认是否真正有选取的必要性。必须对大量的数据进行分析，并发动全体圈员运用团队的力量，展开丰富的想象力，进行评价指标设计与考量。按程序列出评价项目，引导所有圈员依次评价项目并进行打分（表3-13）。

表3-13　课题评分表

指标项目	分数	指标描述	课题一	课题二	课题三
可行性	3	本小组能自行完成	√		√
	2	需其他部门协助			
	1	难度大，需外单位合作		√	
有效性	3	能快速准确			√
	2	只提高准确性		√	
	1	无明显改善	√		
经济性	3	费用低于5000元，小组可自行解决	√		√
	2	费用在5000～20 000元，需要筹借			
	1	费用高于20 000元，很难承担		√	
时间性	3	用时3个月以内	√		√
	2	用时3～6个月		√	
	1	用时6个月以上			
综合得分			10	6	12
选择课题					☼

2）主题类型判定：如何区分主题是属于问题解决型还是课题达成型，可根据两者之间关联程度做评判，根据合计分数的高低，明确主题类型（表3-14）。

表3-14　QCC主题类型的评价表

课题达成型	关系程度	问题解决型
1. 无既往工作经验，欲顺利完成首次面临的工作		1. 欲解决原来已实施的工作中所发现的问题
2. 欲大幅度突破现状		2. 欲维持、提升现况水平
3. 欲挑战魅力性质量、魅力性水平		3. 欲保障质量现状、当前水平
4. 预提前解决可预见的课题		4. 欲防止再发生已出现的问题
5. 通过新方案、新对策、新想法的探究与实施可达成目标		5. 探究问题的真因、通过消除或解决真因，可获得问题的解决
判定结果	合计分数	判定结果

注：关系程度三段评价：大=5；中=3；小=1

3）选题理由

A. 主题释义：将选定的主题进行名词解释或通过模式构建从多维度（人员、机械、材料、方法、环境）展示来达到主题释义的目的。

B. 主题评估：所选取课题的必要性要具体明确，并确认将所选定课题的具体状况及其外界状况，以事实与数据进行调查并佐证。

C. 主题的必要性及创新性：可借鉴查新不同行业或类似专业中的知识、信息、技术、经验等，研制（发）新的产品、服务、方法、软件、工具及设备等（表 3-15）。

表 3-15　课题查新表

查新项目名称	中文					
	英文					
查新机构	名称					
	通信地址				邮编	
	责任人		电话		传真	
	联系人		电话			
	电子信箱					

一、查新目的

二、查新项目的科学技术点

三、查新点与要求

四、文献检索范围及检索策略

五、检索结果

六、查新结论

七、查新员、审核员声明

1. 报告中陈述的事实是真实的和准确的。
2. 我们按照科技查新规范进行查新、文献分析和审核，并做出上述查新结论。
3. 我们获取的报酬与本报告中的分析、意见和结论无关，也与本报告的使用无关。

查新员（签字）：　　　　　　　　　　　　审核员（签字）：

年　月　日　　　　　　　　　　　　年　月　日

八、附件清单

九、备注

（2）活动计划拟定：课题达成型 QCC 一般需要投入大量的成本，并且在活动中需要大量的数据收集、方案验证等工作，一般活动周期比较长。但是为了更好地进行活动进程管控，还是应该与问题解决型 QCC 一样，决定完成任务的角色分工，拟订至活动项目完成为止的整体活动计划。

（3）课题明确化

1）把握现况水平：①尽量以统计图表（如帕累托图等工具）掌握现况并以数字表示；②现况水平应掌握的重点是项目的特性、项目的手段（人、物、方法等）及前提、环境条件等；③可用系统图或亲和图等手法；④注意将重点项目依次细分，内容明确，便于统计。

2）把握期望水平：选取与现况水平相似的项目，把握期望水平或不久的将来可预见的状况等。期望水平就是指顾客、前后工序、上级或自己希望想要达成的状态等的程度。

A. 与现况水平相同的项目：可活用调查表、亲和图、排列图等图表掌握期望水平。

B. 课题属“创造魅力性品质”：可通过调查收集客户信息、前后工序、上级期望及自己想要达成的状态等，再以亲和图等工具归纳决定。

C. 课题属“现况打破”：则以现况水平→期望水平的顺序掌握。

D. 课题属“新型业务开展”及“创造魅力性品质”：以期望水平→现况水平的顺序掌握。

3）望差值与攻坚点的明确化：针对所选取的课题，从各角度调查现况水准与期望水准，把握现况水平与期望水平之间的差距，明确望差值，制作备选攻坚点，设定评价项目，通过评估技术难点来确定重点方案的研究方向，并进行突破以达到目标，为后继“方案拟定”提供有力的客观依据（表 3-16）。

表 3-16　望差值与攻坚点选定表

题目	把握项目	现况水平	期望水平	望差值	攻坚点（候选）	评价项目（可依据主题变化）			总分	是否为攻坚点
						上级方针	圈的优势	克服能力		
	1									
	2									
	3									
	…									

（三阶评价：强为 5 分；中为 3 分；弱为 1 分。圈员人数：_____）

（4）目标设定

1）确定目标，是指新课题所能发挥的作用或达到的最终目的，通常采取直接定量的方法来确定目标值，如可节约的人力、物力、财力及时间等。小组应围绕课题设定目标，目标设定应满足以下要求：①与课题所要达到的目标保持一致；②将课题目的转化为可测量的目标；③目标设定的过程要明确；④目标设定不宜过多。

针对课题达成型 QCC 活动，具有挑战性目标值的设定尤为重要，并且需要对目标值的适宜性进行确认（图 3-10）。目标设定过程可以借鉴以下几条原则：①将借鉴的相关数据与设定的目标值进行对比和分析；②分析小组拥有的资源、具备的能力与课题的难易程度；③依据事实和数据进行定量分析与判断。

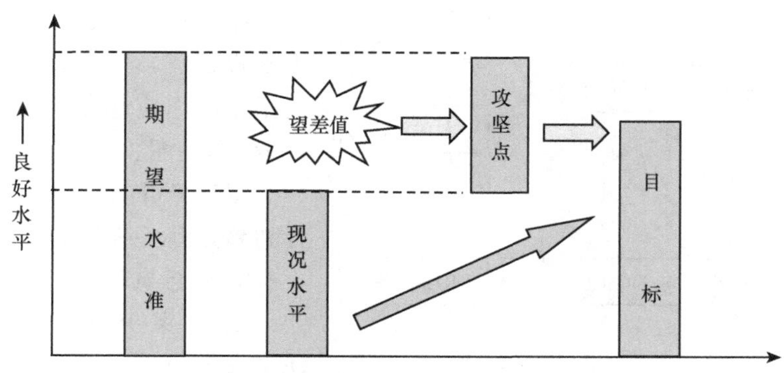

图 3-10　望差值、攻坚点与目标关系

2）目标可行性分析：是指对项目进行系统技术论证、经济合理性和条件可能性的分析论证，以最小的人力、物力、财力耗费，达到最佳技术、经济、社会效益的切实方案，可行性分析分为三个阶段。

A. 机会鉴定阶段：即通过对社会/市场需求、技术发展趋势和资源状况的分析，寻求合适的机会。内容包括市场调查预测，投资的目标和范围，项目投资的费用范围。

B. 初步可行性分析阶段：即在机会研究的基础上，寻找目标和投入方向，从经济上进一步考察成本投入，在技术上进行调研或试验。

C. 技术经济可行性论证阶段：即在全面分析、计算、比较、论证的基础上，对项目进行可行性定性分析，选择最优方案，并对项目目标做可行性定性结论。

3）注意事项：在日常品管圈活动过程中，目标设定常见如下的问题。

A. 目标未进行量化：小组所提出的目标仅有定性的说明，没有具体的量化数据或指标。

B. 目标值设定太多：小组为了说明清楚，设置了多项目标，导致目标值太多，不便检查课题活动的实效性。

C. 目标值设置难以测量。

D. 多个目标值之间缺乏相关性。

（5）方案与对策拟定

1）提出方案：①借助头脑风暴提出各种想法；②用亲和图进行整理；③以攻坚点为基础，提出各种改善方案；④方案要充足，以避免没有选择性和对比性。

2）确定最佳方案

A. 方案的选择与论证：在提出方案的过程中，或按其组成，或按其结构，或按其步骤，或按其性能，根据亲和图归纳、整理形成逐级分解的子方案或功能模块组合。方案要充分展开，小组对各方案要综合分析、认证和评价。在评价过程中，应设定明确的量化指标，必要时可进行小规模的试验对比。同时预估期待效果，预测有无实施上的阻碍及不良影响，若预测到有阻碍或不良影响，即检查其应急预案或预防措施方案，最终确定具体的、可操作性强的最佳方案。

B. 最佳方案的确定

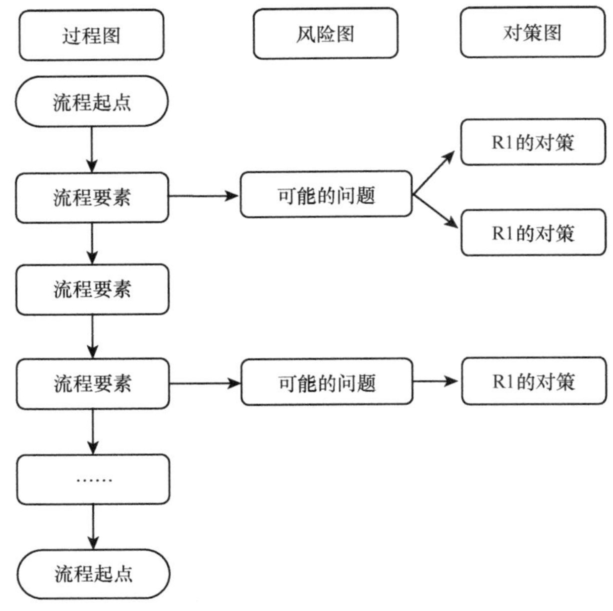

图 3-11　PDPC 法应用程序图

障碍判定：采用过程决策程序图（process decision program chart，PDPC）。所谓 PDPC，是为了完成某个任务或达到某个目标，在制订行动计划或进行方案设计时，预测可能出现的障碍和结果，并相应地提出多种应变计划的一种方法（图 3-11）。

得失分析：对选定的方案与对策进行利弊分析，确定最适方案与对策。

3）注意事项

A. 方案少且没有可比性：一些 QCC 活动在方案提出阶段做得不够充分、全面和严谨，所提出的方案数量少，且方案之间没有可比性。

B. 方案选择不彻底：小组在提出各种方案的过程中，没有将方案逐级分解到可以直接采取措施的程度，或者是将方案的分解和选择放在制订对策或对策实施过程中进行，造成方案选择不彻底，无法有针对性地指定对策和组织实施，影响各个方案的评价以及小组活动效果的评价。

C. 方案选择缺少数据和试验验证：小组应经过实际考察、数据分析、试验验证后再做选择，而不能采取主观的评价打分法、举手表决法等。

4）对策制订方法

A.“对策”：是经过科学性、可行性、经济性、效益性等全方位综合评价后提出的直接的、可落地的问题解决方案，是针对最佳方案提出的，逐条实施的、有效的、解决课题的方法。

B.“目标”：旨在评价或鉴定对策实施后是否达到预期目标，同时可以验证对策是否有效，也是检验对策是否执行到位的考核目标。可以量化的目标值必须量化。量化目标更具有直观可比性，更易检验对策的有效性。非量化目标也应有明确的参考标准。

C.“措施”：是每一条对策具体执行过程，包括何时、何地、何人、用何种方法或工具等，明确方式方法，使得对策更具有操作性、更易实施。

对策制订最常用的是对策表，又名措施计划表。小组应根据前一步骤中确定的最佳方案逐一制订相应的对策，并用对策表的形式呈现。对策表按“5W1H”制订（图 3-12）。

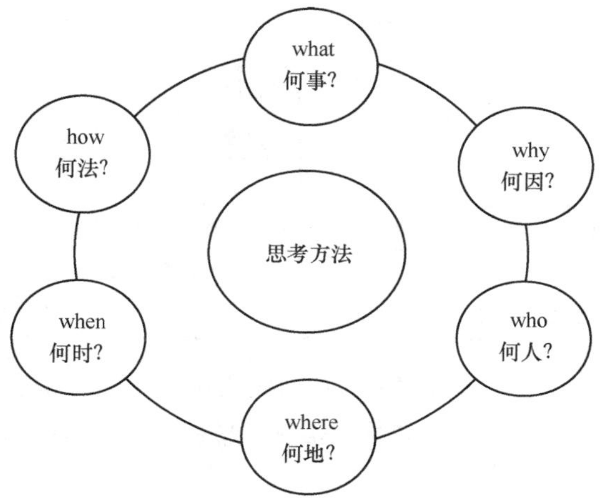

图 3-12　对策制订要点

（6）最佳方案与对策追究：在课题达成型 QCC 活动中，对策制订的过程也可以被称为方案与对策的拟定及最适方案与对策的确定。在方案与对策拟定的过程中，小组要充分运用头脑风暴和团队的力量，尽量多地提出可供选择的实施对策，通过科学合理的评价，确定可实施的最适方案与对策。最适方案与对策的确定可以通过对拟定的方案与对策进行障碍和副作用判定，来消除和避免对策实施时可能出现的负面效应。最适方案与对策的探究可以通过制作最适方案与对策探究表来确定，见表 3-17。

表 3-17　课题达成型 QCC 最适方案与对策探究表

课题	备选方案与对策	障碍判定	副作用判定	消除障碍	评价项目					判定	负责人	实施时间	方案群组
					科学性	创新性	可行性	经济性	总分				

（7）最适方案与对策实施检讨

1）对策实施的步骤：①每条对策要按照对策表中的措施栏目逐条实施；②每条对策在实施完成后要立即确认结果；③如果确认没有达到对策表中所设定的目标，要评价措施的有效性，如目标未达成应调整、修正措施；④每条对策实施后，除确认该条对策的目标外，必要时还需验证对策实施结果在安全、质量、管理、成本、环境等方面的负面影响；⑤在逐条实施对策后，应对整体方案进行测试，确认其有效性与安全性。

2）对策实施表：根据具体对策措施制作对策实施表，可参见以下通用模板，见表 3-18。

表 3-18 对策实施表

对策		名称：	
P	实施目标		实施人员
D	实施过程	1. 措施 1	XXX
		2. 措施 2	XXX
		3. 措施 3	XXX
		……	……
C	实施效果	根据具体实施效果综合评价	
A	结论	对策实施是否有效	
实施时间：实施起止日期			责任人：XXX

3）注意事项：在按对策实施表实施对策的过程中，需要注意以下几点。

A. 每条"对策或措施"要求写明谁做、做什么、怎么做、依据是什么、什么时间做及实施效果和结论。

B. 在每条对策实施完成后，要立即确认效果，与对策表中的目标对比，检查对策或措施实施是否彻底并达到要求。

C. 对策实施表与对策表中的"对策"和"措施"基本要求一致。

D. 在每条对策实施达到目标要求时，不应对整体项目有负面的影响，如安全性、有效性、经济性等。

E. 善于借助统计学方法，发挥专业技术的作用。

F. 对策实施与对策制订过程中要充分发挥团队的力量，特别是在遇到困难时，团队如何团结一致、克服困难非常重要。

（8）效果确认：是指在对策表中的所有对策全部实施完毕后，根据研制的某一产品、工艺、方法或服务项目，通过收集的客观数据进行效果检查，以确认小组设定的课题目标是否达成。

1）效果检验：检查小组设定的目标，确认课题目标的完成情况，比较所收集数据与制订的目标值，看是否达到预定的目标（图 3-13）。

2）效益评估：是指小组在实现所制订的目标后，计算创新成果的经济效益和社会效益。通过实施制订的对策解决问题，达到目标，取得成果后，应该同样计算达成目标能够给团队或单位带来多少经济效益和社会效益。

（9）标准化

1）标准化类型：①制度类标准化文件；②硬件使用类标准化文件；③软件使用类标准化文件（表 3-19）。

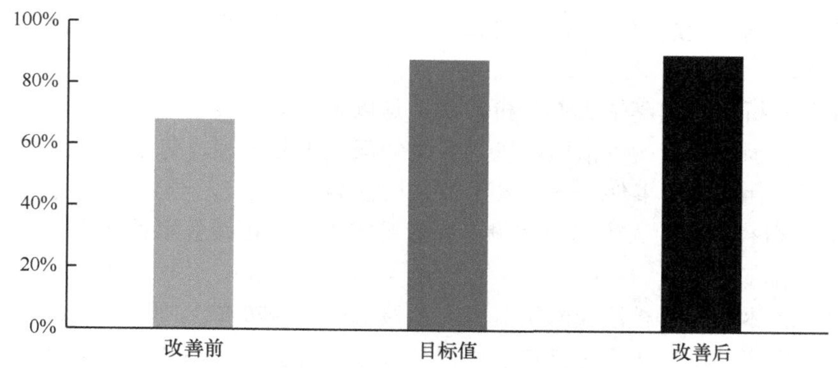

图 3-13　目标改善值对比分析图

表 3-19　标准作业书

类别：SOP 流程改善 临床路径	名称：	编号： 主办部门：

一、目的

二、适用范围

三、说明

1. 操作说明

2. 内容

四、注意事项

五、附则

修订次数：	起草人	XX	核定人	XX	审核人	XX

2）注意事项：在将有效的成功方案标准化，以达到效果固化的同时，QC 小组也需要对专项或一次性的创新成果过程的相关材料进行存档备案。对创新过程相关材料的存档备案，是一个去粗取精、去伪存真、由此及彼、由表及里、综合提高的过程。它能有效提高留存材料的可追溯性、清晰度和准确性，从而大大提高调查资料的使用价值。这部分材料能够很好地反映整个创新环节中各项活动的具体实施情况，不仅仅是 QC 小组管理的第一手材料，也是小组活动标准化工作的重要组成部分，更是未来进一步工作的基础。

（10）总结与今后计划：活动项目完成后，应从专业技术、管理技术和综合素质三方面对团队整体能力进行总结分析。从现有的项目活动点出发，激发 QC 小组发动头脑风暴，提出全新的活动主题，继续开展今后的品管圈活动。

四、根本原因分析法

（一）根本原因分析法概述

1. 概念　根本原因分析法（root cause analysis，RCA）是一项结构化的问题处理方法，用以逐步找出问题的根本原因并加以解决，而不是仅关注问题的表征。根本原因分析法是一个系统化的问题处理过程，包括确定和分析问题的原因，找出问题的解决办法，制订问题的预防措施。

根本原因分析法是回溯性失误分析方法，是以时间为轴线的一套系统化程序，找到问题发生的根本原因，执行改进措施，以避免类似问题重复发生，包括发生或可能发生的警讯事件。最常使用的是“事件——导致事件发生因素分析法”，导致事件发生因素（causal factor，CF）是指有效去除人为错误或设备失效等因素后，可减弱事件严重性或阻止事件发生的一系列因素。

2. 起源　根本原因分析法起源于美国海军核部门。1979 年三哩岛核事故之后，美国国家实验室对核反应堆操作研究进行审查，促使根本原因分析法在核工业及政府核武器研究领域得到广泛的传播。经过几十年的发展，根本原因分析法已广泛应用于工业及服务业等，同时覆盖了技术和管理领域。

根本原因分析法是对问题进行分析，找出问题的根本原因，提出问题的解决办法，并制订相应的预防措施。常用的分析工具有鱼骨图、头脑风暴法、5Why 分析法等。

3. 价值

（1）分析着眼于整个系统及过程面，而非个人执行上的处责。

（2）找出预防措施的工具。

（3）避免未来类似事件再发生。

（4）最终成果是要产出可行的行动计划。

（5）营造安全文化的过程之一。

4. 目标　进行根本原因分析的主要目标是要发掘：

（1）问题：发生了什么事？

（2）原因：事情为什么会进行到此地步？提问为什么发生当前情况，对可能的答案进行记录，再逐一对每个答案问为什么，并记录原因，通过反复问为什么来把问题引向深入，直到发现根本原因。

（3）措施：如何预防再次发生类似事件？找出改变根本原因的最佳方法，从根本上解决问题。同时对找出的每一个原因进行评估，找出改正的办法，从而有助于整体改善和提高。

5. 特点

（1）能识别障碍和发现导致问题发生的原因，以便找到永久的解决方法。

（2）能识别组织当前和未来需要改进的方向。

（3）在组织管理中运用根本原因分析法可帮助其建立预防文化、促进功能交叉工作组之间的通力合作、增进相互了解。

知识拓展：幸存飞机的根本原因分析法

1941 年，第二次世界大战中，空军是十分重要的兵种之一，盟军的战机在多次空战中损失严重，无数次被纳粹炮火击落，盟军总部秘密邀请了一些物理学家、数学家及统计学家组成了一个小组，专门研究“如何减少空军被击落的概率”的问题。当时军方高层统计了所有返回飞机的中弹情况——发现飞机机翼部分中弹较为密集，而机身和机尾部分则中弹较为稀疏，于是当时盟军高层的建议是：加强机翼部分防护。

但这一建议被小组中的一位来自哥伦比亚大学的统计学教授沃德（Abraham Wald）驳回了，沃德教授提出了完全相反的观点——加强机身和机尾部分的防护。

那么这位统计学家是如何得出这一看似不够符合常识的结论的呢？沃德教授的基本出发点基于三个事实：①统计的样本只是平安返回的战机；②被多次击中机翼的飞机，似乎还是能够安全返航；③在机身和机尾的位置，很少发现弹孔的原因并非真的不会中弹，而是一旦中弹，其安全返航的概率极小。也就是说，仅依靠幸存者做出判断是不科学的，那些被忽视了的非幸存者才是分析的关键对象！

以上就是幸存者偏差案例，其实，只要普通工程师掌握了根本原因分析法，就可以做出正确的原因分析，并给出相应的改善对策。

那么如何利用根本原因分析法对这一案例进行分析呢？首先，工程师们形成解决问题的团队，因为分析问题和解决问题需要团队作战，群策群力，这是做根本原因分析法的重要因素。案例中，盟军高层找了学校的科学家参与分析，这样是不够的，还需要最重要的人员参与讨论，如战争现场的战机飞行员，了解如何攻击飞机，如何更容易把飞机击落的防空前线战士。其次，问题解决团队要接受根本原因分析法和问题解决的方法论培训，或者至少有一个懂解决问题方法论方面的行家里手，分析团队中统计学专家沃德就是这方面的行家。最后，针对被解决的问题做现场、现实、现物的“三现原则”观察和分析。虽然当时不太可能安排团队进入现场观察战机如何被击落，也不可能邀请被击落战机的飞行员来参与讨论，但至少应该邀请成功飞回来的那些飞行员一起参与讨论，这些飞行员对飞机如何被击落以及如何更好地保护飞机应该有一些切实的观察和体会。或者，对几架甚至数十架被击落的敌方飞机进行现场观察，分析被击落飞机的问题所在。

做好上述三项准备工作后，团队便开始实施根本原因分析法了。进行根本原因分析法至少要把握以下两个基本原则：一是掌握问题的总体分布情况，如果只能看到局部问题，需要分析局部问题是否能代表总体问题；二是在掌握全局问题（此问题是分析对象）的基础上问对问题（问此问题的目的是分析原因）。

案例中的团队进行根本原因分析法时犯了两个错误。首先，没有掌握飞机问题的总体情况，只是看见飞回来的飞机在机翼部分受伤最严重，并把问题集中在机翼受伤这个片面的问题上！全局观念应该分析有多少飞机已被敌军击落，有多少飞机幸运地返回。其次，询问问题的思路不正确。提出的问题是如何让这些幸运飞回来的飞机更坚固？这显然是错误的问题。正确的问法应该是，是什么原因让飞机被敌军击落？是飞行员被击中？是因为飞机关键零部件损伤而坠落吗？能够飞回来的飞机是什么原因？如果把机翼强度加强了，那些被击落的飞机是否能够成功飞回来？

首先，飞机被敌军击落的原因是什么？通过飞行原理可能得出的原因有，飞行员被直接打死，或者发动机和油箱被炮弹击中。飞行员的驾驶舱、发动机和油箱等部位是飞机的关键的、重要的致命部位，容易被敌人盯上扫射。因此，这些部位的问题发生频次较高，而且导致的后果很严重。基于问题发生频次和严重性两个维度，就知道需要解决的重点。而飞机为什么能够飞回来？其原因也不难分析，因为飞行员未被击毙，飞机虽然受伤但飞行功能未受致命伤害。因此，基于这个分析可知，机翼不是飞机强度加固的重点。

（二）根本原因分析法的实施方法

1.“四个阶段”

（1）第一阶段，RCA 前的准备：证实发生了不良事件，组建 RCA 小组，定义要解决的问题，资料收集。

1）组建 RCA 管理小组：成员有部门领导、事件当事人及有关人员、有相应资质人员；管理小组的任务是系统培训 RCA 知识、相关专业知识；事件调查，资料收集；分析讨论；拟定措施，监督实施，评价效果。

2）资料收集：收集与事件有关的信息，如时间、地点、人员、制度、流程、病历、相关物证等。资料收集方法包括：① 5W1H 法即与事件相关人员进行深度访谈（5W1H 法：who、when、where、what、why、how）；②现场调查法，即调查现场环境、设施、材料等；③事件流程图法，即按事件发生的时间顺序还原事件的起始经过及具体细节，其关注的焦点集中于事件的发生过程，而非结果。

（2）第二阶段，找到近端原因：寻找所有和事件可能的原因，测量、收集、获得最可能的影响因素的证据；所谓近端原因就是指所有与不良事件发生有关的因素。常用方法有头脑风暴法和鱼骨图法。

（3）第三阶段，确定根本原因：找出涉及哪些系统，将根本原因列成表格；为什么/如何引起；根本原因：导致事件发生的真正原因，当该原因被矫正或排除后，与此诱因有关的不良事件不会再发生。

确定根本原因：对近端原因进行逐一讨论和排查，以此区分近端原因和根本原因，其在于对直接原因与结果之间关系有充分的了解认识。常用方法：查检表；真因验证：帕累托图（80/20 法则：选出“真因”、剔除“伪因”）；5Why 分析法。

通过以下 3 个问题确认：

1）当可能原因不存在时，问题会发生吗？

2）可能原因得到纠正或排除，问题会因相同因素再次发生吗？

3）可能原因已纠正或排除后，类似问题会再次发生吗？

是：归为近端原因；否：归为根本原因。

（4）第四阶段，制订和执行改进计划，提出改善行动或措施。

设计解决方案的原则：简单化，依据事实为基础，员工、患者、家属共同参与，列出所有措施与优先顺位，考虑可行性和成本效益、考虑可转移性；设计方案考虑到人为因素：尽可能减少依赖记忆与注意力、减少疲劳、简单化、标准化、适当使用标准作业与检查表。

2.“三现原则” 现场：亲自到现场；现物：亲自查看实物、接触实物；现实：亲自去了解现实情况，分析原因。

知识拓展：案例分析

31 岁女性患者，因躁狂抑郁症而入院。3 月 7 日早上 8:00 因为药物过量而由急诊科邀请精神科医生会诊后，收住入院，患者躁动、辱骂，不愿与护士讲话，入院后一直待在病房中。13:30 甲护士给药时，发现患者可能因如厕中未给药，后甲护士口头交给乙护士办。14:30 乙护士预给药时在病房找不到患者，45 分钟后通知患者母亲，乙护士于 5 分钟后下班，当天 16:00 患者被发现跳楼。

（1）RCA 前准备

1）小组成员：受过 RCA 训练的资深专家，精神科医生，患者家属。

2）决定调查时间点：经小组初步检阅此个案病历，确定事件调查重点。

3）问题定义：精神科患者自杀。

（2）资料的收集。相关政策及程序：住院、攻击行为、患者走失、患者突然死亡及处理、风险评估及处理；病历记录；护理记录；相关照护人员培训记录；照护人员责任分配状况及原则。

（3）访谈对象：主治医生、患者走失时当班的护士（乙护士）、患者入院时当班的护士（甲护士）、病房护士长、患者家属。

（4）时间序列表：见表 3-20。

（5）找出近端原因

09:15 问题 1：住院护理评估未完成。

09:30 问题 2：护理评价未完成。

10:00 问题 3：未进行风险评估。

表 3-20 根本原因分析时间序列表

时间＼日期	3月7日					
	8:00	9:15	9:30	10:00	11:30	12:00
事件	急诊室精神科会诊	资深医师接新患者	护士接新患者	病房查房	患者对护士扔饮料，随即被病房警卫带回病房	午餐时间
补充资料	患者药物过量及手部割腕	病史，生理、心理评估	患者躁动、辱骂，不愿与护士讲话	另一位患者需加强观察，不清楚该患者是否列入观察及多久一次	患者表示要待在病房	未见患者
正确措施	精神科及时评估	病历记录完整				
问题点			护士未完成在院护理计划	未观察患者	未观察患者	未观察患者
时间＼日期	3月7日					
	13:00	13:30	14:30	15:15	15:20	16:00
事件	给药	护士交班	护士再次给药时找不到患者	通知患者母亲	早班护士下班	发现患者跳楼
补充资料	给药时未见患者，不知患者去向	口头交班，未使用书面文件记录	于病房及医院内寻找未果	母亲未与患者同住，近期照护人为其父		未见患者
正确措施						
问题点	未及时给药	未床头交班	未与家属联系，未留存家属联系方式	未评估患者家庭关系	未床头交班	

11:30 问题 4：未进行巡视。

13:00 问题 5：未依照给药时间给药。

问题 1：住院护理评估未完成。

使用工具：5Why 技术。

为什么没完成?

1）患者躁动，护士对处理行为无把握。

2）护士未接受处理侵犯性行为培训。

3）之前未感受其重要性。

4）防暴力及侵犯训练课程不完善（根本原因）。

（6）确认根本原因

1）尚未及时更新患者观察制度及流程。

2）尚无正式处理暴力及侵犯性行为的训练课程。

3）尚无可用的风险评估工具。

4）患者照护人尚无明确规范。

5）尚无完善的病房管理制度。

（7）改善措施建议见表 3-21。

表 3-21　改善措施建议表

改善措施	防御机制	为什么	强化机制
建立及公告医院相关政策及规定	弱	主要依赖行政及人为因素	加强督查机制
完善病房管理制度	弱	主要依赖人为因素	常规性的重复训练
建立处理暴力及侵犯性行为的训练课程	弱	主要依赖人为因素	1. 常规训练的课程 2. 情景演练
规范照护者的职责	弱	主要依赖人为因素	1. 常规训练的课程 2. 情景演练
使用风险评估工具	弱	主要依赖人为因素	列入人员年终考核

3. 实施 RCA 的成功要素

（1）领导支持与参与。

（2）团队合作。

（3）以学习培训代替责怪惩罚。

（4）任何环节，每一个人都是关键点。

（三）根本原因分析法的作用

根本原因分析法用于问题分析：一般而言，根本原因分析法是从问题出发寻找原因。根本原因分析法有两个原则，总结为八个字“横向到边，纵向到底”。横向到边是指针对问题寻找原因时，从横向上要把所有的直接原因找全；再针对所有第一层直接原因从纵深方向上深挖到底，即纵向到底。图 3-14 是使用根本原因分析法的示意图。

根本原因分析法的主要过程如下：

第一，对被分析的问题询问为什么，然后寻求最直接的答案。直接原因有时候不止一个，因此需要在做第一层根本原因分析时把有因果关系的原因找全，一个都不能漏。数学逻辑的表达方式为 $Y=F\ (X_{S1},\ X_{S2},\ X_{S3},\ \cdots,\ X_{Sk})$，即把所有影响结果 Y 的因子 X_S 都找全。

第二，对第一层找出的原因，再继续深挖下一层次的有因果关系的原因直到找到最末端的因素或条件为止。末端因素或条件就叫根本原因。

从问题出发寻找根本原因的逻辑大致是这样的：为什么有 Y 问题（结果），因为 X_{S1}、

X_{S2}、X_{S3}，一直到X问题（原因）；然后问为什么有X_{S1}问题（结果）因为有X_{S1}、X_{S2}及X_{S3}问题（原因）等；用同样方法询问X_{S2}、X_{S3}的原因。这样横向和纵向不断地寻找原因，直到找全最底层的根本原因为止。

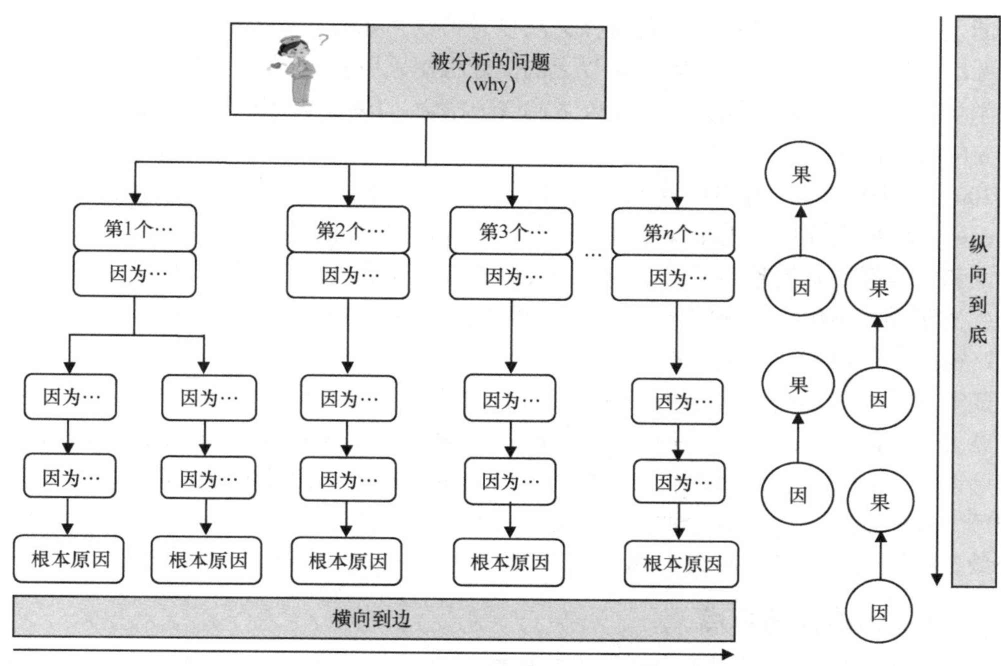

图 3-14　根本原因分析示意图

护理质量管理中应用根本原因分析法是对已经发生的护理不良事件进行深入的调查，主要是对系统和流程问题的探讨而不是个人问题，找出管理系统、制度流程中的风险和缺陷。

五、临床路径

临床路径是加强医院管理科学化、规范化、精细化的重要手段和工具，在保证、维持和改善医院医疗质量中起着重要的作用，也为医疗机构管理者的决策提供依据。目前，临床路径的应用已日趋广泛，对患者满意度、医疗护理工作质量及医疗费用的控制起到一定的效果，是一种新的医疗护理质量管理方法。

（一）临床路径的概念

临床路径（clinical pathway，CP）是指为某种疾病或某种手术的关键性治疗、检查和护理活动而建立的一套有时间顺序的标准化治疗模式与治疗计划，以减少资源的浪费，缩短住院天数，使患者获得最佳的服务品质。

临床护理路径（clinical nursing pathway，CNP）是指依据预计住院天数为特定患者设定的住院护理模式，以时间为横轴，将治疗、检查、护理活动、饮食指导、健康教育、出院计划等内容列为纵轴，制订标准化的诊疗护理模式，是一种具体的工作方法和模式，也是一种新的护理质量管理模式。

（二）临床路径的发展

1985年，美国马萨诸塞州波士顿新英格兰医疗中心（The New England Medical Center,

NEMC）的护士卡伦·赞德（Karen Zander）第一个运用了临床路径。这种方法被证实既能缩短住院天数，节约护理费用，又能达到预期的治疗效果。由于NEMC是公认的，最早将临床路径概念运用于临床上的医院，因此该模式受到了美国医学界的重视，许多机构纷纷效仿，并不断发展，逐渐成为既能贯彻质量保证法以及持续质量改进法（CQI），又能节约资源的治疗标准化模式。目前美国已有60%以上的医疗机构采用临床路径。1996年由美国乔治梅森大学吴袁剑云博士向护理界引入临床路径这一概念，1998年我国一些城市的大医院引入这一新的管理模式。

2009年以来，卫生部共印发1212个临床路径，涵盖30余个临床专业，基本实现临床常见、多发疾病全覆盖，基本满足临床诊疗需要。对推进临床路径管理工作、规范临床诊疗行为和保障医疗质量起到了重要作用。根据临床实践情况并结合医疗进展，2019年，国家卫生健康委员会组织对19个学科有关病种的临床路径进行了修订，形成了《224个病种临床路径》（2019版），供临床参考使用。

随着医疗机构的研究和运用，临床路径的定义发生了变化，术语上也有了多种叫法：临床路径（clinical pathway）、关键路径（critical pathway）、实践参数（practice parameters）、临床协议（clinical protocols）、临床准则（clinical guidelines）、照顾导引图（care map）、整合性照顾（integrated care）、综合照顾（integrated care）、进展路径（progress pathway）等，但应用最普遍的是“临床路径”这一名词。

（三）临床路径的特点

1. 时效性 临床路径明确规定了患者标准住院天数及各项诊疗护理工作介入的时间，医务人员按时间顺序进行医疗护理活动。路径中时限的要求和规定经过反复的科学实践与论证，是疾病恢复的最佳途径。例如，美国剖宫产手术标准住院天数界定为6天，我国《计划性剖宫产临床路径》（2019年版）中标准住院日为9天，即在标准住院日内预期患者可望得到康复，促使疾病沿着康复的较快捷途径达到最佳康复。

2. 有效性 路径中所涉及的所有诊疗护理方法都是为使患者尽快康复。

3. 实践性 临床路径使医疗护理模式标准化，患者一旦进入医疗程序，路径中明确规定，医务人员做什么、什么时间做，患者进入临床路径后的诊疗护理都依此模式接受照顾。

4. 完整性和合作性 临床路径是由各学科的专业人员根据循证医学的原则将某疾病或手术的关键性治疗、检查和护理活动标准化，按照预计住院天数设计成表格，使治疗、检查和护理活动的顺序以及时间安排尽可能地达到最优化，临床实践中以患者为中心，整合多个部门的工作，强调部门间的横向联系与沟通，使患者获得最佳服务品质。

5. 成本控制 临床路径引入了成本医疗的原理，强调节约医疗资源，对医疗费用实行限额控制，规定某一种疾病最高医疗服务价格和最低医疗服务价格。在专病临床路径中明确了特定患者标准住院日、主要诊疗工作和主要护理工作，对服务成本花费、医疗资源分配有严格的限定和控制，对平均住院日也有具体的标准。临床路径在保证医疗质量和安全的前提下，节约了医疗成本，有效地控制了医疗费用，使医疗资源得到合理的利用，扩大了管理效能。

（四）实施临床路径的原则

1. 以患者为中心原则 患者作为医院的顾客，是医院生存的根本，路径的制订应紧紧围绕满足患者的一切而合理的需求这一目标。衡量路径是否成功的标准也应以患者是否满意作为最终标准。

2. 领导驱动原则　临床路径的开展应该由领导者驱动，采取自上而下的方式。领导者应确保组织内所有成员统一认识，消除疑虑，认清临床路径的作用和优势，使所有人员积极参与，并协调有关部门的关系，营造良好的环境。

3. 多学科参与原则　由于临床诊疗是一个复杂的，涉及多专业、多学科的过程，所以，临床路径的设计与开发应包括多学科的参与，即路径制订的医疗或操作过程中涉及的任何专业都应参与，以确保路径的全面性、可行性。医疗队伍中所有成员的交流与合作是临床路径成功的关键。

4. 确保安全原则　路径的使用要确保安全，要根据合理的住院时间制订医疗流程，既可以控制医疗时间，减少偏差的发生，又达到治疗效果，防止复发率和重复住院率升高。

5. 持续改进原则　临床路径是一种新的医疗护理质量管理方法，因此在实施过程中要对临床路径的结果评估和评价，对存在的问题，及时分析整改，确保路径的完整性和先进性。

6. 基于事实原则　临床路径的制订和使用一定要结合本医疗机构的实际情况，不能对已有的路径和成果生搬硬套。路径的制订、开发和修改要在本院数据和信息收集与分析的基础上，方能保证临床路径的落实。

7. 成本效益原则　在确保医疗过程安全有效的前提下要注意成本效益，使患者花尽量少的钱，得到最佳的服务，达到最好的治疗效果。使临床路径起到缩短住院天数、降低医疗成本、提高医疗质量的作用。

（五）临床路径的实施步骤

1. 准备阶段　成立临床路径实施小组，确立临床路径的人员组成及其职责；收集基础信息，分析与确定实施临床路径的病种和手术，选择患者的原则为常见病、多发病和花费高、手术或处置方式差异性小，诊断明确且需住院治疗的病种。探讨临床路径推广的可行性。

2. 制订临床路径的方法　制订临床路径的方法主要为专家制订法、循证法和数据分析法，制订过程中需要确定流程图、纳入标准、排除标准、临床监控指标和评估指标、变异分析等相关的标准，最终形成临床路径医生、护士和患者版本。

3. 临床路径的实施　制订临床路径内容及表格，制订标准化的医嘱或护理流程，按照既定的路径在临床医疗护理实践中落实相关措施。

4. 评价与改进　临床路径的结果评估和评价主要包括以下项目：患者住院天数、医疗费用、患者的平均住院成本、护理质量/临床结局、患者/家属的满意度、工作人员的满意度、资源的使用、患者并发症的发生率、患者再住院率等。临床路径的宗旨是为患者提供最佳照顾，因此每一次每一种疾病的临床路径实施后，都应根据对其评价的结果，以及实施过程中遇到的问题及国内外最新进展，再结合本医院的实际，及时对临床路径加以修改、补充和完善。

运用临床路径使患者从入院到出院都能按流程接受照护，护士不再是被动地接收医生指令或医嘱为患者实施诊疗护理，而是有计划、有目的地开展工作，杜绝了护理工作的随意性、差异性，护士成为执行临床路径团队的核心成员之一，护理在临床路径中的作用与地位不可忽视。同时，患者从临床路径中预先了解了自己的诊疗护理计划目标，增加了主动参与疾病治疗康复的意识，增强护患双方相互配合，达到最佳治疗效果。

附:《计划性剖宫产临床路径》(2019 年版)

一、计划性剖宫产临床路径标准住院流程

(一)适用对象

第一诊断为首选治疗方案符合:子宫下段剖宫产术(ICD-9-CM-3:74.1)手术编码者。

(二)诊断依据

根据《剖宫产手术的专家共识》[中华医学会妇产科学分会产科学组,中华妇产科杂志,2014,49(10):721-724]。

(三)选择治疗方案的依据

根据《剖宫产手术的专家共识》[中华医学会妇产科学分会产科学组,中华妇产科杂志,2014,49(10):721-724]。

1. 慢性胎儿窘迫。
2. 头盆不称。
3. 胎位异常。
4. 孕妇存在严重合并症和并发症。
5. 骨盆及产道异常,无法经阴道分娩。
6. 瘢痕子宫。
7. 前置胎盘及前置血管。
8. 双胎或多胎妊娠。
9. 孕妇要求的剖宫产。
10. 妊娠巨大儿者。
11. 外阴疾病。
12. 生殖道严重的感染性疾病。
13. 妊娠合并肿瘤。

(四)标准住院日为 9 天

(五)进入路径标准

1. 第一诊断为首选治疗方案符合 ICD-9-CM-3:74.1 子宫下段剖宫产术手术编码者。
2. 孕妇患有其他疾病时,但在住院期间不需特殊处理,也不影响第一诊断的临床路径流程,可以进入路径。

(六)术前准备(术前评估)0~2 天

所必需的检查项目:

1. 血常规、尿常规。
2. 凝血功能、肝肾功能、交叉配血。
3. 感染性疾病筛查(孕期未筛查的乙型肝炎、丙型肝炎、艾滋病、梅毒等)。
4. 心电图、胎心监护。
5. 其他根据病情需要而定。

(七)选择用药

1. 按《抗菌药物临床应用指导原则》(卫医发〔2015〕43 号)执行,剖宫产(Ⅱ类切口)的抗菌药物为预防性用药。
2. 抗菌药物选择第一代或第二代头孢类。

3. 预防性用药时间为手术前30～120分钟，也可在断脐后使用。

（八）手术日为入院第2天

1. 麻醉方式：硬膜外或腰硬联合麻醉。
2. 手术方式：子宫下段剖宫产术。
3. 术中用药：缩宫素10～20U，抗菌药物。
4. 输血：必要时输血。
5. 新生儿处理：断脐、保暖、清理呼吸道等常规处理。

（九）术后住院恢复≤7天

1. 必须复查的检查项目：血常规。
2. 术后用药：抗菌药物，缩宫药物。
3. 预防性抗菌药物：第一代或第二代头孢类，术后72小时内停止使用。

（十）出院标准

1. 一般状况良好，体温正常。
2. 血常规基本正常。
3. 切口愈合良好。
4. 子宫复旧良好，恶露正常。

（十一）有无变异及原因分析

1. 孕妇原因延期手术。
2. 子宫复旧不良，并发阴道流血过多。
3. 并发产褥感染。
4. 切口延期愈合。
5. 其他并发症。

二、计划性剖宫产临床路径表单

适用对象：第一诊断为首选治疗方案符合子宫下段剖宫产术者（ICD-9-CM-3：74.1）

患者姓名：_______性别：____年龄：____门诊号：______住院号：______

住院日期：____年___月___日　　　　　　出院日期：____年___月___日

标准住院日：≤9天

详见表3-22。

表3-22 计划性剖宫产临床路径表单

时间	住院第1天	住院第2天（手术日）
主要诊疗工作	□ 询问孕期情况、既往病史与体格检查 □ 完成产科入院记录 □ 必要时进行超声等辅助检查 □ 上级医师查房与分娩方式评估 □ 确定诊断和手术时间 □ 完成上级医师查房记录、术前小结 □ 签署手术相关的各种知情同意书 □ 完成术前准备 □ 监测胎心、胎动、宫缩及一般情况	□ 手术（剖宫产术） □ 完成手术记录 □ 上级医师查房 □ 完成手术日病程记录和上级医师查房 □ 向孕妇及家属交代术后注意事项

续表

时间	住院第 1 天	住院第 2 天（手术日）
重点医嘱	长期医嘱： □ 产科常规护理 □ 二级护理 □ 普通饮食 □ 听胎心 □ 胎心监护 临时医嘱： □ 常规检查 □ 拟明日___时在硬膜外或腰硬联合麻醉下行子宫下段剖宫产术 □ 常规术前准备 □ 配血、备血	长期医嘱： □ 剖宫产术后常规护理 □ 一级护理 □ 饮食 □ 导尿管引流接无菌袋 □ 静脉输液 □ 抗菌药物 □ 缩宫素 临时医嘱： □ 随时观察产妇情况，重点是宫缩和阴道流血情况 □ 血常规
主要护理工作	□ 入院介绍（介绍病房环境、设施和设备） □ 入院护理评估 □ 静脉取血 □ 指导孕妇到相关科室行超声等检查 □ 术前患者准备（术前沐浴、更衣、备皮） □ 术前物品准备 □ 术前心理护理 □ 提醒孕妇明晨禁食水	□ 为新生儿注射卡介苗及乙肝疫苗 □ 随时观察产妇情况 □ 帮助产妇早开奶、早吸吮 □ 术后心理护理及生活护理 □ 健康教育包括饮食指导、产妇术后活动等 □ 夜间巡视
病情变异记录	□ 无　□ 有，原因： 1. 2.	□ 无　□ 有，原因： 1. 2.
护士签名		
医师签名		

时间	住院第 3 天（术后第 1 天）	住院第 4 天（术后第 2 天）
主要诊疗工作	□ 完成日常病程记录 □ 完成上级医师查房记录 □ 切口换药	□ 完成日常病程记录 □ 完成上级医师查房记录 □ 复查血常规
重点医嘱	长期医嘱： □ 剖宫产术后常规护理 □ 二级护理 □ 饮食 临时医嘱： □ 拔除留置导尿管	长期医嘱： □ 剖宫产术后常规护理 □ 二级护理 □ 饮食 临时医嘱： □ 血常规
主要护理工作	□ 随时观察产妇情况 □ 术后予乳房护理 □ 指导产妇喂母乳 □ 术后心理护理及生活护理 □ 指导产妇术后活动 □ 夜间巡视 □ 术后予预防血栓宣教指导	□ 随时观察产妇情况 □ 指导产妇喂母乳 □ 术后心理护理及生活护理 □ 指导产妇术后活动 □ 夜间巡视

续表

时间	住院第3天（术后第1天）	住院第4天（术后第2天）
病情变异记录	□无　□有 原因： 1. 2.	□无　□有 原因： 1. 2.
护士签名		
医师签名		

六、失效模式与效应分析

（一）失效模式与效应分析概述

1. 相关概念　失效模式与效应分析（failure mode and effects analysis，FMEA）是前瞻性评估系统流程的风险管理方法，通过找出产生失效模式的根本原因并进行流程改进，达到识别、控制潜在问题发生的目的。失效模式与效应分析由失效模式及效应分析两部分组成，失效模式（failure mode，FM）是指能被观察到的错误和缺陷现象，俗称安全隐患发生的方式和方法，应用于护理质量管理中就是指任何可能出现的不良事件；效应分析（effects analysis，EA）是指通过分析该失效模式对系统的安全和功能的影响程度，提出可以或可能采取的预防改进措施，以减少缺陷、提高质量。

2. 起源与发展　FMEA起源于20世纪60年代中期美国的航天工业公司，是一种基于团队的、系统的、前瞻性的分析方法，用于识别一个程序或设计出现故障的方式和原因，并为改善故障提供建议和制订措施，是持续的质量改进过程。1963年美国航天总署（National Aeronautics and Space Administration，NASA）成功地将失效模式与效应分析应用于太空研究计划，1970年，美国军方开始使用失效模式与效应分析技术，1993年出版《潜在失效模式与效应分析参考手册》，将失效模式与效应分析的表单建构方式、分析方法及风险评估方法等作业给予统一，自此成为管理执行过程的可靠度与风险评价的工具之一，2002年美国医疗机构评审联合委员会（Joint Commission for Accreditation of Healthcare Organization，JCAHO）正式将失效模式与效应分析应用于医疗机构，公开支持与推行失效模式与效应分析方法，改善及降低医疗风险和不良事件的发生。随后美国医学物理学家协会及国际标准组织技术委员会推荐将FMEA作为医疗工作中高风险程序的前瞻性风险分析方法。

在国外护理工作中，FMEA主要应用于标本管理、采血、输血、患者安全等领域。在国内，FMEA应用于手术室安全管理、体位安置、门急诊安全管理、安全用药及管路管理等护理风险管理中。

3. 基本原理

（1）FMEA是一种系统化的可靠性定性分析技术。

（2）通过对系统各组成部分进行前瞻性分析，查找并评估产品、事件或流程潜在的失效模式。

（3）客观地对失效模式发生的可能性、严重性以及失效发生后的可侦测性进行综合评估，以确定潜在风险程度。

（4）对各种潜在的失效模式按照风险高低程度进行排序。

（5）重点是消灭或减少产品、事件或流程中存在的问题，或减轻问题出现后的不良影响。

4. 特点

（1）前瞻性：FMEA 强调的是事前管理，能够前瞻性地发现产品在系统、设计、过程、服务中潜在的失效模式及其原因和影响，提前干预，降低风险发生。

（2）系统性：FMEA 分析涉及产品、过程和服务的整个流程，是一个定性和定量分析的集合，也是一个全面的、系统的、有组织的活动。

（3）团队性：FMEA 管理需要组建多学科或多专业管理团队，可以确保有不同的视角或观点进入流程。

（4）规范性：具有规定格式或程序。

（5）时间性：时间发生在产品或过程正式定型或实施之前。

（6）动态性：随设计、理念的改变及时不断修正。

（7）复杂性：系统复杂、工作量大、要求高。

5. FMEA 风险评估方法　最常用的风险评估方法是计算风险优先指数（risk priority number，RPN），是 *S*、*O*、*D* 三者的乘积，即 RPN = $S\times O\times D$，*S*（severity，S）即失效模式的严重度，*O*（likelihood of occurrence，O）即失效模式的发生率，*D*（likelihood of detection，D）即失效模式的可检测度，三者的综合评分，*O*、*D*、*S* 的评分等级可以是任何值，最常用是 1～10 的评分等级，其中严重程度：1 分表示不严重，10 分表示非常严重；发生频度：1 分表示非常不可能发生，10 分表示非常可能发生；不易检测度：1 分表示非常可能被及时发现，10 分表示非常不可能被及时发现，即评分是从 1 到 10 的数值级别来衡量。风险优先指数值越高，该失效模式的风险性就越高。在医疗领域，当 RPN 值＞125 分，或 $S\geqslant 8$ 分时，该失效模式即为高风险失效模式。通过计算风险优先指数，找出高风险失效模式，进行干预和效果评价，预见性地减少风险事件的发生。

（二）失效模式与效应分析的实施步骤

1. 确定主题　要求选择的流程或事件具有薄弱性、高风险性的特点。FMEA 可用于改进多种类型的流程或子流程，如常见流程中各步骤间的衔接设计不良、流程欠完整或流程不畅等。

2. 组建研究团队　6～10 人，团队成员包括：与主题直接相关的人员、相关领域的专家和领导者。研究团队要进行 FMEA 相关知识及流程培训。

3. 绘制流程图　团队成员结合实际工作，广泛收集相关资料，用图表绘制整个流程图，列出所有可能导致不良事件发生的主要操作环节和步骤，采取头脑风暴法找出或识别可能的潜在失效模式。

绘制流程图时，团队成员应询问以下问题：

（1）该流程由几个步骤组成？如果是已有的流程，当前它是如何执行的，以及应当怎样执行？如果是新流程，那么它应当怎样执行？

（2）各步骤间的相互关系是怎样的（例如，各步骤是按顺序发生的，还是同时发生的）？

（3）该流程与其他医疗流程存在怎样的关系？

（4）我们应该使用什么工具来绘制该流程的流程图？

以上过程需要足够的时间思考讨论，切勿仓促略过。团队成员需要时间以尽可能详细且完整地阐述该流程。流程图绘制越详细，就越有效。绘制流程图的过程中可能会遇到各种各样的困难。这些困难恰恰反映了该流程中存在的令人困惑之处。团队成员应直面这些矛盾和难点，并设法予以解决。

4. 进行危害分析，确定失效模式的优先级　优先级排序的目标是确定最需要进行分析并改进流程从而减轻危害风险的那些失效模式。团队确定了失效模式的优先级排序，就更加容易确定哪些是最重要的、需要进一步分析并通过重新设计解决的风险。

FMEA 团队可以采取不同的方法来完成该步骤，该步骤可分为两部分：①确定每个失效模式的危害性；②对失效模式进行优先级排序。

虽然这可能看起来区别很小，但是如果不率先确定每一项的重要性和危害性，就无法对失效模式列表进行优先级排序。列出由头脑风暴法收集的所有潜在失效模式，绘制成图表，针对每个失效模式计算 RPN，根据 RPN 值的大小判断是否有必要改进，RPN 值越高，意味着该失效模式的风险性就越高。

5. 分析改进　分析失效模式发生的原因，制订改进措施和（或）优化流程，并实施改进措施。

6. 评价实施效果　实施效果评价后，某一流程、环节的 RPN 值依然较高，可进入下一轮 FMEA，从而达到持续改进的目的（图 3-15）。

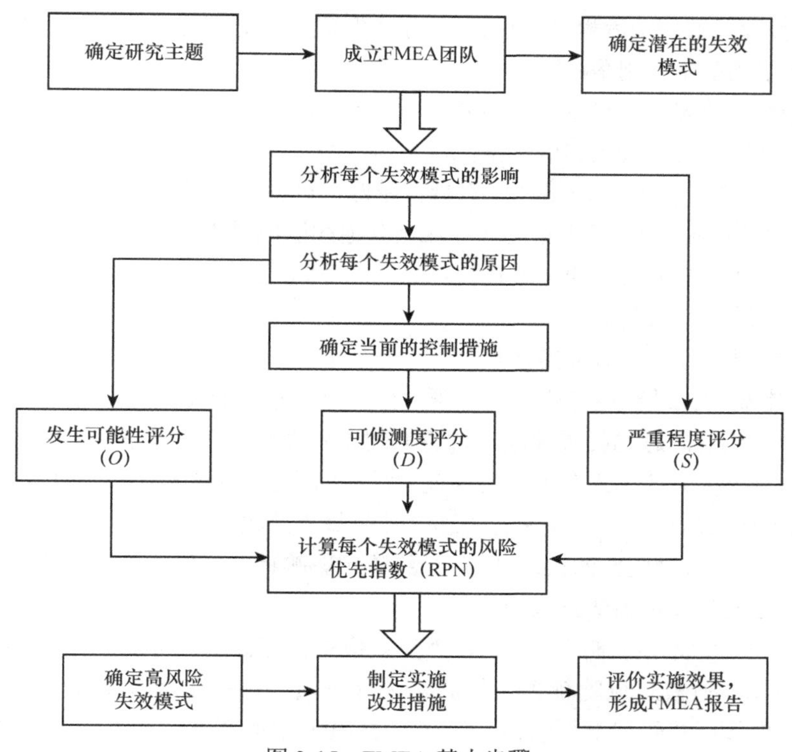

图 3-15　FMEA 基本步骤

（三）失效模式与效应分析在临床护士针刺伤防护中的应用

某医院在 2015 年 10 月到 2016 年 3 月间，有 36.73% 临床护士发生针刺伤，共发生 77 次针刺伤，平均每人 1.43 次；而针刺伤的上报率偏低，仅为 12.96%。在发生的针刺伤中，有 53.71% 的护士被已用于患者的针头刺伤，有 46.30% 的护士不能确定该患者是否患有传染病。如何将失效模式与效应分析和医院针刺伤案例进行有效结合，制订出针刺伤防护对策呢？

1. 选择高风险流程

（1）首先使用“临床护士针刺伤知信行调查问卷”调查临床护士针刺伤发生及防护相关知识、态度、行为情况。

（2）通过分析临床护士针刺伤发生及相关知信行现状，从中发现问题，确定研究主题为：运用失效模式与效应分析降低临床护士针刺伤的发生，提高防护知识水平，改善防护态度，提高针刺伤防护行为的依从性。

2. 组建研究团队，制订基本规则并收集相关资料

（1）根据研究主题确定本研究小组成员标准，要求学历为大专以上；职称为中级以上；工龄为 5～20 年，管理能力强，且承担操作技能培训；掌握针刺伤防护相关知识，且经过培训能够完全理解并掌握失效模式与效应分析研究方法。

（2）团队组建后对成员进行相关流程、失效模式与效应分析知识培训。

3. 识别需要分析的流程　由团队成员共同讨论，列出所有易导致针刺伤的主要环节和操作步骤。护理操作的前、中、后各个阶段都有易导致针刺伤的流程和步骤。

4. 针对需要分析的流程识别失效模式、后果、原因和现在采用的控制方法　流程图绘制后，团队成员针对每一个流程进行讨论，运用头脑风暴法查找每个流程中的潜在失效模式。头脑风暴法采用的基本原则是：

（1）没有不好的观点。只要可以解决所面临的问题，所有观点都是有价值的。团队负责人应该将此规则作为其开场白的一部分。

（2）目标在于数量，而非质量。观点越多越好，可以抛砖引玉。

（3）不得批判别人的观点。无论是领导还是其他团队成员都不得评判或反驳他人的观点。请记住，最好的想法有时是最不寻常的。

（4）每次应只由一人发言。

（5）别人发表观点时，请不要打断。

（6）将基本规则张贴在墙上或人手一张，如果有人不小心违反规则时就不会引起矛盾。

5. 通过分析确定问题的相关风险　讨论期间首先收集大家对易发生针刺伤环节的观点，接着就各个环节分析失效模式及每个失效模式潜在的原因，引导大家多方面考虑（护士本身、环境等）。会议结束后对发言记录进行整理，并将每个问题进行编号。将发言记录整理、分类，列出主要的易导致针刺伤的操作环节，最终确定影响针刺伤发生的失效模式及潜在原因。

6. 进行风险排序，提出纠正措施

（1）将全部失效模式绘制成表，就各个失效模式计算针刺伤可能发生 RPN 值，RPN 值越高，说明该项失效模式风险越大，越需要进行干预。在医疗风险管理中，RPN＞125 或 $S \geqslant 8$，表明该失效模式亟需干预改善。最终根据 RPN 值的高低筛选出高风险失效模式。

（2）团队针对失效原因，再次召集研究团队成员，提出有效预防针刺伤的改进方案，进行整理绘制改进流程。

7. 执行纠正措施，再评估风险

（1）措施：规范不良护理操作行为，实现流程再造；加强针刺伤防护知识培训，营造良好的工作环境。

（2）评估：通过分析比较干预结束后两组的失效模式危机值评分、护士针刺伤发生率、针刺伤预防知识掌握程度、预防态度以及防护行为依从性，评价基于FMEA的针刺伤防护干预效果。

第二节　护理质量管理常用工具

在质量管理活动中，强调“以事实为依据，用数据说话”，然而，针对数据资料数量大且种类复杂等特点，往往需要借助科学的工具来完成对数据的收集、整理与处理，通过对数据进行有效分析，寻找出质量问题发生的原因，管理者才能针对引起质量问题的原因制订相应的对策，采取具体的质量改进措施，确保质量管理工作突显成效。日本质量管理专家在推行全面质量管理工作过程中，引进学习美国质量管理理论，开发、应用了诸多质量管理工具，用于解决质量问题和改进质量。如广泛应用的QC 7种工具，包括查检表、散布图、层别法、直方图、帕累托图、要因图、控制图等，这些工具既能单独使用，又可以根据不同组织的不同要求综合使用，从而提高组织的运作效率和质量。

在护理质量管理发展过程中，护理管理者借助这些工具的基本原则和思路，应用在护理质量数据的整理、加工和分析中，分析原因，解决护理问题，达到质量改进的目的。

一、特性要因图

特性要因图又称因果图、鱼骨图、石川馨图、层次分析图，最初是由日本的质量专家石川馨在20世纪60年代开发的。他发现，通过将问题的根本原因及与之相关的各种因素可视化，并围绕一个中心线构建鱼骨形状的图形，能够更好地帮助团队进行问题诊断和精确定位，这种图形就是特性要因图。

特性要因图是一种功能强大的问题分析工具，可以帮助团队识别根本原因，从根本上解决问题，并促进团队成员之间的沟通与合作。当运用于医院管理和不同阶段的岗位工作中时，可以帮助管理者树立科学有序的管理意识，梳理清楚各个原因之间的关系，使解决的问题明朗化。

（一）特性要因图的特点

特性要因图是将质量特性与要因因素以及要因因素之间的因果关系连接起来的一种图形，包括“要因”和“结果”两方面的内容。特性要因图的结构通常是以问题或目标为鱼头，然后画一条粗的直线来表示主骨。在主骨两侧，分别列出可能的影响因素，如人员、物料、方法、机器、环境等，这些因素可以分别称为特性要因图的支骨。一般情况下，支骨可以进一步延伸出分支来细化对问题的影响因素。

（二）常见特性要因图的类型

1. 原因型鱼骨　鱼头在右，用来进行根本原因分析，特性值通常以“为什么……”来写（图3-16）。

2. 对策型鱼骨图　鱼头在左，用来提高或者改善某一问题，特性值通常以“如何提高/改善……”来写（图3-17）。

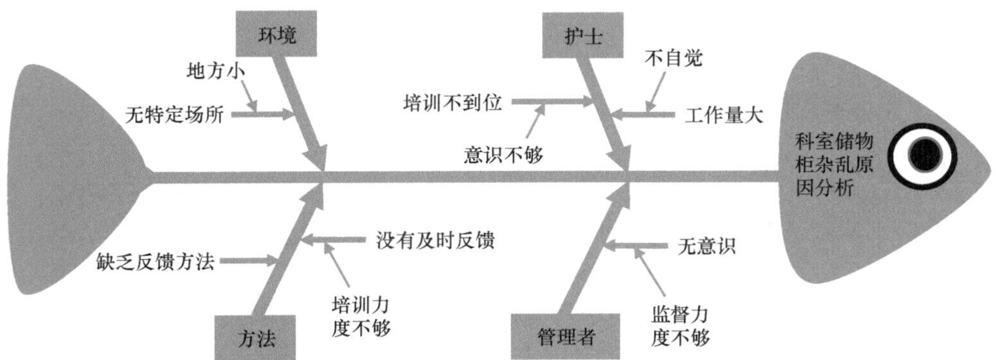

图 3-16　某医院科室储物柜杂乱原因分析

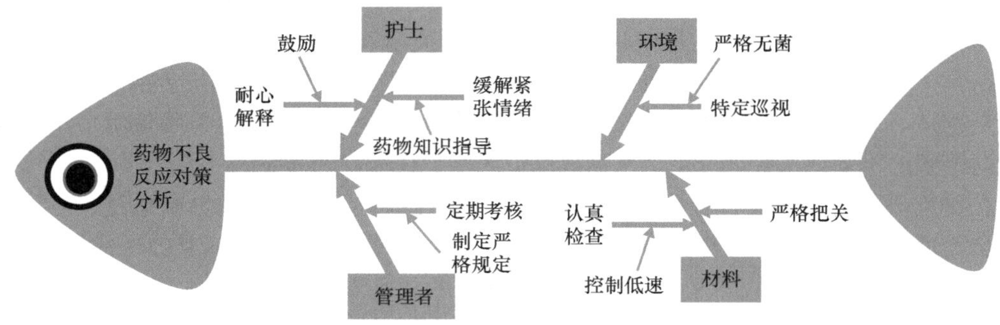

图 3-17　某医院对患者出现药物不良反应对策分析

3. 整理问题型鱼骨图　鱼头在右，鱼骨为鱼头的各个层面，它们之间无因果联系（图 3-18）。

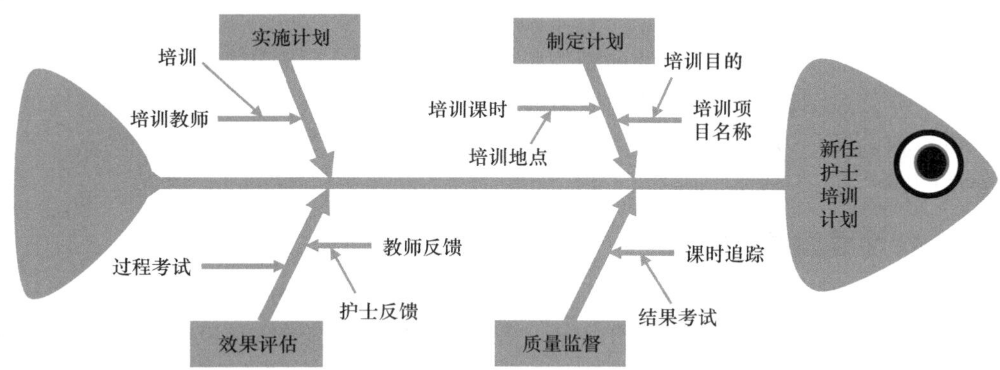

图 3-18　某医院对新入院护士培训计划整理

（三）特性要因图的绘制步骤

1. 确定目的　首先，确定特性要因图的目的，例如，是为了分析和解决一个具体问题还是为了改善流程。明确目的有助于确定分析范围和识别关键因素。

2. 选择主题　根据确定的目的，选择要分析和解决的问题或主题。该主题应具有一定的清晰性，以避免对分析产生干扰。针对主题开展头脑风暴，以收集所有与该主题相关的因素。

3. 绘制主框架　在一张白纸上绘制一个鱼骨形状的框架，把主干画在中间，用于描绘主题。主干可以是一条直线或曲线，但一定要清晰明了，易于查看。

4. 确定分类 在主干两侧的大骨的末端，编写需要分析的因素，通常包括人员、机器、方法、材料、环境等，为每个因素制作"小骨头"并标记在对应的位置上。

5. 分析因素并添加细节 在"小骨头"中记录每个因素的详细信息。通常使用诸如头脑风暴、问卷调查、数据收集等方法获得这些信息，根据情况，进一步分解或合并小骨头。

6. 分析因果关系 将具体的问题或主题分解为不同的部分后，通过分析各个因素之间的关系，识别可能的原因和根本原因。关注核心问题并指出每个因素如何迅速地影响其他因素。

7. 总结分析结果 根据特性要因图的分析结果确定主题或问题的根本原因，总结分析结果并提出改进建议，以实现问题的根本解决（图 3-19）。

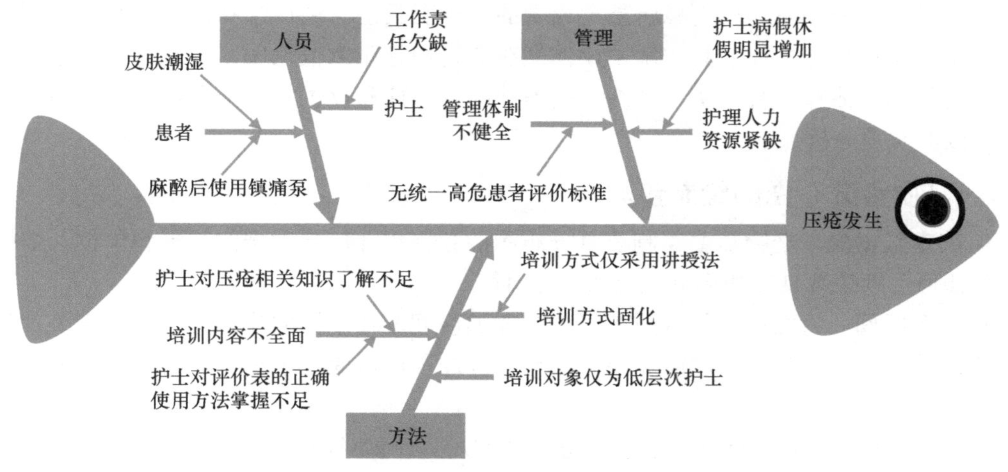

图 3-19 某医院患者压疮事件分析

（四）分析要点

（1）特性（问题或目标）是特性要因图的基础，包含需要解决的问题或需要达成的目标。特性要因图的开头通常会标明问题或目标，以确保参与者对问题的核心部分达成共识。

（2）确定大骨时，现场作业一般是从"人、机、法、料、环"着手，管理类问题一般从"人、事、时、地、物"层别，应该视具体情况而定。

（3）中骨和特性值、小骨和中骨间有直接的原因-问题关系，小骨应分析至可以直接下对策。

（4）如果某种要因可以同时归于两种或两种以上的因素，请以关联性最强者为准。

（5）选取重要要因时，不宜超过 7 项，且应该标识在最末端要因上。

（6）深究要因：追查要因的时候要全员讨论决定，将深究的要因称为"主要因"，用"○"标记。

（7）记入关联事项：在制成的特性要因图下栏标注名称、标注制图日期、标注制图人。绘图注意事项：

1）绘图时，应保证大骨与主骨呈 60° 角，中骨与主骨平行。

2）充分发表意见，分析尽可能深入细致。可通过小组讨论、应用头脑风暴法，收集所有与问题相关的人员的意见，特别要重视来自于现场有实际经验的人员的意见。

3）应该明确是为了改善还是为了维持现状。改善就是要改变平均值，维持就是要缩小波动。由于寻找的着眼点不同，因此对改善和维持要明确区别。

4）一个结果（特性）做一个因果图。如降低压力性损伤有两个改善项目，则应分别做因果图。

5）切忌因果倒置。大骨（大要因）、中骨（中要因）、小骨（小要因）的架构与逻辑要严谨。问题点的原因错综复杂，在研讨过程中应注意其因果关系，若倒因为果，则会因此误导改善对策而徒劳无功。

二、质量分布图

质量分布图又称直方图、柱状图，它是从总体中随机抽取样本，以观察数据的组距为横坐标，以频数或频率为纵坐标所整理绘制的一种工具图。通过绘制出的质量分布图，可找出样本数据的变化规律，其作用主要体现在通过制订正常值范围，发现异常数据，从而预测质量好坏、估算不合格率、判断相关条件的稳定性和提供实施干预措施的方向，从而进行有效的质量分析。

（一）质量分布图的绘制步骤

1. 确定数据集 选择需要绘制质量分布图的数据集并确定数据的范围和单位。数据集可以是任何连续型数据，如年龄、收入、体重等。

2. 确定区间 将数据范围分成若干个连续的区间。每个区间应该相等且不重叠，另外区间的数量也需要足够多以便能够展示信息。该过程可以通过选择自动间隔或人为指定区间实现。

3. 计算频率 对每个区间内的数据进行计数，并计算对应区间内的频率或相对频率。

4. 绘制坐标系 将区间作为横轴，频率或相对频率作为纵轴，然后在坐标系中绘制横轴和纵轴，并确定纵轴的刻度。

5. 绘制柱形 对每个区间，绘制一个矩形，高度等于该区间内的频率或相对频率，并且宽度相等。每个矩形代表一个区间，位置和高度展示了在该区间内的数据数量。

6. 装饰 为质量分布图添加细节和装饰，如添加标题、横轴和纵轴的标签、加上数据标签等。

7. 解读 对于绘制结果进行解读，寻找质量分布图的中心趋势、分布形状以及可能的异常值等（图 3-20）。

（二）质量分布图的特点

正常质量分布图的形状是中间高，两边低，凸起的部分呈钟形曲线，这表明样本数据呈现出正态分布或类似正态分布的特征。正态分布是指在数据中，大部分的观测值集中在平均数附近，并且随着离平均数的距离的增加，部分值会逐渐减少到极限值。

当数据的正态分布受到其他因素影响时，质量分布图的形状可能会发生改变，例如，偏态质量分布图，即质量分布图呈左偏或右偏形状。这意味着样本的分布不符合正态分布或存在系统误差，需要对它们进行深入分析和修正。

双峰型质量分布图是指质量分布图中出现两个峰值，表明观测值来自两个不同的总体，可能需要进行更详细的分层分析来确定原因，以便采取适当的措施进行调整。

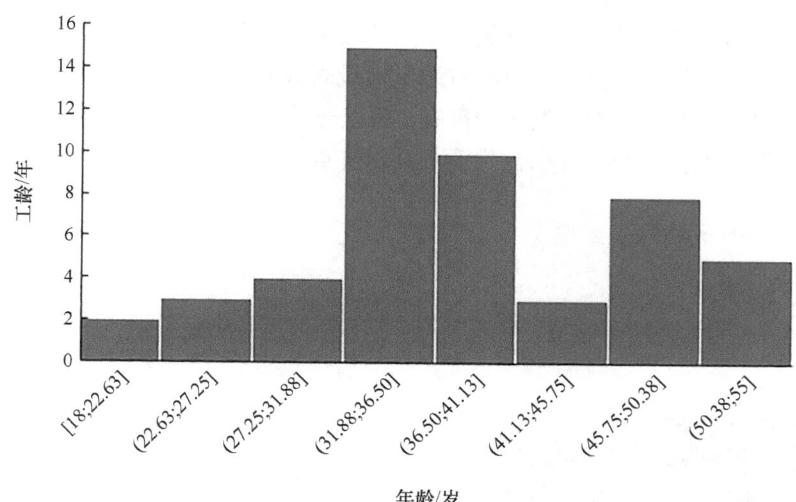

图 3-20　某医院心内科护士年龄分布直方图

质量分布图出现独立凹凸不平，通常表示存在异常数据或者离群值。在这种情况下，需要找出异常数据或者离群值的原因，并采取相应的措施进行处理，以确保数据的准确性和可靠性。

质量分布图呈折齿状，通常是因为数据分组过多或误差较大导致的，需要重新收集或整理数据，重新选择合适的分组方式进行展示和分析。

总之，质量分布图是一种有效的数据可视化工具，可以帮助我们更好地理解和分析数据分布的特点和规律。正确解读质量分布图的形状和特征，可以帮助我们更好地发现问题，分析原因，并采取相应的措施进行调整。

三、帕累托图

帕累托图（Pareto diagram）又称排列图，是按发生频率大小顺序绘制的直方图，它是质量管理最常用的工具之一。1897 年，意大利经济学家维尔弗雷多·帕累托（Vilfredo Pareto）在分析社会经济结构时发现一个规律——80% 的社会财富集中在 20% 的人手里，而 80% 的人只拥有社会财富的 20%，这个规律后被称为“帕累托法则”，即“80/20 法则”。1951 年，美国质量管理专家将之应用到质量管理中。其含义是，影响质量的因素很多，但这些因素中有的起关键作用，有的只起次要作用，80% 的问题来源于 20% 的关键因素，如何从众多因素中找出起关键作用的因素，需要通过绘制帕累托图，抓出关键因素，然后再分别运用不同的管理方法加以解决。

（一）帕累托图的绘制步骤

（1）确定要分析的项目。

（2）收集数据：数据收集的方法和时间，可按照问题的特性或质量管理活动的时间，设定为 1 个月或 1 个星期等。

（3）整理数据：将所收集到的数据根据发生的原因或现象加以分类整理，按问题项目发生的次数多少排序，并求出合计次数、百分比、累计百分比。

（4）绘制纵轴、横轴，写入必要事项。

1）画出横轴与纵轴，横轴表示分类项目，左边纵轴表示次数，右边纵轴表示发生率。

2）左边纵轴最高刻度是发生总数，右边纵轴最高刻度是发生率 100%。

3）左边的纵轴最高刻度与右边纵轴最高刻度是一条水平线。

4）画柱状图和累积曲线，并在柱状图上标示重点项目（图 3-21）。

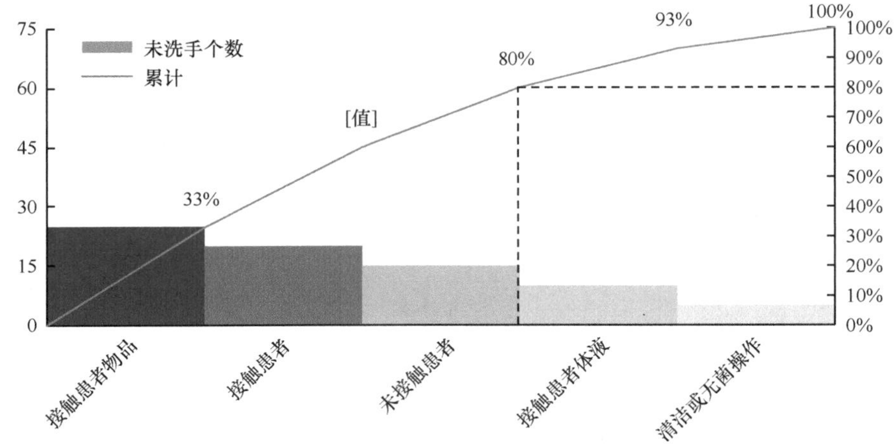

图 3-21　某医院护士的手卫生依从性结果

知识拓展：如何计算累计百分比？

累计百分比 = 当前数量的累计总和 ÷ 总数量 ×100%　　（3-5）

其中，当前数量的累计总和是指从数据集的第一个值开始，一直累加到当前数量的总和为止。总数量是指整个数据集中所有值的总和。

例如，假设一个数据集包含以下 5 个数字：2，4，6，8，10。要计算每个数字的累计百分比，可以按照以下步骤进行：

计算总数量：2+4+6+8+10=30。

1. 计算第一个数字的累计百分比：2 ÷ 30 × 100% = 6.7%。

2. 计算第二个数字的累计百分比：(2 + 4) ÷ 30 × 100% = 20%。

3. 计算第三个数字的累计百分比：(2 + 4 + 6) ÷ 30 × 100% = 40%。

4. 计算第四个数字的累计百分比：(2 + 4 + 6 + 8) ÷ 30 × 100% = 73.3%。

5. 计算最后一个数字的累计百分比：(2 + 4 + 6 + 8 + 10) ÷ 30 × 100% = 100%。

通过这个公式，我们可以计算出每个数字的累计百分比，以及整个数据集的累计百分比。这种方法可以帮助我们更好地了解数据分布情况，并且指导我们做出更好的决策。

（二）帕累托图的特点

帕累托图是由一个横坐标和两个纵坐标、直方图和一条折线构成。横坐标表示类别或因素，纵坐标表示数据的频率或数量，直方图按照高度降序排列，从左到右按照频率或数量依次累积，折线图表示累计百分比，由右侧的累计百分比坐标轴表示，折线图又称帕累托图曲线。

根据帕累托图分析的思想，我们可以将影响因素分成三类，具体如下：

1. 关键因素　是那些最主要、最频繁出现、最具影响力的因素。一般来说，这些因素的累计百分比会超过 80%（又称“80/20 法则”）。如果我们想解决问题，就需要着重关注这些因素，并制订相应的解决方案。

2. 次要因素　这些因素比关键因素出现的频率更低，但仍然有一定的影响力。在帕累托图上，它们通常在关键因素的右边，其累计百分比在 20% 至 80% 之间。

3. 不重要因素　这些因素对总体贡献较小，甚至可以被忽略不计。它们通常在帕累托图的最右侧。通过帕累托图，我们可以把各个因素分门别类，以便更好地了解问题的关键因素，并针对关键因素制订相应的解决方案，避免浪费时间和资源。

（三）帕累托图的用途

1. 问题诊断　帕累托图可帮助管理者识别问题的关键因素，从而更准确地诊断问题并找到相应的解决方案。

2. 质量管控　帕累托图可用于识别引起质量问题的主要因素，以便制订更有效的质量管控措施。

3. 流程优化　帕累托图可用于识别工作流程中的瓶颈和常见问题，以便优化流程并提高效率。

4. 资源管理　帕累托图可用于帮助管理资源，识别最具价值的资源，并对低价值资源进行削减或调整。

（四）帕累托图的注意事项

1. 确定问题的范围和目标　在使用帕累托图之前，需要明确确定问题的范围和目标。只有在明确定义了问题的范围和目标之后，才能更好地进行分类和整理。

2. 重点关注问题的根本性质　在构建帕累托图时，重点关注问题的根本性质，即问题的本质或原因，而不只关注表面现象。通过对问题的根源进行探讨和分析，才能切实找到解决方案。

3. 不断细化和分类　在构建帕累托图时，需要不断地进行细化和分类，将含糊或不够具体的主题分解为更具体和可操作的子主题。这有助于更好地识别有关主题的子问题。

4. 找出关键因素　帕累托图的目的之一是找出影响问题的关键因素。在构建帕累托图时，要考虑哪些因素是最关键的。在分类和整理时，可以通过限制筛选和分组来找出其中最重要的关键因素。

5. 模块化设计　帕累托图可以通过模块化设计来更好地组织和管理信息。例如，可以将帕累托图分为若干个区块，并将每个区块中的主题和子主题归类，以便更好地分类和整理信息。

6. 不断调整和更新　在使用帕累托图时，需要不断对其进行调整和更新。如果需要添加、删除或修改某些主题或标签，可以根据需要进行修改以确保帕累托图的逻辑整齐和清晰。

四、层　别　法

层别法（stratification）又称为分类法、分组法、分层法。层别法是将具有共同性质，共同状态特征的要素作为一个层别，分别收集数据，加以分析，比较差异的方法。

层别法的主要用途是“分层别类”，是将观察结果按照混杂因素分组或者分层，把性质相同、有共同特征或条件的结果归纳在一起，进行统计分析，从而帮助管理者找出各层数据的具体特征，发现数据的显著差异，收集到对结果产生影响的关键数据，从而找出影响质量的关键因素。

（一）层别法的实施步骤

1. 确定分层标准　根据实际问题和研究目的，确定要分层的因素和标准，如年龄、性别、地区、职业等。

2. 划分层次　根据分层标准，将总体或样本划分为若干个层次或层别，每个层级都是相对同质的人群或样本，根据实际状况，层次的划分可以有一至多个层次。

3. 确定每个层次的样本量　针对每个层次或层别，确定需要抽取的样本量，保证每个层次或层别都有足够数量和代表性的样本。

4. 随机抽样　基于每个层次或层别的样本量，采用随机抽样的方法，从每个层次或层别中抽取相应数量的样本。

5. 数据分析　对相应层次或层别中抽取的样本数据进行分析，得出有关各个层次或层别的特征和变化规律，找到对数据分析和决策制订具有重要影响的关键数据和因素。

6. 结果解释　解释分层抽样的结果，以此为基础，提出问题的解决方案和决策建议（表 3-23）。

表 3-23　病房四组护士患者满意度

护理组	分类编号					均值
	1	2	3	4	5	
A 组	89	87	76	82	87	84.2
B 组	86	84	80	70	91	82.2
C 组	92	92	80	74	90	85.6
D 组	88	87	79	74	85	82.6
均值	—	—	—	—	—	83.65

（二）使用层别法的注意事项

（1）确定层别标准时，应该根据研究目的和问题选择相关的特征因素，保证层别是有意义的且能够反映总体特征。

（2）层别应该是互相独立的，每个个体或样本只应该属于一个层别，不能出现重复或重叠的情况。

（3）确定样本量时，应该考虑每个层别中个体或样本数量的差异性，从而控制每个层次或层别的样本误差。

（4）抽样时要注意随机性和无偏性，要确保每个个体或样本都有等概率被选中的机会，避免样本偏差。

（5）处理数据时要保证各层次或层别之间的数据具有可比性，从而准确比较各层别的差异和联系。

（6）层别应该基于实际情况和研究目的，选择合适的层别标准和数量，避免层别过多而导致样本量过小或者层别过于复杂难以实现。

（7）结果解释需要考虑分层抽样，反映研究对象的整体情况，而不是单一层别的情况，需要综合分析才能得出全面的研究结果。

总之，要真正发挥其效用需要注意上述注意事项，遵循严密的研究流程和标准，才能得到真正意义上有意义和代表性的研究结论。

五、查　检　表

查检表（check list）是一种设计用来收集数据的规范化表格，在查检时通过简单的符号和数字进行记录，并对收集的数据进行统计整理、分析判断或作为核对、检查之用，达到把握问题所在的目的。其作用是将质量管理活动的相关数据和预定收集的数据系统地加以汇总，以便于管理者对工作现况的掌握与了解。

（一）查检表的绘制步骤

1. 确定需要检查的项目　根据需要，确定要检查的对象或活动，例如，设备、流程、系统等。

2. 列出检查项目和条目　按照需要检查的对象或活动，列出需要检查的具体项目和条目，并定义要求或条件。

3. 设定评估标准　设定评估标准或分值，用来评价所检查项目和条目是否符合要求，并定义得分、加减分等规则。

4. 设计查检表格　根据所列的检查项目和条目，设计对应的查检表格，包括标题、表头、项目和条目、评估标准和填写栏等。

5. 完善查检表细节　为了增加查检表格的实用性和可操作性，需要考虑其他细节问题，例如，添加备注、调整布局、确定填写人和审批人等。

6. 校验和测试　在实际使用之前，需要校验和测试查检表的正确性、完整性和可靠性，确保策略和标准能够被正确适用和执行。

总之，绘制查检表是需要慎重考虑的工作，制订合适的策略和操作规则。建议制作人员根据实际的检查需求和管理要求，理性综合直观、有效和易用性进行设计。

（二）查检表的分类

查检表按用途可大致分为点检用和记录用两大类。

1. 点检用查检表　它是把要确认的各种事项全部列出来制成表格。由于这种查检表是对所列出的事项一一点检，所以不但对工作的确认有帮助，而且可防止事故发生（表3-24）。

表3-24　手卫生依从性查检表

项目	日期							
	5.1	5.2	5.3	5.4	5.5	5.6	……	5.31
接触患者前	√	√						
无菌操作前	√	√						
清洁操作前	√							
接触体液前	√							
接触患者后	√							

注：在相应的地方打“√”

2. 记录用查检表 它是把数据分为数个项目类别，以符号记录的表或者图。这种查检表可记录每天的数据，在记录完后，还可看出哪一项目的数据特别集中（表 3-25）。

表 3-25 某医院护士八对错误查检表

项目	日期							
	5.1	5.2	5.3	5.4	5.5	5.6	……	5.31
姓名错误								
剂量错误								
床号错误								
药名错误								
浓度错误								
时间错误								
用法错误								
有效期错误								

注：用“▲”表示错误项

（三）查检表使用的注意事项

查检表的运用一定是根据目的设计的，表格设计要简洁明了，重点突出，一表一主题，项目清晰，填写方便，符号易辨认，便于数据整理加工。点检用查检表可用“ √ ”或“×”记录。记录用查检表则可用“○”“▲”“正”字符来记录。

六、散　布　图

散布图（scatter diagram）又称为“散点图”或“相关图”，就是把互相有关联的对应数据，在方格纸上以纵轴表示结果，横轴表示原因，然后以点表示出分布形态，根据分布形态来判断对应数据之间的相互关系。其功能主要是了解原因与结果关系是否相关，相关的程度如何。散布图可以看作是定量查找原因的工具，以因果关系的方式来表示其关联性，并将因果关系所对应变化的数据分别点绘在 X、Y 轴坐标的象限上，以观察其中的相关性是否存在。

（一）散布图的实施步骤

1. 收集数据 首先，需要有一组表示两个变量之间关系的数据。这些数据点可以来自于各种不同类型的调查或实验。

2. 确定自变量和因变量 在绘制散布图之前，需要确定自变量和因变量的角色。自变量是独立变量，因变量是相应变化的变量。

3. 创建坐标轴 用于显示两个变量的坐标轴。通常，自变量位于水平轴上，因变量位于垂直轴上。

4. 标记数据点 将每个数据点在坐标系中标记出来。可以用几何图形或符号标记数据点，如圆点、正方形等。

5. 添加趋势线 对于多数散布图，需要添加一条趋势线来显示数据点之间的趋势。趋势线可以用来预测自变量和因变量之间的变化趋势。

6. 添加说明 最后，应该为散布图添加说明，如图名、坐标轴标签、图例等，以帮助更好地理解散布图（图 3-22）。

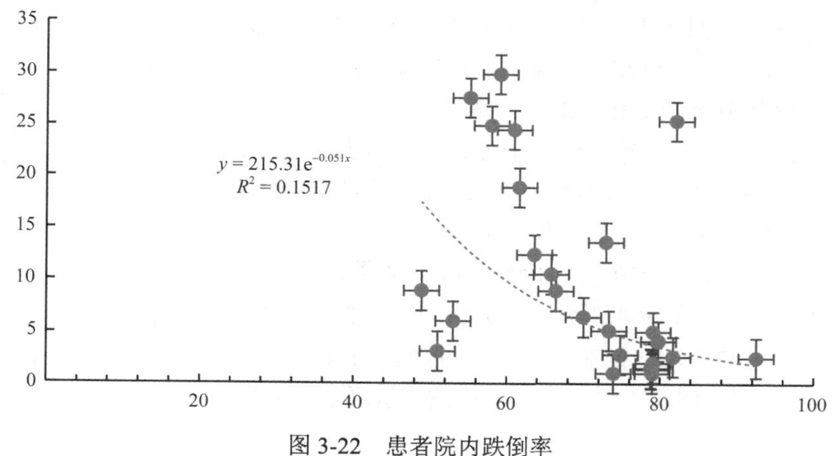

图 3-22　患者院内跌倒率

（二）散布图的特点

1. 数据点　在散点图中，每个数据点代表两个变量之间的一个特定组合。这些点是用符号或图形表示的，如圆圈、正方形、星号等。

2. 变量轴　散点图通常由两个轴组成，分别表示两个变量。水平轴通常表示自变量，垂直轴通常表示因变量。

3. 数据点位置　在散点图中，数据点的位置提供了有关两个变量之间关系的信息。如果数据点的位置越接近水平轴，那么它的自变量越小；如果数据点的位置越接近垂直轴，那么它的因变量越小。

4. 趋势线　为了更好地理解两个变量之间的关系，散点图通常包括一条趋势线。趋势线是通过数据点拟合的一条直线，用于显示两个变量之间的近似关系。

5. 散布图变量之间的关系　散布图是用来研究两个变量之间相关关系的一种方式，可以用来展示两个变量的关系是否存在强、弱或无关系。一个散布图由若干个数据点构成，其中每个数据点代表两个变量的一个观测值。散点图的坐标系通常以两个变量来表示，其中一个变量表示在横轴上，另一个变量表示在纵轴上。

在散布图中，两个变量的关系可以表现为以下几种情况：

（1）正相关关系：当两个变量之间存在正相关关系时，即当一个变量的增加导致另一个变量的增加时，散点图上的数据点会呈现出从左下角到右上角的趋势。

（2）负相关关系：当两个变量之间存在负相关关系时，即当一个变量的增加导致另一个变量的减少时，散点图上的数据点会呈现出从左上角到右下角的趋势。

（3）无法确定关系：当两个变量之间没有明显的关系时，数据点会散布在整个散布图上，没有明显的趋势。

在实际数据中，两个变量之间的关系也可能不只是简单的正相关、负相关或无关，而是存在一些复杂的关系。在这种情况下，可以使用一些高级的统计方法来研究变量之间的相互作用关系，如回归分析、多元分析等。

（三）使用散布图的注意事项

1. 数据的选择和准备　散布图需要使用两个变量之间的数据，因此需要注意数据的来源和准确性。在使用散布图之前，需要对数据进行清理和预处理，确保数据的质量和可靠性。

2. 确定坐标轴范围和比例尺 在绘制散布图之前，需要确定横纵坐标轴的范围和比例尺。可以根据数据的最大值和最小值来确定坐标轴范围，以便更好地展示数据之间的关系。

3. 选择合适的符号和颜色 散布图需要使用符号来表示每个数据点，因此需要选择合适的符号和颜色，以便于观察者快速地理解图形所表达的内容。

4. 标注和解释 在绘制散布图的同时，需要标注坐标轴的名称和单位，并提供合适的图例和解释，以便观察者理解图形的具体含义。

5. 分析和解读 散布图可以帮助我们分析变量之间的关系，并从中发现一些规律和趋势。因此，在使用散布图时，需要认真分析和解读数据，以便更好地进行数据分析和决策。

总之，散布图是一种非常有用的数据可视化工具，在实际应用中需要注意数据选择和准备、坐标轴范围和比例尺、符号和颜色、标注和解释以及分析和解读等方面，以获得更准确、有用的数据分析结果。

七、控　制　图

控制图（control chart）又叫管制图，是对过程质量特性进行测定、记录、评估，从而监察过程是否处于控制状态的一种用统计方法设计的图。它是由美国贝尔电话实验室休哈特博士在 1924 年首先提出并使用的，是根据假设检验的原理构成的一种带有控制界限的图形，利用控制基线来区分质量特性的波动究竟是由于偶然原因（随机误差），还是系统原因（系统误差），从而检查流程是否处于控制状态。控制图中包括 4 条线：折线、中心线（central line，CL）、下控制限（lower control limit，LCL）和上控制限（upper control limit，UCL）。

（一）控制图的绘制步骤

1. 确定控制图种类 根据自己的需要和数据类型，确定采用哪种类型的控制图，如 Xbar-R 图、Xbar-S 图、P 图、C 图等。

2. 收集数据 根据控制图的类型和要求，收集样本数据并记录下来。

3. 计算统计量 计算适宜的统计量，如平均数、标准差、范围等；这些统计量的公式，需要根据不同的控制图类型进行计算。

4. 计算控制限 根据收集的数据计算控制限，在控制图上标出中心线、上控制限和下控制限。

5. 绘制控制图 根据计算结果，在控制图上选择适当的比例，将均值、控制限和数据点绘制在图表上。

6. 分析控制图 对绘制出来的控制图进行分析，查找是否有超出控制限的异常值或趋势。

7. 采取措施 根据控制图的分析结果，需要采取相应的措施来纠正过程中的异常问题，维护过程的稳定性和可控性（图 3-23）。

（二）控制图的特点

1. 可以帮助识别过程异常 控制图通过绘制过程的数据图形化表示，以帮助识别过程中是否存在异常或不正常的数据点，保持制造过程的稳定性和可控性。

2. 制造过程的变异性 制造过程中常常存在变异性。控制图通过对制造过程的变异性进行分析，帮助识别过程中的变异范围是否正常，判断数据是否符合预期性。

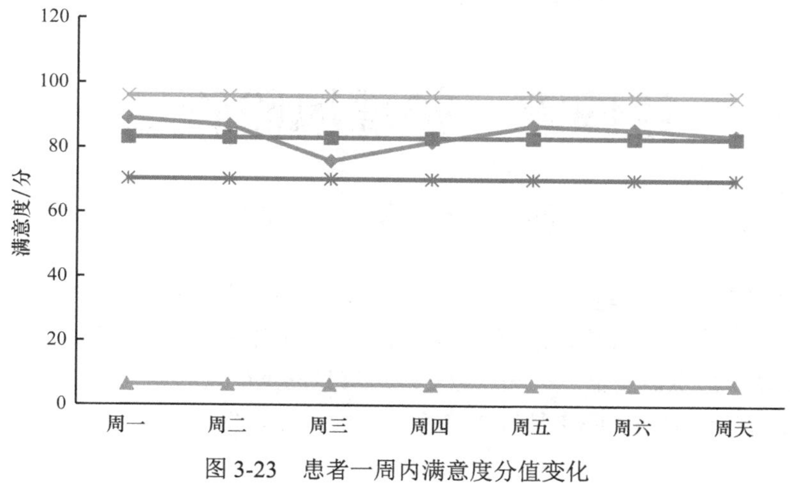

图 3-23 患者一周内满意度分值变化

3. 运用统计学方法 控制图运用统计学方法对控制图进行分析并解释，以便及时发现和纠正过程中的异常或不正常的数据点。

4. 适用于各种数据类型 控制图可以应用于连续性数据、离散性数据和计数数据等，可以用于检测各种类型的数据。

5. 与质量管理紧密相关 控制图在质量管理和过程控制中广泛应用，是维护产品稳定性和质量、提高生产效率和控制生产成本的关键工具之一。

（三）控制图使用的注意事项

控制图是一种通过统计技术对过程中变化和不确定性进行可视化监控的管理工具。在绘制控制图时，需要注意以下几个方面：

1. 确定数据来源和收集频率 在制作控制图之前，需要选择合适的数据来源并确定数据收集的频率。选择数据来源时需要确保数据源的可靠性和准确性，以避免误导或错误的结论。收集数据的频率应该足够高，以检测过程的变化，但也要避免在短时间内收集过多或过少的数据。

2. 确定基本的控制限 根据过程的特性和选定的控制图类型，需要计算相应的控制限，包括平均值的上下限，范围的上限，标准差的上下限等。这些控制限可以用于识别过程中的异常数据点和变异性。

3. 确定数据样本的大小 数据样本的大小取决于过程的类型和分布。一般来说，对于稳定的过程，样本大小应该较小；对于不稳定的过程，样本大小应该较大。

4. 标记数据点和控制限 数据点和控制限需要在控制图中被清晰地标记。数据点可以使用符号或颜色等方法表示。控制限应该以明显的方式显示在相应的图表中。

5. 分析控制图 分析控制图的目的是识别有关过程的重要信息，并根据结果采取相应的行动。如果数据点落在控制限之内，则过程稳定，可以继续采用当前方法。如果有数据点在控制限之外，则可能需要调整过程或进行其他修正。

在制作控制图时，需注意数据收集的稳健性和准确性。如果数据源或数据处理过程出现缺陷，控制图可能不会提供正确的信息。因此，应该仔细检查数据源，并在必要时重新计算控制限。同时，还应该定期更新控制图以保持参数设置的准确性。

第四章　护理风险管理

第一节　概　　述

护理风险管理作为护理管理的重要组成部分，对护理安全和质量持续改进具有重要意义。护士作为接触患者最直接、最频繁的医务人员，工作中任何一个环节失误，都可能直接或间接危及患者的生命安全。护理风险管理最终目的是能及时识别、预警、规避护理风险，最大限度消除或降低护理风险事件发生概率，减轻风险事件给患者及医疗机构带来的危害和损失。

一、风险管理的相关概念

（一）风险

风险（risk）是指某种特定的危险事件发生的可能性与其产生的后果的组合。通过风险的定义可以看出，风险是由两个因素共同作用组合而成的，一是该危险事件发生的可能性，即危险概率；二是该危险事件发生后所产生的后果。

风险是在多种因素综合作用下产生和发展的，其中主要因素有三个：

1. 风险因素　指增加或引起风险事故发生的机会，是风险事故发生或损失产生的条件。例如，高血压患者因应酬，需要大量喝酒、抽烟，最终突发脑血管意外致残或去世。该事件中导致患者死亡的直接原因是脑血管意外，但不良生活习惯是导致患者死亡的风险因素。

2. 风险事故或风险事件　指引起损失的直接原因。风险事故是促使风险因素由可能变为现实的事件，其发生具有随机性、偶然性。有时偶然性也有必然性。例如，高血压患者经过健康教育后，仍保持吸烟、饮酒和熬夜等不良生活习惯，这必然大幅度增加脑血管意外的发生概率。

3. 损失　指非故意的、非计划的经济价值减少。

（二）风险管理

1. 概念　风险管理（risk management，RM）指通过对风险的识别、衡量和分析，选择经济合理的方法，通过降低风险的损失概率或损失程度，以最小的成本实现最大安全保障的科学方法。风险管理旨在以最小的成本获得最大的安全保障，减少风险事故造成的损失和不利影响，这也是风险管理最核心的内容。

2. 风险管理程序　主要包括风险识别、风险衡量、风险管理与决策选择和风险管理效果评价与调整四个阶段。这四个阶段构成风险管理周期动态循环过程（图 4-1）。下面逐一介绍风险管理程序的每一个步骤。

（1）风险识别：是对风险的感知和发现。识别风险，有助于风险管理机构及时发现风险因素和风险源，减少风险事故的发生。

（2）风险衡量：是指在风险识别的基础上，通过对大量、过去损失事故的定量分析，估测出风险发生的概率和造成损失的幅度。风险衡量以损失频率和损失程度为主要预测指标，并据此确定风险的高低或者可能造成损失程度的大小。风险衡量是极其复杂的一项工作，风险的高低不能单靠损失频率的高低或者损失程度的大小来衡量，必须将两方面的因素结合起来衡量。

（3）风险管理与决策选择：风险衡量、评价后，必须选择适当的处理风险的技术，即根据风险评价选择适宜的风险管理技术。风险管理技术选择的原则是选择所花费用最小、获得收益最大的风险管理办法。一般来说，风险管理技术主要有四种：风险规避、损失控制、风险自留和风险转移。

（4）风险管理效果评价与调整：风险管理方案实施后，需要对风险管理的绩效进行评价，评价主要有以下几个方面：

1）风险管理的过程是动态的。风险是不断变化的，新的风险可能随时产生，原有的风险可能消失或降低，原来制订的风险管理方案就会发生偏差，导致管理方案变得不适用。定期进行风险管理绩效评价，可以及时发现新的风险，调整风险管理方案。

2）风险决策管理的正误，需要通过检查和评价来确定。评价风险管理的效果，可以及时发现风险管理中的问题并加以纠正，这是提高风险管理绩效的重要环节。

3）风险管理评价标准有时会不适应风险管理的需要。风险管理评价标准是根据以往风险管理的经验制订的，风险评价标准为风险管理提供重要的参考，但是，这些标准也有不适应新风险、新状况发展要求的情形，需要根据风险管理的实践不断地修改风险评价的标准。

4）风险管理绩效评价可以提高风险管理工作的效率，可以提高风险管理资金的使用效率，可以确保财产和人员的安全。

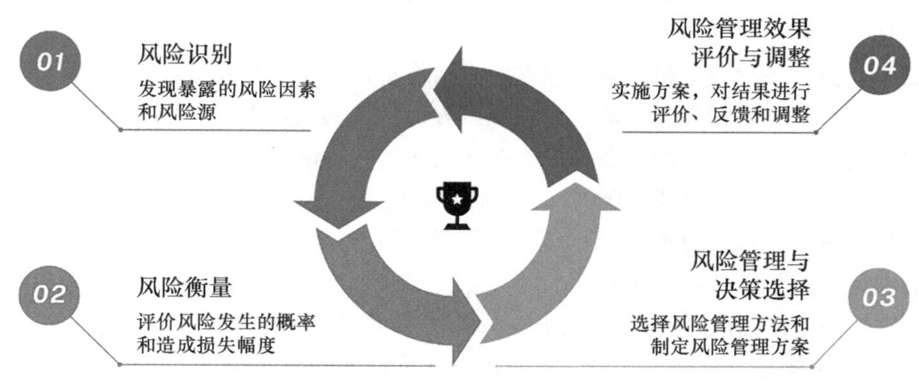

图 4-1　风险管理程序

二、护理风险管理概述

护理服务是医疗服务的重要组成部分，护士作为医疗卫生系统中患者的主要照顾者，护理风险管理能力直接影响患者安全和结局，反映医疗机构的管理水平和服务水平。推行护理风险管理，对护理人员提高风险预测意识，增强风险鉴别能力，减少服务过程中各类危险因素，最大限度地降低护理风险事件的发生发挥了重要作用。持续提高护理风险管理能力，为人民群众提供安全、优质的护理服务，是深入推进医疗卫生事业高质量发展，落实“健康中国”战略的重要内容。

（一）护理风险管理的相关概念

1. 护理风险（nursing risk） 是指存在于整个护理过程中的不确定性危害因素，直接或间接导致患者死亡、损害和伤残事件的不确定性或可能发生的一切不安全事件。如护理事故、差错、缺陷、意外、并发症以及由上述因素导致的纠纷和诉讼等，与护理风险密切相关的风险事件均属于护理不良事件，通常包括经济风险、政治风险、法律风险、人身安全风险等，由于医疗工作的复杂性、人体生命科学领域的未知性，任何医疗活动，即使是极其简单的临床操作活动也可能存在风险。具有难预测、难防范以及后果严重等特点。

2. 护理风险管理（nursing risk management） 是指对患者、护理人员现有的或潜在的护理风险因素进行识别、评估并采取正确决策把护理风险降至最低的管理过程。具体地说是医院对患者、医务人员、医疗护理技术、药物、环境、设备、医疗护理制度与程序等风险因素进行管理的活动。护理风险管理本质上是一种科学的管理方法，通过对现存或潜在的护理风险进行管理，系统地消除或减少护理风险事件的发生以及风险给患者和医院带来的危害与经济损失，实现最大的安全保障，同时最大限度降低成本。

（二）《护士条例》中有关护理风险管理的规定

《护士条例》共三十五条，其中与护理风险管理相关的规定为第十一条、第二十六条和第三十一条。具体如下：

第十一条 县级以上地方人民政府卫生主管部门应当建立本行政区域的护士执业良好记录和不良记录，并将该记录记入护士执业信息系统。

护士执业良好记录包括护士受到的表彰、奖励以及完成政府指令性任务的情况等内容。护士执业不良记录包括护士因违反本条例以及其他卫生管理法律、法规、规章或者诊疗技术规范的规定受到行政处罚、处分的情况等内容。

第二十六条 医疗卫生机构应当建立护士岗位责任制并进行监督检查。

护士因不履行职责或者违反职业道德受到投诉的，其所在医疗卫生机构应当进行调查。经查证属实的，医疗卫生机构应当对护士做出处理，并将调查处理情况告知投诉人。

第三十一条 护士在执业活动中有下列情形之一的，由县级以上地方人民政府卫生主管部门依据职责分工责令改正，给予警告；情节严重的，暂停其6个月以上1年以下执业活动，直至由原发证部门吊销其护士执业证书：

（一）发现患者病情危急未立即通知医师的；

（二）发现医嘱违反法律、法规、规章或者诊疗技术规范的规定，未依照本条例第十七条的规定提出或者报告的；

（三）泄露患者隐私的；

（四）发生自然灾害、公共卫生事件等严重威胁公众生命健康的突发事件，不服从安排参加医疗救护的。

护士在执业活动中造成医疗事故的，依照医疗事故处理的有关规定承担法律责任。

根据《护士条例》规定，医疗机构应采取措施积极预防护理纠纷和护理事故。第一应加强护士法律法规教育，深入学习法律法规，提高法律素养与法治意识，尤其应加强对医药卫生法律法规规章的学习，特别是《护士条例》，积极防范护理纠纷。第二应加强护理伦理道德教育。第三是加强护士培训，提高护理专业技术水平和护理能力，包括在职培训、学历教育和继续教育等形式。第四是加强护理风险管理，保证护理安全。

（三）护理风险的类型

护理风险贯穿于临床护理工作各个环节和过程中，一旦护理风险发生，轻则发生医疗纠纷，重则影响患者的生命安全。主动识别和预见护理风险是有效防范护理风险事件发生的重要举措。护理风险可按照风险性质、发生因素、专科疾病护理和临床风险高危因素等进行分类，其中按风险性质和主要发生因素的分类方式最为常见。

1. 按照风险性质划分

（1）护理差错：指在护理工作中，因责任心不强、工作粗疏、不严格执行规章制度或违反技术操作规程等原因，给患者造成了精神及肉体的痛苦，或影响了医疗护理工作的正常进行，但未造成严重后果和构成事故者。例如，因执行医嘱给药不当或因护理操作不当给患者造成额外伤害。

（2）护理事故：指在护理工作中，由于护理人员的过失，直接造成患者死亡、残废、组织器官损伤导致功能障碍。

（3）护理意外：指由于无法抗拒的因素，导致患者出现难以预料和防范的不良后果，比如药物注射引起过敏性休克，有些药物虽然按操作规程进行皮肤过敏试验，但是还有个别过敏试验结果为阴性者仍会发生过敏反应。

（4）护理纠纷：指护理人员在护理服务过程中，护患双方出现的争执。临床上，患者就诊、住院，直至痊愈出院，护理人员与之接触最多，由于多种因素的影响，护患关系处理不好易产生护患纠纷。如患者及其家属对护理人员态度、工作责任心、技术操作等不满意而引发投诉。

（5）并发症：指在诊疗护理过程中，患者发生了现代医疗可预见、却无法完全避免和防范的不良后果。如难免性的压疮、产妇分娩出现的羊水栓塞等，由于并发症能够预见，所以医护人员需事先向患者及其家属说明，让其有一定的心理准备。

（6）其他：除了上述几类护理风险外，护理病案记录的不完善或错误，仪器故障也是较常见的护理风险。

2. 按照主要发生因素划分

（1）患者因素所致风险

1）患者因素所致的风险：患者疾病发生发展的复杂性、多变性是造成护理风险的重要因素。在临床上经常看到，相同的疾病有不同的症状，不同的疾病却有相同的症状，疾病的发展转归也呈现出多样性和复杂性，这对护理行为产生一定的风险隐患。患者个体的不确定性也易造成护理风险，如高度过敏体质患者，有应用药物时发生过敏反应的危险。

2）患者就医行为所致的风险：患者的就医动机和行为对疾病转归有着重要影响。如若患者有冒险的行为、不健康的生活方式或采取不合作的态度，护理过程的风险将会上升。老年患者及婴幼儿因视、听、触觉等感知能力差也会产生不安全因素。

（2）护理行为所致风险

1）护理行为特殊性所致的风险：护士是国家法律承认具有护理行为能力的人，依法行使一定的权利和承担一定的义务。作为护士，在决定进行某项护理操作时，需根据专业经验及患者从中所获利益和潜在风险所占比例等因素进行评估，如果预期的收益大于风险，则建议患者接纳风险，实施相关治疗。

2）护理行为局限性所致的风险：护士的护理行为经常受许多因素的影响和条件制约，往往具有一定的局限性。患者及其家属就医，通常抱有极大的期待值，但由于医疗水平的局限，部分疾病当前尚无法治愈，易造成患者及其家属的不理解，从而诱发风险。

3）护理人员因素所致的风险：护理人员的素质或数量等都从不同方面影响着护理风险。护理人员自身法律意识的淡薄、人文科学和社会知识的缺乏、专业技术水平低下及护理人员的配置失调等都给患者带来不安全隐患。尤其随着各种新技术、新项目的大量引进，加大了护理工作中的技术风险。

（3）系统因素所致的风险：在医院系统中，医疗设备运行及医疗服务实践实际上是一个动态过程，所有人员、设备、服务都存在风险。如管理者思想麻痹管理不力，要求不严，对护理工作各个不安全环节缺乏预见性，未及时主动采取措施，或风险来临时采取的措施不力，如呼叫系统突发故障而延误患者抢救，地面湿滑致患者跌倒等。

（四）常见护理风险因素

1. 系统因素　包括医院的组织管理、规章制度和支持系统等，也是护理风险产生的因素之一。调查显示，医院组织架构不合理，管理目标不明确，岗位人员配置不合理，工作流程复杂不清晰，岗位分工不明确，风险管理与防范制度缺失、不完善或落实不到位，缺乏相应应急预案等多源于系统缺陷，均能增加风险事件发生的概率。目前，我国各级各类医院的临床一线普遍存在护理人员缺乏、医护人员比例倒置，这必定会造成护理人员的护理负荷加重、护理不到位的情况，随时都存在护理安全隐患。

2. 护理因素

（1）护理人员：护士作为一切护理行为的主导者和执行者，其基本素质、业务能力、对患者安全的重视度、工作量和护理质量等都是护理风险管理中最为关键和可控的因素，一旦疏忽，易导致不良事件和护理差错的发生，从而给患者、护士和医院带来负面影响。近年来已有大量相关研究致力于预防护理风险，医院也制订了各项规章制度、护理标准、操作流程来防止护理差错，但也存在个别护理人员缺乏慎独精神，未理解掌握基本医疗制度、不按管理要求和诊疗规范进行工作。面对繁杂的护理工作，护理人员易出现身体疲乏和精神倦怠症状，职业认同感降低的同时也增加了护理风险事件发生概率。有研究发现自我报告高水平工作量的护士，其患者安全总体评分均为不及格或较差；护患沟通不充分、护理人员风险防范意识不够、护理业务能力不足是引起急诊护理风险的重要因素。

（2）高危环节：交接班、危重患者抢救、转运患者环节、医护合作环节、新药新技术应用等是引发护理风险的危险环节。

（3）高危意识：安全意识薄弱、主观意识过强、法治观念不强等是引发护理风险的危险意识。

（4）高发时段：危重患者抢救多、工作繁忙、交接班前后、夜间、节假日、人员不足等是引发护理风险的危险时段。

3. 患者因素

（1）高风险患者：如病情危重、病情复杂、依从性差、擅自离院、长期卧床、意识不清、躁动不安、精神异常、老年人、婴幼儿、孕产妇等特殊患者。

（2）个体因素：患者生理和心理的个体差异、文化差异、经济能力、受教育程度等因素都影响就医行为的决策，进而影响医疗的成功及效果。

（3）认知水平：护理风险发生与患者认知水平（对疾病知识的了解、依从性）也密切相关。

4. 其他因素 主要包括医疗技术局限性，社会媒体负面医疗事件报道，药品、血液带来的风险，不可预测的天灾人祸。

（1）医源性因素：指因医务人员的言语、行为不当或过失给患者造成的不适感和不安全结果。

（2）医疗设备因素：是指因医疗设备、器械因素影响医疗护理技术的有效发挥，而延误患者的诊断、治疗、护理、抢救。

（3）医院卫生学因素：指医院内感染、环境污染（包括消毒制剂、剧毒药品、化学试剂、放射性污染、废弃物等）导致患者和医务人员的健康受到损害。

（4）不可预测因素：疫情暴发是人类不可预测的，疫情快速蔓延，患者数量短期内激增，医疗资源短缺的同时，必然带来极大的护理风险。

（五）零缺陷

1. 零缺陷（zero defects，ZD）管理 也称为“缺陷预防”，是由美国质量管理学家克劳斯比（Philip B. Crosby）于20世纪60年代提出。不同于“缺陷难免论”，零缺陷管理倡导全体工作人员以“零缺陷”为指导，使生产经营工作达到“第一次就做对（do it right the first time，DIRFT）”的状态。克劳斯比所提的“零缺陷”并不是说产品质量必须毫无缺陷，“零缺陷”指的是要以缺陷等于零为最终目标，尽可能在自己工作职责范围内做到毫无缺陷。

零缺陷管理理论可概括为“一个中心、两个基本点和三个需要”。

（1）一个中心：该理论中心思想即零缺陷管理，即要求企业和员工最大化做好事先防范，规范相关制度与流程，确保每一个环节均实现“零缺陷”目标。每个人都坚持第一次做对，不让缺陷发生或进入下道工序或其他岗位，那么工作中就可以减少很多因处理缺陷和失误造成的成本，工作质量和工作效率也可以大幅度提高，经济效益也会显著增长。

（2）两个基本点：一是有用的，二是可靠的。有用的是一种结果导向的思维，做任何事情首先想到它有用，必须站在客户的角度来审视最终的结果是否有用。但是，如果做的每件事情都有用，也未必可靠。因此，零缺陷管理追求既有用又可靠的结果。

（3）三个需要：指客户的需要、员工的需要和供应商的需要。任何一个组织首先要承担的是客户的需要。没有客户，组织就没有存在的意义。这三个需要形成了一个价值链。因此，必须统一看待客户、员工和供应商的需要。

2. 零缺陷管理应用案例 研究概述：研究者选取2019年11月1日至2020年11月30日接受腹腔镜胆囊切除术的174例患者作为研究对象，随机分为对照组和观察组。对照组患者采用常规围手术期护理，观察组患者采用基于零缺陷理论的个体化护理。

研究要点：基于零缺陷理论的个体化护理。

（1）术前护理：护理人员定期对病房进行消毒和清洁，为患者提供无菌、整洁、温馨的医院环境；研究组向患者介绍胆囊疾病的相关知识，让患者正确认识胆囊疾病。告知患者腹腔镜手术的优点及取得的治疗效果，及时消除患者对腹腔镜手术的疑虑，缓解患者的负面情绪，增强患者的信心。麻醉医师在术前一天进行术前访视，向患者介绍术前准备、手术环境、手术流程，强调手术的必要性和安全性，缓解患者的紧张情绪。

（2）术中护理：责任护士将患者送到手术室进行交接。积极与患者沟通并确认患者的手术信息和个人资料。在沟通过程中，护理人员注意与患者沟通的语气和语速，安慰和鼓励患者缓解紧张情绪。将环境温度和湿度调节到患者舒适的范围；麻醉过程中，护理人员不断鼓励患者缓解肌肉痉挛。

（3）术后护理：指导患者采取仰卧位，将头转向一侧，以促进呼吸顺畅。苏醒后将患者置于半卧位，以缓解麻醉后的胃肠反应；使用镇痛泵及镇痛药缓解术后疼痛；护理人员加强对伤口的监测，严格按照无菌程序更换辅助材料，并指导患者定期更换体位，防止二氧化碳在膈下积聚而引起背部疼痛。

基于零缺陷理论的个体化护理，通过规范腹腔镜胆囊切除术患者不同阶段的护理流程和要点，确保每一个护理阶段均实现"第一次就做对"的目标。实施基于零缺陷理论的个体化护理,可有效降低腹腔镜胆囊切除术患者的围手术期心理应激反应。有助于改善患者抑郁、焦虑的负面情绪，促进疾病康复，减少术后并发症，提高护理满意度。

三、护理风险管理程序

现代护理风险管理不仅局限于事后分析与改进，而且将风险管理意识前移。应用科学的方法实施风险管理，识别、评估和处理现存或潜在的护理风险，以规避或降低风险事件的发生。提高护理服务质量，保障患者安全是当前护理管理者亟待解决的问题。

（一）护理风险管理程序概述

1. 起源 风险管理是一门研究风险的发生规律和风险控制技术的新兴科学。早在 20 世纪 30 年代就兴起于西方工业化国家，50 年代受到了普遍重视并得到推广，70 年代风险管理理论迅速发展形成了系统的风险管理科学。20 世纪 90 年代风险管理理论进入医疗卫生行业，并形成了医疗风险管理的概念。医疗卫生服务行业因其服务对象的特殊性决定了医疗机构将面临着更大的市场责任和运营风险，近年来，医疗风险管理在我国推广发展，并引起了医院管理者的重视。护理风险管理是整个医疗风险管理的组成部分，是对现存和潜在的护理风险的识别、分析、评估和处理，有组织、有系统地消除或减少护理风险事件的发生以及风险对患者、医院的危害和经济损失，以最低成本实现最大安全保障的科学管理方法。医疗护理风险不仅对患者的健康权益和经济利益构成危害，也会给医院、医护人员的正常工作和医学发展带来不利的影响。现代医院管理者应正确识别、评估、防范、规避、分散和补救风险，防患于未然，获取更多的社会效益与经济效益。目前，护理风险管理在国外医院已受到广泛重视，并形成了一套科学完善的管理机制，而国内有关护理风险管理的研究目前仍处于发展阶段。

2. 概念 护理风险管理程序指医疗结构单位对潜在的护理风险因素（如患者、护理流程、设备、制度等）进行识别、评估衡量、处理控制，并对护理风险管理结果进行评价的周期循环过程。护理风险管理程序周期循环的目的即最大幅度降低护理风险系数，降低护理风险带来的损失，提高护理质量，保障患者和医务人员安全。

（二）护理风险管理程序的实施步骤

护理风险管理是医疗风险管理的重要组成部分，包括护理风险识别、护理风险评估、护理风险处理和护理风险管理效果评价 4 个步骤。这 4 个步骤周而复始，构成了护理风险管理的周期循环过程。护理风险管理的目的是使护理风险系数降到最低程度，保障患者与护士的安全。

1. 护理风险识别　是采用系统科学的方法对客观存在的和（或）潜在的各种护理风险进行识别、判断和归类，对已发生的风险事件进行分析、鉴定和归纳的过程。作为整个护理风险管理工作的基础和首要环节，护理风险识别必须在全面了解各种风险的基础上进行，以便预测风险可能造成的危害，从而选择处理风险的有效手段。护理服务过程中患者流动、设备运转以及疾病的护理等都是一个动态的过程，因此对于护理风险而言，它的识别实际上也是一个动态监测的过程。

（1）护理风险识别技术

1）工作流程图法：包括综合流程图及高风险部分的详细流程图，由此全面分析各个环节可能发生的风险事件。呈报护理风险事件，正确收集相关信息。

2）分析法：从多年积累的临床资料入手，分析和明确各类风险事件的易发部位、环节和人员等，全面掌握风险发生规律。

3）调查法：设计专门调查表对关键人员进行调查，以尽可能全面地掌握可能发生风险事件的信息。

在护理工作中可以把后两种方法结合运用，流程图便于直观分析、全面综合，调查法有利于了解风险之所在，并且可以补充及完善工作流程图。

（2）护理风险识别的主要关键点：①建立非惩罚性的不良事件报告制度；②审查医疗记录和护理记录；③观察临床医疗和护理活动；④分析患者的投诉信息；⑤审查诉讼与赔偿记录；⑥分析访谈记录（面向患者或医护人员）和调查问卷；⑦审查常规的临床绩效数据。

（3）护理风险识别的主要方法：识别护理风险的方法有多种，这些方法通常结合在一起加以实施。

1）及时搜集相关信息：鼓励护士及时上报风险事件，掌握已经发生和可能发生的风险事件信息。不同科室的患者病情、护理工作量及复杂程度不同，因此风险发生的频率也不尽相同，而频率的高低则在一定程度上反映了护士面临风险的大小。风险呈报的目的在于及时收集信息，以利于进一步掌握全院风险事件的动态，发出风险预警，制订防范风险的措施，使风险事件不再发生。

2）分析掌握风险规律：护理工作过程中有一些环节和时段风险比较高，且具有一定的规律性。如治疗抢救、交接班、患者调换床位等，属于高危环节，工作繁忙、医护团队合作、交接班前后、中午、夜班、节假日等，属于高危时段。分析和明确各类风险事件的易发环节和人员，能使护理管理者抓住管理重点，针对薄弱环节加强质量控制，防范风险事件的发生。某市对某三级甲等医院发生的 1 例日间手术患者身份识别错误事件进行深度剖析，通过时间序列表叙述日间手术患者身份识别错误事件经过，找出近端原因，应用问题树、鱼骨图分析来确定根本原因，进行屏障分析，最终明确导致不良事件发生的相关原因。

3）预测防范护理风险：通过模拟一种危重患者的诊疗护理情境，也可以预测护理风险。例如，医院开展一种新的外科手术项目，可以模拟接受新手术患者的诊疗护理情境，确认实施路径中的主要措施和步骤，然后设想每一措施和步骤可能发生的不良事件，从而更好地加以防范。

2. 护理风险评估　是测定护理风险发生的概率及其损失程度，是在风险识别的基础上进行定量分析和描述，通过对这些资料和数据的处理，发现可能存在的风险因素，确认风险的性质、损失程度和发生概率，为选择处理方法和确定风险管理措施提供依据。

（1）护理风险描述：风险评估一般运用概率论和数理统计方法来完成，其中期望值和标准差是描述某个特定风险损失概率分布特征的重要指标。一般来说，频率高、幅度小的损失标准差小，频率低、幅度大的损失标准差大。

（2）护理风险定量分析：常采用风险量化分析来评价，如风险的危险性 = 风险严重程度 × 风险频率。临床风险损失的概率和严重程度共同决定了这种临床风险的等级，也提示护理管理者选择合适的护理风险管理策略和行动计划。

目前，多种护理风险评估量表已经开始应用于临床，如 Braden 压疮风险评估量表、老年住院患者跌倒风险评估工具、爱丁堡产后抑郁量表等。对高风险的患者进行评估，防范患者出现伤害自身的行为，有效地回避这一类型的风险事件，从而避免该类事件的发生给患者造成的身心痛苦和不必要的经济负担。不仅如此，护理评估量表的使用，还可以培养护士对风险的预知能力和应对能力，对护理风险管理起到相辅相成的作用。由于护理工作量大、繁琐，仅靠人力无法及时准确进行护理风险的定量分析，故有条件可借助计算机进行相应护理风险评价。尽管目前尚未有专门针对护理风险评价的专业系统或软件，但国内有学者利用信息化平台建立了护理不良事件的风险管理系统，如医院护理信息化平台，借助护理工作站硬件设施，建立集静脉血栓栓塞（venous thromoembolism，VTE）风险评估、防控、预防处置功能于一体的系统，实现 VTE 基本数据的自动抓取，医护工作站联动风险预警，相关健康教育、护理计划结构化选择与记录等智能化功能，统计查询模块有利于实时监控，真正实现了对 VTE 的全程动态监控、防控指导、质量监控。国家卫生健康委员会印发的《全国护理事业发展规划（2021—2025 年）》中强调要加强护理信息化建设，护理人员可联合信息管理部门开展相关大数据、互联网研究，以推动护理事业的发展。

3. 护理风险处理 是护理风险管理的核心内容。风险处理是在风险识别和风险评估基础上采取的应对风险事件的措施。

（1）护理风险预防：是在风险识别和风险评价基础上，在风险事件出现前采取的防范措施。在护理风险预防方面应落实的工作包括：

1）建立护理风险管理制度：实施护理风险控制的前提是制订完善的、有执行力的政策、制度和程序，包括护理风险管理的组织建设，护理风险的报告、分析评价和控制制度，教育制度，临床护理常规和操作规程，护理紧急风险预案等。

2）加强护士风险教育：护理管理中首先应将风险教育纳入新毕业护士的岗前培训计划中，对在职护士进行持续的风险警示教育和风险意识培养，使护士对容易造成护理风险的工作环节提高警惕；其次要依据护理规范、操作程序进行培训，让护士掌握规避护理风险的方法。护理风险培训应该持续、定期进行，但每次的重点可以根据各医院护理风险控制的具体情况而有所不同。每次的护理风险教育项目开展之后还必须对教育的效果进行考核和监控，并有相应的奖惩措施来保障。

3）加强护士对国家医疗护理法律法规的培训：护理部应有计划地组织医疗护理相关法律法规、医疗纠纷与医疗事故的预防等方面的报告或讲座，让护士以法律法规来规范自己的行为。而护理管理者更应该熟悉国家医疗护理法律法规的变化，一方面便于在护理管理各环节进行监控，另一方面可以在思想上先行，从管理层次上督促护士加强法律法规的学习。

4）加强患者安全督导：对患者安全目标落实情况进行定期、不定期的督导，特别要关注危重患者的风险管理；将督导过程中发现的高发或高危护理风险环节和事件进行通报，并对护理不良事件进行分析、讨论，查找原因。通过对护士专业知识和技能进行定期考核，对护理行为进行现场督查，对护士服务态度满意度进行测评等活动，及时发现风险、防范风险。

5）充分发挥不良事件报告系统的作用：为了确保护理不良事件呈报准确、及时、全面，护理管理部门应采取相应的措施，如不将风险事件作为奖惩的依据，在呈报中不涉及具体的姓名，不要求当事人进行书面检查，仅呈报事件发生的客观过程，将风险事件如实呈报作为对护士长考核的一项内容等，以督促风险呈报制度的落实。

6）加强护理记录管理：护理管理部门应经常进行护理文件书写格式、内容等方面的培训，对典型的护理记录书写案例进行讨论。定期进行护理文书督查，对共性和重要个性问题进行汇总和分析，使护理记录达到客观、真实、准确、及时、完整的要求，并在护理记录中体现护士对患者进行观察以及为患者提供治疗、护理的措施。以避免因护理记录缺陷而导致护理风险的发生。

（2）护理风险控制：风险管理要着眼于控制，护理风险控制重点是预防和阻止患者安全事故及其他侵权行为的发生，避免医院风险损失或降低风险损失的程度，包括护理风险规避、护理风险预防、降低护理风险损失、护理风险转移等策略。

1）护理风险规避：是一种能够完全避免患者护理风险发生、彻底消除护理风险损失可能性的风险控制策略。例如，医院通过建立有效的护理绩效考核分配方案、护士在职培训方案、护士晋升考核方案等激励机制，做好护士人力储备，降低因护士流失而导致的风险。

2）护理风险预防：护理风险无处不在，我们不仅要承认临床风险是难以避免的客观现实，还要积极采取增进患者安全、预防护理风险的系统化方案，在医院的护理服务过程中既要尽力减少个人的临床失误，又要及时监测、控制、阻止或拦截临床护理风险。

3）降低护理风险损失：护理风险规避和护理风险预防是在护理风险事件发生前而采取的护理风险控制策略，降低护理风险损失是在护理风险事件发生后所采取的护理风险控制策略。努力降低护理风险损失的目的是使护理风险损失最小化，以降低护理风险的不良后果。

4）护理风险转移：即利用某种方法或途径将医院可能面临的风险转由其他团体或个体来承担，医疗保险就是风险转移的方法之一。美国、澳大利亚、日本、新西兰等国家都普遍开展了医疗风险保险业务，由医疗机构或医师协会向保险公司购买医疗风险保险。一旦发生风险，经法庭判决经济赔偿后，由保险公司负责赔偿。1999 年，我国已有数家保险公司开设了医疗责任保险业务，部分医院已经为医院及其医务人员购买了手术麻醉风险保险。

全面、精确以及符合临床实际的风险识别与评估方法，可以协助护理管理者全面、清楚地认识医院所面临的各种风险，并依据风险的特性和严重程度采取相应的护理风险管理措施。反之，风险识别与评估中的错误、遗漏等会造成护理管理者对风险的认识失真，导致相应的风险管理行为和体系出现偏差、遗漏，或者缺乏应有的针对性、有效性。医院护理管理者应在制订或参考已有风险管理制度的基础上，对全院的护理风险进行全面监测，可以通过医院系统工作流程图，参照已有的护理风险分类资料，确定高风险发生环节，利用调查手段分析风险发生的原因，收集风险评估信息，作为改进或制订风险管理制度的依据。

4. 护理风险管理效果评价　是对风险管理方法、措施和手段的效益性和适用性进行分析、检查、评估和修正的活动，其目的是为下一个周期提供更好的决策。常用的护理风险管理效果评价方法，主要有以下两个。

（1）采用效益比值判断风险管理效益的高低：该方法主要看护理风险管理能否以最小的成本取得最大的安全保障。效益比值等于因采取某项风险处理方案而减少的风险损失与因采取某项风险处理方案所支付的各种费用的比值。若效益比值＜1，则该项风险处理方案不可取；若效益比值＞1，则该项风险处理方案可取。效益比值越大，说明管理越有效。

（2）对护理风险管理效果进行信息统计及反馈：风险管理效果信息统计一般是采取前后对照的方法，对各个临床科室在采取风险管理措施前后，潜在护理风险的减少情况、不良事件的发生情况、患者的满意度等进行评价。通常采用调查问卷法、安全指标监测、不定期组织护士理论考试等方法来完成。采集的数据全部录入计算机进行分析和总结，使护理风险管理更有效率。例如，评价患者满意度、护理记录合格率是否提高，护士的法律意识和防范风险意识是否增强等，以便为今后的风险管理提供参考依据。

（三）护理风险管理程序在临床护理中的应用

SBAR 模式，即现状（situation）—背景（background）—评估（assessment）—建议（recommendation）模式，是以证据为基础的结构化、标准化交流模式，因 SBAR 沟通模式可高效传递病情变化要点，提高护士病情沟通、观察、处理能力和安全管理效率，目前已广泛应用于国外医疗机构交接班环节。

案例 1：SBAR 模式在护理优良事件分享学习管理中的应用

研究概述：研究者选取医院 2016 年 1～12 月住院患者 65 355 例作为护理优良事件分享学习实施前的临床资料，采用传统护理不良事件及优良事件管理，选取 2017 年 1 月～2018 年 12 月住院患者 145 747 例作为护理优良事件分享学习实施后临床资料，其在护理不良事件管理基础上，建立标准化护理优良事件管理制度，并将 SBAR 模式用于优良案例的汇报和学习。

研究要点：如表 4-1 所示，研究者以 SBAR 四个要素为框架进行登记表设计，现状（S）模块需详细介绍在班期间患者的病情变化，背景（B）模块需关注患者重要的过去史、阳性检查结果和个性化、特殊性的治疗护理措施，评估（A）模块按照问题重要性列举患者目前存在的问题，并在建议（R）模块列出详细的护理措施。SBAR 沟通模式不仅给低年资护士提供了一个交接班汇报基本框架和标准，还有助于提高低年资护士的病情掌握能力、沟通能力以及评判性思维能力。

表 4-1　临床护理观察典型案例上报登记表

<table>
<tr><td>科室</td><td></td><td>观察者</td><td></td><td>上报时间</td><td></td></tr>
<tr><td>案例名称</td><td colspan="5"></td></tr>
<tr><td>患者一般情况</td><td colspan="5">患者姓名：　　　　　性别：
年龄：
住院号：　　　　　入院诊断：</td></tr>
<tr><td colspan="6">病例观察记录：
S（现状：本班病情变化）
B（背景：简要病史、重要过去史、重要阳性检查结果、当前治疗和特殊护理等）
A（评估：目前存在问题，潜在问题或风险评估，找出极其相关及潜在因素）
R（建议：已采取护理措施、对问题处理的建议，采取措施或配合医生后的结果）</td></tr>
<tr><td colspan="6">病例总结及体会：</td></tr>
</table>

案例 2：护理风险管理在急诊消化内镜诊疗中的应用

研究概述：研究者选取医院急诊科 2015 年 8 月～2016 年 8 月收治的行急诊消化内镜诊疗患者 90 例，按照随机原则将患者分为观察组和对照组，各 45 例。观察组实施护理风险管理，对照组实施常规护理管理。比较两组患者对护理满意度和不良事件发生率。

研究要点：

（1）现状（situation，S）：急诊消化内镜诊疗患者的风险事件发生率较高。

（2）背景（background，B）：急诊消化内镜诊疗多用于消化道出血、异物、化脓性胆管炎等病症的检查治疗，此类患者发病多存在突发性，且往往病情危急、凶险、复杂，需要进行紧急诊疗，因而各种护理风险随之增加，易发生风险事件。

（3）评估（assessment，A）

1）识别风险因素：通过梳理急诊消化内镜诊疗全过程，回顾既往急诊消化内镜诊疗中发生的护理风险事件，识别分析其中可能出现的护理风险因素，进而确定急诊消化内镜诊疗中可能存在的或潜在的各种护理风险因素。

主要问题包括急诊消化内镜护士专业技能不熟练，导致不能很好地协作医师操作，使患者错过最佳检查和治疗时机，影响疗效和救治质量；同时，由于消化内镜的结构复杂，数量众多，在准备和转运过程中容易出现器材缺失，对抢救工作产生不利影响。此外，忽略内镜器械的交接以及对清洗、消毒和灭菌的不严格执行，可能导致医院感染的发生。此外，急诊患者病情复杂，他们常常存在紧张、焦虑等心理问题。

2）评估护理风险因素，明确风险管理目标：评估已识别的急诊消化内镜诊疗护理风险因素，依据护理风险因素造成的损失与危害程度大小，对其进行排序，以优先处理损失与危害程度最大的风险因素，相对延后处理风险较低的风险因素为护理风险管理目标。

（4）建议（recommendation，R）

1）制订风险控制措施：定期组织急诊消化内镜护士进行专业技能培训与考核，以消化内镜护理操作、故障紧急排除、应急处理能力及与消化内镜操作医生的配合能力为培训核心内容，注重培训内容的知识更新，同时制订相应评价考核标准，采取多种培训方式，全面提高急诊消化内镜护士的专业技术能力及与操作医生的配合能力，使其能熟练掌握与应用相关专业技能，保证操作配合质量。

2）依据急诊消化内镜诊疗病症，设置各病症检查治疗所需内镜及其配件清单和交接必查事项，用于内镜器械交接及准备，确保内镜器械准备齐全、完好，组织相关专家，制订急诊消化内镜清洗、消毒、灭菌应急方案，强化急诊消化内镜护士洗消质量意识的培养，严格执行内器械洗消质量标准。

3）评估急诊科消化内镜护士心理护理技能水平，明确其技能短板，开展针对性培训。使护士具备娴熟的心理护理技能，能够及时发现患者的心理问题，并给予有效干预，使患者积极配合检查治疗，并得到及时安抚，树立检查治疗信心。

第二节　不良事件管理

一、概　　述

随着现代医学的不断进步和医疗相关法律制度的逐步完善，医疗护理安全问题成为衡量医院管理水平的重要标志，也是医院日常医疗护理的工作重心。护理不良事件的有效管理能够帮助护理人员改善护理质量，避免发生不良事件，为患者的安全提供可靠的保障。

（一）不良事件的相关概念

1. 医疗质量安全事件 是指医疗机构及其医务人员在医疗活动中，由于诊疗过错、医药产品缺陷等原因，造成患者死亡、残疾、器官组织损伤导致功能障碍等明显人身损害的事件。不包括药物不良反应及预防接种异常反应事件。

2. 医疗不良事件 是指在诊疗过程中发生的，造成患者失能、死亡或住院时间延长。医疗不良事件分为可预防的不良事件和不可预防的不良事件两种。

3. 护理不良事件 是指在护理过程中发生的、不在计划内的、未预测到的或不希望发生的事件，包括患者住院期间发生的一切与治疗护理无关的事件，造成患者死亡、住院时间延长，或离院时仍有某种程度的失能。一般泛指患者在住院期间发生的跌倒、用药错误、烫伤、走失、误吸及其他与患者安全相关的、非正常的护理意外事件。护理不良事件分为可预防的不良事件和不可预防的不良事件两种。

4. 不良事件管理 是指对可能导致不良事件的因素进行识别、分析、评估和监控，以便及时提出措施，有效地预防和控制不良事件的发生。

（二）发生的因素

1. 护理管理因素

（1）护理管理制度不完善，部分规章制度不健全、未落实。如护理单元缺乏风险管理（压疮、跌倒、坠床、管道滑脱、突发事件）的防范措施及处理预案使护士遇到护理风险无章可循，对潜在的不安全因素缺乏预见性，随意性较大存在安全隐患。

（2）质量管理体系不健全、执行力度不够、管理措施不到位、质量监控不力、约束力不强、奖惩不分明、绩效工资分配不合理等都是造成护理不安全的重要因素。

（3）人力资源配置不合理，护士的婚假、产假、外出进修、学术交流以及科室的频繁加床等因素，均会导致护理人员绝对或相对不足，各医院因人员缺乏倡导的弹性排班也是导致护理不安全的重要因素。而当护理人员少、工作任务重、超负荷工作时，会导致护理人员身心疲惫，容易造成工作责任心不强，注意力不集中，服务不到位，这也是构成医院不安全因素的重要原因。

（4）对护士教育培训不重视，主要表现在仅注重护士的工作完成而忽视护士的在职培训，对护士的业务培训不到位、缺乏针对性。

2. 护理人员因素 发生护理不良事件的责任护士多集中在低年资、低学历、低职称护理人员中，原因可能为他们是承担临床护理工作的主体，其业务水平低、评估不到位、风险意识不强、沟通效果不佳。有研究表明不良事件中，1～4 年内的护士发生不良事件所占比例最高。出现这一现象的原因是年轻护士个人技术不熟练、经验不足、法律意识淡漠、对护理安全的重要性认识不足，护理工作核心制度执行力差，患者病情发生变化时不能及时判断和采取相应措施，与患者沟通能力欠缺，宣教不当或忽略宣教，预见性能力不足；另外患者对年轻护理人员的信任度偏低，不能积极配合参与，均可导致护理不良事件的发生。护士发生护理不良事件的因素总体来说可以分为安全意识淡薄、护理知识水平低、缺乏责任心、未认真执行护理核心制度、不重视护理文书书写、护患沟通不良、法律观念淡薄等。

3. 物质因素

（1）设备方面：护理设备是完成护理工作的重要工具，如果设备缺乏、性能不良、不配套或对新引进设备不了解，特别是急救物品器材不到位或故障，都会影响护理技术的正常发挥，影响抢救及治疗工作。抢救患者时出现药品过期、器械故障，会贻误抢救时机。

（2）物品方面：护理物品质量较差或数量不足，也是不安全的因素之一，如使用冰袋导致的冻伤；患者在院内转运或外出检查期间，使用转运工具不当或维护不到位导致的意外，如轮椅推翻、平车轮子脱落等导致患者跌倒、坠床；长期卧床患者未使用防护器具引起的患者压力性损伤或肢体废用性萎缩等。

4. 环境因素

（1）设施及布局：医院的基础设施，病区物品配备和布局不当也存在潜在不安全因素。如急救室的位置，病室插线板的放置，病房内设施及物品摆放凌乱、床脚未锁止、床尾摇床手柄未归位或走廊内有障碍物、地面湿滑、果皮乱弃等均易导致患者跌倒的发生；家属擅自使用热水袋为患者保暖、热敷而发生烫伤，特别是肢体偏瘫者更易发生烫伤。

（2）环境污染：环境污染所致的不安全因素，常见于消毒隔离不严格导致的院内交叉感染（体温计消毒、毛巾湿扫）。

5. 其他 老年患者是不良事件的易发人群，意识障碍或老年痴呆等因素是不良事件发生的高危因素，个别患者的不遵医行为，不配合治疗和护理，如不遵守医院规章制度，擅自离开病区；擅自改变护理人员调节好的输液速度；擅自滥用偏方及药物等；部分患者出现自杀意念和准自杀行为。某些患者或家属价值观改变，素质修养欠缺，易对护理人员无故挑剔、刁难，严重损害护理人员的人格尊严，将护理人员置于不利的局面，影响护理工作的完成，导致不良事件的发生。

二、护理不良事件申报的意义

根据国际上有关医疗错误大型流行病学调查研究的结果显示，急性住院患者中3.5%～16.6%曾经发生医疗不良事件，其中有30%～50%的不良事件可以通过系统的介入而预防和避免。美国哈佛大学公共卫生学院儿科医生莱亚（Leap）教授在《哈佛医学实践》一文中，回顾了1984年在纽约州随机选择的51家医院急诊治疗中的30 192例记录，其中有1133例（3.7%）有不良事件发生。他指出降低不良事件的发生需要识别其原因，并制订出相应的预防措施，通过报告不良事件，及时分享信息，发现安全隐患，从而有效减少对患者的伤害，避免医疗差错与纠纷的发生；同时，护理不良事件的全面报告，有利于卫生行政主管部门对管辖区域内医疗护理纠纷或事故的发生率及处理情况有宏观的认识，分析发生的原因及处理的合理性，从而制订行之有效的控制措施，其意义如下：

（1）通过报告不良事件，及时发现潜在的不安全因素，发现护理工作中的缺陷，建立相应的反馈机制，可有效避免医疗差错与纠纷保障患者安全，提高护理质量与安全。

（2）不良事件的全面报告，有利于发现医院安全系统存在的不足，加强质量细节管理，提高医院系统安全水平，促进医院及时发现事故隐患，不断提高对错误的识别能力。

（3）不良事件报告后的信息共享，可以起到警示教育，使相关人员能从他人的过失中吸取经验教训，以免重蹈覆辙。

三、护理不良事件报告系统的分类

（一）根据报告系统主体和适用范围分类

根据报告系统主体和适用范围，不良事件报告系统分为外部报告系统和内部报告系统两类。内部报告系统主要以个人为报告单位，由医院护理主管部门自行管理的报告系统。外部报告系统主要以医院护理主管部门为报告单位，由卫生行政部门或行业组织管理的报告系统。

（二）根据所报告事件强制性要求分类

根据所报告事件强制性要求不良事件报告系统分为强制报告系统和自愿报告系统。强制报告系统主要定义为严重的、可预防的护理差错和可以确定的不良事件，几乎所有医院的护理主管部门都制订了不良事件上报制度，以便有效地分析事件原因。自愿报告系统是强制报告系统的补充，要求和鼓励护理主管部门或个人自愿上报不良事件，更有助于发现组织系统的安全隐患，加强护理安全管理。

（三）根据护理不良事件分类

患者身份识别错误、给药错误、医嘱执行错误、操作失误、标本问题、患者跌倒、坠床、烫伤、管道滑脱、压疮、分娩意外、患者走失、自杀等行为，职业暴露；公共设施事件；医疗设备器械事件；输液外渗及其他等。

四、护理不良事件报告管理

（一）医疗护理不良事件的等级划分

医疗护理不良事件按事件的严重程度分 4 个等级，具体如下：

Ⅰ级事件（警告事件）：非预期的死亡或非疾病自然进展过程中造成永久性功能丧失。

Ⅱ级事件（不良后果事件）：在疾病医疗过程中是因诊疗活动而非疾病本身造成的患者机体与功能损害。

Ⅲ级事件（未造成后果事件）：虽然发生了错误事实，但未对患者机体与功能造成任何损害，或有轻微后果而不需任何处理可完全康复。

Ⅳ级事件（隐患事件）：由于及时发现错误，未形成事实。

（二）不良事件报告的原则

（1）Ⅰ级和Ⅱ级事件属于强制性报告范畴，报告原则应遵照国务院《医疗事故处理条例》（2013 年）、卫生部《重大医疗过失行为和医疗事故报告制度的规定》（卫医发〔2002〕206 号）。

（2）Ⅲ、Ⅳ级事件报告具有自愿性、保密性、非处罚性和公开性的特点。

1）自愿性：医院各科室、部门和个人有自愿参与（或退出）的权利，提供信息报告是报告人（部门）的自愿行为。

2）保密性：该制度对报告人以及报告中涉及的其他人和部门的信息完全保密。报告人可通过网络、信件等多种形式实名或匿名报告，相关职能部门将严格保密。

3）非处罚性：报告内容不作为对报告人或他人违章处罚的依据，也不作为对所涉及人员和部门处罚的依据。

4）公开性：医疗安全信息在院内通过相关职能部门公开和公示，分享医疗安全信息及其分析结果，用于医院和科室的质量持续改进。公开的内容仅限于事例的本身信息，不涉及报告人和被报告人的个人信息。

（三）不良事件报告的时限

早发现早报告，一般不良事件报告时间为24～48小时；严重不良事件或情况紧急者应在处理事件的同时先口头上报相关部门，事后在24～48小时内补填不良事件报告表。

（四）不良事件报告的奖惩措施

对主动、及时上报不良事件的人员和科室，将根据不良事件的具体情况给予免责、减轻处罚或奖励处理；凡发生严重不良事件但隐瞒不报的科室和个人，一经查实，根据事件具体情况给予当事科室和个人相应的行政及经济处罚。

（五）不良事件的报告流程

不良事件的报告流程详见图4-2。

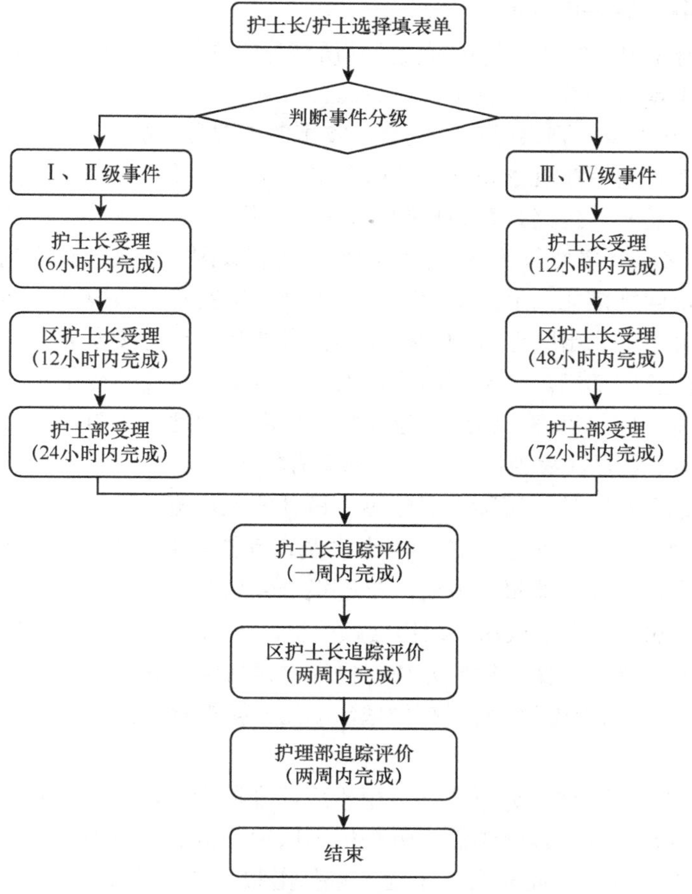

图4-2　不良事件的报告流程

五、不良事件管理对提高护理质量的作用

不良事件的提法源于过去的差错或事故，目的是减少护理人员及患者对差错或事故的称谓带来的心理压力。美国医学研究所在 1999 年提交的“To err is human: Building a safer health system”报告中指出：美国每年有 44 000～98 000 人死于可预防的不良事件，该报告引起了世界各国对患者安全的关注，鉴于不良事件带来的严重后果，美国医学研究所、联合委员会、英国卫生部及澳大利亚医疗安全质量办公室等机构都积极推荐或致力于建立合理、完善的不良事件报告系统。报告系统通过分析不良事件报告可以提供不良事件的发生率、类型、高发环节、根本原因等宝贵数据，医疗机构可采取有针对性的干预措施预防不良事件的再发生。我国卫生部于 2002 年下发了《重大医疗过失行为和医疗事故报告制度的规定》；2008 年卫生部医政司又委托中国医院协会建立了自愿的“不良事件报告系统”。由此可见，管理的关键在于控制和预防不良事件的发生。然而，如何对护理不良事件进行有效管理，从而提高护理质量却是值得护理管理者思考与探讨的问题。

（一）不良事件管理概述

随着我国政府及卫生行政部门对有关医疗质量与安全管理的条例、法规、标准等的出台，医疗机构对护理不良事件管理也逐步规范。2011 年 1 月，卫生部颁布《医疗质量安全事件报告暂行规定》，其中重点强调医疗不良事件收集的重要性，提升了不良事件上报的价值；同年 4 月，卫生部开发医疗质量安全事件信息报告系统，并自 5 月 1 日在各级卫生行政部门和医疗机构统一施行。《三级医院评审标准实施细则（2011 年版）》明确要求医院要有主动报告护理安全（不良）事件与隐患信息的制度，要有成因分析及改进机制。目前，我国不良事件的上报正走向规范化，上报途径和内容也越来越完善，国内针对不良事件的文献报道越来越多。不可否认我国医疗机构对护理不良事件管理正稳步发展，但目前护理不良事件报告尚无权威的鉴定部门。信息标准化，加之不良事件的反馈效果不明显，也极大地影响了我国护理不良事件的管理。因此，建立统一标准的护理不良事件上报平台，提高上报积极性，提高反馈率是目前我国护理专家一起努力的方向。

1. 不良事件的研究方法　国际上医疗不良事件研究检测方法较多，从不同角度用不同的检测方法。不少学者常运用手工法、综合法及自动法，获取医疗不良事件的发生情况，手工法分为自愿报告和非自愿报告方法，自愿报告包括及时自动报告、异常事件报告，非自愿报告包括观察法、患者访谈法、病历回顾分析。美国医学专家埃里克·托马斯（Eric J. Thomas）报道了 8 种研究不良事件的方法，包括错误报告系统、管理资料分析、电子医疗记录分析、病例分析、临床监测、对医疗护理活动的直接观察、疑难和死亡病例讨论及尸检、医疗诉讼分析。

2. 不良事件的分析方法　分析方法应用极广，掌握人群较多，如回顾性分析、前瞻性分析已成为基本的分析方法。回顾性分析是根本原因分析法，应用于不良事件原因分析是基于系统框架下进行分析，而非个人定性，包括上报、信息收集、分析、改进四个步骤，也是国内外应用最广泛的分析法。前瞻性分析是失效模式与效应分析，可应用于医疗机构防范不良事件机制障碍研究，包括制订主体、组成团队、制度流程、分析危害、拟定计划、反馈 6 个步骤。国内有学者应用失效模式分析静脉置管感染原因以及改进成效，也取得了一定的成效。

3. 不良事件的分析工具

（1）流程图是可用于分析护理警讯事件和流程再造来预防不良事件的发生，评价流程改进的有效性，评估患者结局的可视化工具。在 RCA 的第一阶段需借助流程图还原事件经过，FMEA 的第 3 个步骤需借助该工具画出流程图，为护理管理者清楚地展示某项护理不良事件的发生过程，找出问题可能出现之处，从而做出决策。

（2）鱼骨图又称因果图，是用于梳理已知结果与所有可能原因之间关系的分析工具，其图形类似鱼骨。应用 RCA 时可采用鱼骨图工具识别、分类和呈现事件的近端原因和根本原因。其缺点在于相同的原因可能在不同的分支中多次出现，不利于综合考虑问题发生的原因。

（3）五问法是通过反复提问，简便快速地揭开问题的表象，达到探究问题根本原因的工具，实际过程中提问的次数可能多于或者少于 5 次。其步骤为写下指定的问题，提出首次疑问并记录答案，如果该答案不是问题的根本原因，继续提出疑问并记录答案，重复此操作直至找到问题的根本原因。国外学者将五问法应用于 RCA 找出护理不良事件的根本原因。

（二）护理不良事件管理实施

护理不良事件的发生率是反映护理质量的客观指标之一，对护理不良事件的管理是护理质量管理的核心。当前，不少专家观点认为不良事件的发生多是机构上的管理系统问题，个人只是复杂系统中与其他人员相互作用的个体，由此建立的上报制度应是非惩罚性的、自愿的。通过集中分析并揭示危险因素和事态发生、发展趋势，可以从经验中不断学习与积累，提升个人和组织风险防范及管理能力。

1. 护理部对不良事件管理要求 医院护理部在医疗质量管理委员会的统一组织、协调管理下，认真落实卫生健康委、医院等组织要求关于不良事件的管理规定，严格执行非惩罚性的上报制度，同时借鉴国内外一些医院在管理方面的成熟经验并结合医院护理工作实际，制订相关的规范并组织有效实施。

（1）护理部根据发生护理不良事件的性质实行了分类管理：

1）用药错误：错用药、多用药、漏用药。

2）输液问题：化疗药外渗、输液反应、输血反应。

3）预防不足：跌倒、烫伤、坠床、噎食、自残、自杀、走失。

4）医嘱错误：执行错误或遗漏。

5）其他。

（2）对护理不良事件进行分级管理：护理部根据发生护理不良事件的严重程度实行了分级管理。

1）警告事件：非预期的死亡，或非疾病自然过程中造成永久性功能丧失。

2）不良后果事件：在疾病过程中因诊疗活动而非疾病本身造成的患者机体与功能损害。

3）未造成后果事件：有错误事实，但无任何损害或轻微损害不需处理可完全康复。

4）隐患事件：由于及时发现错误未形成事实。

（3）做好护理不良事件的防范管理：护理不良事件管理的关键在于控制和预防不良事件的发生。那么，在临床实际中对护理不良事件的防范管理尤为重要，医院具体的管理措施有：

1）护理部制订护理不良事件管理制度及报告处理流程，要求各级护理人员学习并有效落实，每月对护理安全质量进行分析及督导。

2）要求各病区根据专业及患者特点制订护理安全防范措施并认真执行。

3）要求使用安全评估量表（各种导管脱落、跌伤、压疮等），对患者进行有效的风险评估，采取针对性的防范措施。

4）每年各级组织（护理部、护理区、科室）结合实际加强不良事件管理及防范的培训。

5）将不良事件上报率、风险评估表有效应用、安全防范措施的有效落实等纳入护理质控管理，并与个人及病区的绩效挂钩。

6）对主动报告不良事件责任人及病区，根据对患者造成后果的轻重经护理部讨论予以减免处罚，对主动报告不良事件的非责任人及对不良事件预防提出建设性意见的病区或个人予以奖励。

（4）对护理不良事件上报的管理：按照卫生健康委医政司对不良事件管理规定的要求，护理部建立了不良事件报告管理机制。主要包括：

1）护理不良事件实行网络直报，据实登记，不得延误或隐瞒。

2）规定了护理不良事件的上报范围：侥幸事件、濒临事件、错误事件。

3）明确了护理不良事件报告时间：一般事件→立即报告护士长→ 24 小时内填写护理不良事件报告单；严重事件→立即报告护士长→护士长立即报告区护士长、科主任或总值班→同时报告医务部及护理部→ 6 小时内填写护理不良事件报告单。

4）护理不良事件报告要求：发生不良事件→立即口头报告→按要求时间内填写护理不良事件报告单并提交上传至护理部→ 20 日内将书面处理意见上报护理部。

5）护理不良事件统计要求：护理部质控人员认真、及时汇总相关数据交给质量控制部后上报卫生健康委。

6）实行护理不良事件执行无惩罚性的报告制度，传授实行无惩罚性上报理念，帮助了解其意义和目的，纠正担心其结果公开化后产生的负面影响。

（5）对护理不良事件的应急管理：护理不良事件一旦发生，应积极采取应对措施。

1）发生护理不良事件后，立即告知医师，积极采取补救措施，降低或消除不良后果。

2）及时有效评估事件发展状况，原则上当事人尽量回避，护士长及护理部各级组织积极应对，加强医护患之间的有效沟通，降低或消除不良影响。

3）发生严重护理不良事件的各种记录、检验报告及造成事故的药品、血液、器械等均应妥善保存，不得擅自涂改或销毁，并保留患者的标本，以备鉴定。

（6）对护理不良事件进行全面整改的管理：主要针对护理不良事件管理系统整改，防止同类事件再次发生。主要从以下几方面加以落实：

1）护士长应认真对待，组织落实整改，在一周内组织讨论，按追踪方法学，寻找发生不良事件的根本原因，提出整改措施。

2）各病区应做好相关的管理记录，对不良事件发生的原因、经过、后果、处理、讨论分析及整改措施等均需详细登记。

3）护理部每月组织护理质量管理委员会对上报的护理不良事件进行分析，确定事故性质，提出整改建议（重点从护理管理系统上找原因，重新审视护理制度、工作流程有无缺陷）。

4）护理质量管理委员会秘书填写不良事件报告单护理部意见部分，返回给病区，护理部质控干事及所在片区护士长根据不良事件发生的情节及性质，参与病区讨论，认真分析根本原因，督导其改进。

5）护理部每半年对上报的及可借鉴的典型有教育意义的案例进行分析，提高风险意识，改进管理方法，优化工作流程，达到消除护理安全隐患及控制护理缺陷的目的。

6）对未主动报告不良事件责任人及病区，对其原因进行分析，帮助认识主动报告不良事件的意义及目的，按相关规定给予相应处罚。

2. 护理不良事件有效的风险管理　护理工作是医疗活动的重要组成部分，实际临床护理活动中，均存在一定的护理风险，即使是极为简单的活动都有可能存在风险。医院护理部结合临床护理不良事件在分级、种类、高危人群、高危科室、高发时段分布的特点，针对性建立预警机制，加强护理人员的培训及护理岗位的调配。

（1）预警机制在护理不良事件管理中的实施：据相关文献报道，建立不良事件的预警机制有利于防范不良事件的发生。建立预警机制重点抓好以下工作。

1）护理安全预警实行三级管理，一级预警在病区，二级预警在片区及护理部，三级预警在医院；统一制订各级预警管理的内容范畴及实施细节。

2）结合医院及病区实际，制订切实可行的患者安全目标。一旦出现安全隐患，应及时启动应急预案，并做好相关记录。

3）各级管理组织在收集有关安全质量信息后，根据安全事件的性质，及时分析评价，传达风险因素，予以警示教育，达到有效防控。

4）对主动报告不良事件并积极应对处理的病区和个人给予肯定及奖励。

（2）岗位培训在护理不良事件管理中的实施：通过各级部门组织进行的规范及有效的多形式培训，及时传递最新的信息及要求，指导在工作流程实施中的方法和技巧，提高护理人员的评判性思维能力及预判风险能力。

1）增强护理人员风险意识的培训：①护理部将相关的管理制度、工作流程、应急预案等作为每年各级人员培训内容之一，并要求每个护理人员掌握相关的应急预案、防范措施、处理流程和管理要求。②片区及病区根据患者、护士、疾病等特点进行针对性和问题性培训，让护理人员了解其高风险职业的特点。

2）对护理人员有效掌握评估方法的培训：①培训及督导规范使用各类评估量表，对患者进行全面有效的评估，并对其结果进行预判及汇报处理。②尤其对N0及N1年轻护理人员，注重理论与临床实际结合进行培训，并考核合格。

3）加强对护理人员沟通技巧的培训：①注重护理人员沟通过程中的主动性及有效性。包括落实核查患者信息时，建议采用“您叫什么名字？”，让患者或家属亲自参与核查过程，不是为了完成查对任务而念完患者的姓名。②进行药物健康指导后让患者或家属进行复述，排除理解上的误差等。

4）强化护理人员专业技能的培训：①护理部制订培训方案，根据方案要求，制订各项培训计划，统一进行规范化培训和考核。②护理部组织培训片区带教老师，片区组织培训科室带教老师，科室组织培训各级护理人员，按要求进行培训，内容包括基本技能、急救技能、专科技能。

5）对护理人员规范操作仪器设备的培训：①常用仪器设备的使用及管理由护理部制订培训计划，片区组织进行常规培训及考核。②专科特殊仪器设备的使用及管理由科室组织进行培训及考核，考核合格才能上岗。

6）对护理人员正确书写护理文件的培训：① N0 及 N1 年轻护理人员反复进行书写规范及要求的培训。② N2 及 N4 级护士进行书写内涵的有效培训，包含生命体征观察规范实施，阳性体征的汇报及处理，重要疾病阴性体征书写的意义，与患者及家属沟通过程和结果。③同时为了保证书写的内涵质量，要求护理人员加强评判性思维的训练及专业知识的更新。

（3）岗位管理在护理不良事件管理中的实施：通过对病区收治患者疾病的危重度、床位的使用率、床位的周转率等医疗指标，根据该病区护理及治疗临床实际情况，进行有效的岗位配置及管理，达到控制风险的目的。

1）通过岗位管理的实施，各病区护理人员按层级比例数量进行有效配置。

2）要求相对人力资源不足的时段（夜班、中午班、节假日班）增加护理人员数量并搭配合理。

第五章　患者安全管理

第一节　概　　述

一、安全管理的相关概念

（一）安全管理

安全（safety）是指没有危险，不受威胁，不出事故。安全管理（safety management，SM）宏观上是指国家或企事业单位安全部门的基本职能。它运用行政、法律、经济、教育和科学技术等手段，协调社会经济发展与安全生产的关系，处理国民经济各部门、各社会集体和个人有关安全问题的相互关系，使社会经济发展在满足人们物质和文化生活需要的同时，满足社会和个人的安全要求，保证社会经济、生产和科研活动顺利进行、有效发展。微观上是指采取合理的措施和技术，确保企业和个人不受到损害或损失的管理活动。安全管理是管理科学的一个重要分支，它是为实现安全目标而进行的有关决策、计划、组织和控制等方面的活动；主要运用现代安全管理原理、方法和手段，分析和研究各种不安全因素，从技术上、组织上和管理上采取有力的措施，解决和消除各种不安全因素，防止事故的发生。

（二）安全管理模式

模式是事故或过程系统化、规范化的体系，它能简洁、明确地反映事故或过程的规律、因素及关系，是系统科学的重要方法。安全管理模式一般应包含安全目标、原则、方法、过程和措施等要素。护理安全管理模式可从护理工作风险点，如给药错误、患者受伤、护理病历记录不完整、医院感染、职业安全等问题；患者安全隐患，如跌倒坠床、管道脱落、患者走失或自杀等方面构建安全管理模式。

二、患者安全管理概述

（一）患者安全管理相关概念

1. 患者安全　美国国家患者安全基金会（National Patient Safety Foundation，NPSF）将患者安全定义为在医疗护理过程中，预防医疗护理差错的发生，消除或减轻差错对患者所造成的伤害。

WHO 将患者安全定义为在医疗过程中采取必要措施，避免或预防患者的不良后果或伤害，包括预防差错、偏误和意外。研究患者安全的目的在于使患者免于医疗服务过程中因意外而导致的不必要伤害。患者安全是民众的基本权利；是社会对医院的最低期望；是医生和护士的基本职责；是优质护理服务的基本要求；是护理质量监控和管理的核心目标。

2. 患者安全管理　是指为保证患者的身心健康，对各种不安全因素进行科学、及时、有效的控制。安全管理是保障患者安全的必备条件，是减少质量缺陷，提高护理水平的关键环节，是控制或消灭不安全因素，避免发生医疗纠纷和事故的客观需要。患者安全管理是护理质量管理的核心，而护理质量直接影响到医疗质量、患者的安全及医院的声誉。

3. 构建护理质量安全管理体系

（1）建立以患者安全为本的全面质量管理：建立医疗风险和患者安全工作机制。建立非惩罚性不良事件主动报告制度；建立患者安全文化；健全质量管理体系，加强质量管理工具运用的培训；建立安全质量目标，组织质量管理活动，定期分析临床护理质量现状，发布质量信息和数据；以患者结局为导向，追踪患者临床护理服务全过程质量。

（2）建立临床三级质控体系：建立临床三级质控体系。确保责任护士、护理组长和护士长实时、动态质控；完善各种护理工作标准操作规程；完善质量管理规章制度、质量管理标准、专科专病护理常规、诊疗护理指南。

（3）加强风险管理，保障患者安全：落实“患者安全十大目标”和“患者安全质量目标”的具体措施，做好高危风险评估。

（4）营造安全公正的工作环境：做好病区管理，落实陪探制度；增设和完善病区安全辅助设施；完善病区标识指引；保持消防通道通畅、防火器材完好。

（二）患者安全的发展

安全是患者的基本需求之一，是医疗护理的基本要求，是医疗护理质量监控和管理的核心目标。

19 世纪 50 年代匈牙利医生伊格纳兹·塞麦尔维斯（Tgnaz Semmlweiss）发现洗手可以预防产褥热的发生，但直至 20 世纪 50、60 年代，患者安全问题仍未引起人们的充分重视。随着美国医疗诉讼案件的剧增，人们开始关注患者的安全问题。1991 年“The Harvard Medicine Practice Study”揭示了由于医疗服务对患者造成的损害程度。1999 年美国医学研究所发表了著名的报告“To err is human: Building a safer health system”引起公众震惊，报告指出美国每年约有 98 000 人死于可以预防的医疗差错，远远超过了工伤、交通事故、乳腺癌和艾滋病的死亡人数。这份报告说明了在医疗环境中存在着相当程度的危险，从而引起了各国的高度重视，在全球开展了广泛的讨论与思考，许多国家相继成立了患者安全研究机构。2004 年 10 月 WHO 在华盛顿正式成立“患者安全世界联盟”（world alliance for patient safety，WAFPS）旨在减少因医疗、护理问题导致的伤害和死亡。

（三）影响患者安全的相关因素

1. 医务人员方面

（1）诊断错误：包括诊断错误或延误、没有进行适当的检查、采用过时的诊断方案、没有按照监测或检查的结果实行应对策略，以及没有重视患者的主诉做相应的检查，凭主观判断而漏诊。

（2）治疗错误：包括手术、护理或者检查过程中的错误，诊疗管理上的错误，用药剂量和方式上的错误，可避免的治疗延误或者对异常检查结果反应迟钝，不适当的护理。

（3）预防错误：包括未能提供预防性治疗、不适当的监测和跟踪治疗。

（4）其他错误：包括缺乏交流或交流不畅、设备故障、其他系统故障。

2. 患者及其家属方面　对病情的知晓程度和对进一步诊治措施的选择；隐瞒有关病史；出院医嘱的知晓、理解程度；患者出现精神症状；住院患者擅自离院，在院外可能突发疾病或发生意外。

3. 医疗环境方面　停电；中心供氧、中心负压中断；患者坠床致骨折；被翻倒的热水瓶烫伤；灾害与事故隐患。

4. 医院感染方面　患者或工作人员在医院内获得并产生临床症状的感染，无明确潜伏期的感染，规定入院 48 小时后发生的感染为医院感染；有明确潜伏期的感染，自入院时起超过平均潜伏期后发生的感染为医院感染；医务人员在医院工作期间获得的感染。

5. 药物不良反应方面　药品不良反应是指合格的药品在正常的用法、用量情况下出现的与用药目的无关的有害反应。加强高危、特殊药品的管理；认真执行病区药品的“四定”，即定位放置、定量管理、定人负责、定期检查；“五常”管理即常组织、常整理、常规范、常清洁、常自律；用药前查阅新药说明书、查看配伍禁忌、询问有无过敏史、了解患者情况、掌握不良反应及处理措施、药物用量准确、合理使用静脉血管，要有自我保护意识；严把药物配伍禁忌、查对与巡视观察，选择合适静脉输注流速，预防与及时处置输液反应和并发症。

6. 医疗设备故障方面　要定期维护、保养、检测和校正，使设备始终处于最佳备用状态，确保装备完好，切勿平时不注意保养等有故障再维修。

第二节　从患者的角度看安全和质量

一、概　　述

护理安全（nursing safety，NS）是指在实施护理的过程中，患者不发生法律法规范围外的心理、机体结构或功能上的损害、障碍、缺陷或死亡。它包括了一切护理缺陷和一切不安全的隐患，涉及参与护理活动的每个人员及各个环节。从广义的角度和现代护理管理的发展来看，安全还应包括护士的执业安全，即护士在执业的过程中不发生允许范围与限度以外不良因素的影响和损害。

（一）医疗质量

医疗质量指医疗服务的及时性、有效性和安全性；诊断是否正确、迅速、全面；治疗是否及时、有效、彻底；住院时间是长是短；有无因医疗而给患者增加痛苦、损害等方面。

（二）护理质量

护理质量是指护理人员为患者提供护理技术服务和基础护理服务的效果及满足患者对护理服务一切合理需要的综合，是在护理过程中形成的客观表现，直接反映了护理工作的职业特色和工作内涵。护理质量是衡量护理人员素质、护理领导管理水平，护理业务技术和工作效果的重要标志。

（三）质量管理

质量管理是指组织为使产品质量能满足不断更新的质量要求达到顾客满意而开展的筹划、组织、实施、控制、检查、审核及改良等有关活动的总和。质量是医护工作的根本。质量管理是护理管理的重要组成部分，是撬动整个护理管理走向科学化、规范化的重要力量。通过质量管理，让护理服务保持良好的水平并持续改进，让患者受益，这是护理服务工作价值的真正体现。患者安全是护理质量管理的核心。只有做到预防为主、从源头抓起，营造安全文化，用系统的观点分析和解决问题，才能确保患者安全，使护理水平持续提升。

二、护理质量敏感指标监测

（一）护理质量敏感指标的概念

1. 护理质量敏感指标的起源 科学测量护理质量可以追溯到19世纪50年代，南丁格尔用统计学方法分析护士的工作与患者结局的关系，引起了许多学者和护理工作者的关注。美国医疗质量管理之父Donabedian于1966年首次提出通过测量“结构-过程-结果”三个维度质量指标，为护理质量评价提供了科学的理论基础。

1994年，美国护士协会（ANA）发起“护理质量与安全”行动并在全美试点开展评价护理人员配置与护理质量关系相关指标的研究，提出了护理质量敏感指标的概念，颁布了10项护理质量敏感指标及其应用指南。1998年，ANA建立起美国护理质量指标数据库，采集护理质量敏感指标的信息，并以此为抓手构建护理质量相关的知识库，为评价和监督护理质量安全提供了大数据的统计学支持。

随着美国护理质量敏感指标的建立与发展，英国、澳大利亚等国家也开始了该领域的研究，并取得了相对完善的成果。近年来，护理质量敏感指标受到我国学者的重视，各级医院纷纷开展护理质量敏感指标的构建与实施，一些专科护理质量敏感指标也逐步开始建立。

2. 护理质量敏感指标的定义 护理质量敏感指标是指用于定量评价和监测影响患者健康结局的护理管理、护理服务、组织促进等各项程序质量的标准。由护士提供，反映护理结构、过程、结果等指标，能够反映事物特性的指标。具有敏感性、实用性和可操作性的特性。主要包括结构指标、过程指标、结果指标。质量指标是管理者的抓手，这已成为业内共识。质量问题的确定，改善目标的产生，改进过程的监测，都离不开质量指标。

3. 建立指标对管理的意义 管理的一般过程通常包括以下四个阶段：①基于目标制订计划；②按计划行动；③做好行动过程的评估；④通过评估结果的反馈改善行动，保障工作目标的实现。可以看出，管理者有了“目标”，通常还需要“谋定而后动”。这是因为目标给管理者提供了宏观性、方向性的指引，但行动之前还需要针对具体的抓手，而“指标”就是这个抓手。

管理者围绕目标建立指标的过程，就是将目标“具体化”的过程，可以帮助管理者确定哪些是核心的行动步骤。此外，当管理者评估行动有效性时，指标便成为管理者判断的标尺；换言之，管理者通过指标值的优劣可以直观判断行动有没有偏离目标。实现组织目标往往是管理者的第一要务，为此管理界推崇“目标管理”，认为目标管理可以让组织成员众志成城，形成合力，共同推进组织发展。目标管理的关键一步是将目标分解为操作化的行动指引，让各个组织成员的工作有的放矢。从指标与目标的关系可以看出，目标分解的过程与指标构建的过程是相吻合的。可以断言，没有合理的指标做指引，实现组织目标便没有了保障。

此外，管理者做决策时要求“以数据（证据）说话”，因为这样可以避免主观臆断，避免感情用事。要做到这样，首先要回答“数据从哪里来，应当用到哪里去”。从指标特征来看，构建和应用指标开展管理工作，给管理者提供了一个落实科学管理的切入点。

4. 护理质量敏感指标的筛选 护理质量敏感指标的筛选，第一，突出护理工作特点，否则难以筛选出对护理工作特异性高、有指导意义的指标；第二，突出质量管理的要求，否则不能为质量管理者所应用；第三，突出少而精的特点，即能够为护理质量管理带来“以点及面”的效果。

（1）护理工作的维度：护理工作是以患者为中心的专业照护。专业性体现在护理服务者需要经过长时间规范的训练才能胜任护理岗位的工作，给患者提供合格的护理服务。而“照护”则意味着护理工作者提供服务时，眼中不仅是“疾病”，更是活生生的人。于是，护理服务的提供既体现了护理人员从专业技术出发的理性思考和规范操作，更包含了护理人员与患者平等交流基础上，考虑患者罹患的痛苦，给予额外的关心和照顾。因此，从护理工作特点出发来筛选护理质量敏感指标时，既有体现护理专业技术的指标（如重症监护室患者各类感染的发生率），也有体现护理工作关注患者安全（如跌倒发生率和跌倒伤害发生率）和身心体验（如约束使用、疼痛管理）的指标。

护理工作涉及的面比较广，与医生、医技人员、药剂人员甚至管理者均有交集。许多与患者健康结局相关的事件，有与护理工作相关的一面，但又似乎不完全相关。当前国际护理界强调护理人员在医疗服务过程中的“领导力”。如果护理人员能够在关键时刻准确识警并引领医疗团队避免不良事件发生，提升医疗服务质量，便是“领导力”的最好体现。

（2）质量管理的维度：质量管理理论提供给管理者的一个重要思维是质量的结果不是凭空产生的。质量的结局需要以一定软硬件和环境条件为基础，经历一系列操作过程后出现。于是，许多危害质量的因素，在工作开始前已经埋下了。故此，质量管理体系一般都会从“结构”、“过程”和“结果”三个方面入手。从这一点出发，护理质量敏感指标的选择，除了护理工作的结果（如插管患者的非计划拔管、各类感染和病患安全的不良事件发生率）外，不应该遗漏有充分证据证明影响护理过程和结局的结构性因素，比如反映护理人力数量和素质结构的指标。

当然，考虑结构性指标，是从护理质量的“源头”出发，本身是质量管理基本原则，即“防范为主”的重要体现。“防范为主”的另一个体现，是质量管理往往以工作过程和结局中的不良事件为指标。指标的重要作用是指引业务工作的开展，依据不良事件的发生建立负性指标，为的是引导形成“努力不出错”的氛围。而少出差错、不出差错乃是高质量最坚实的保证。

此外，由于质量是通过一线人员做出来的，所以质量管理尤其要关注一线人员。于是，在护理质量指标中，可以考虑纳入一线护理人员在工作过程中的感受，或者纳入对一线护理人员工作环境的测评，以便管理者了解影响护士工作效率和质量的环境因素，为通过改善工作环境和氛围提升护士工作绩效、进而改善护理质量提供依据。

（3）敏感的维度：选择敏感度高的指标，是为了让管理者通过少而精的资讯，把握质量工作的关键问题。于是，护理质量敏感指标需要把握护理质量的“短板”，因此，很大一部分的敏感性指标是基于与护理工作密切相关的不良事件而制订的。这与上述质量管理以“防范为主”为原则的出发点不同，但结论相同，即在质量过程和质量结果指标中，主要考虑负性指标。

此外，构建敏感指标是“重点管理”思想的体现。为此，敏感指标所考量的必然是护理质量工作的要点和重点。如果是护理过程指标，抓的是某项护理工作流程中的关键节点；如果是护理工作的结果，抓的是对患者健康危险的事件。

考虑到指标对实际工作的指引作用，敏感指标所涉及的事件、结构方面的问题应当是管理者通过努力可以影响，过程和结果方面的问题应是护理工作者通过落实工作规范或者改善工作流程可以改变的，即护理质量敏感指标必然是基于护理工作的实际而产生的。

5. 护理质量敏感指标的原则

（1）打通信息渠道，保障数据可获得性和可靠性。指标是可测量的，利用指标进行管理的首要好处便是指标值的直观性。要发挥指标的作用，首先要保证能够获得计算指标值所必要的信息和数据。不仅要保证指标值反映的是真实的情况，又要保证数据信息的可靠性。同时，如果受条件限制不能获得所有评估对象的信息而只能选择抽样，那么，要保证抽样的代表性。

然而，护理质量指标相关信息较医疗服务指标信息更难以获取，到目前为止，护理相关信息还缺乏相应的标准，绝大多数医疗机构缺少护理服务过程必要的信息记录。即便是护理工作结果（如不良事件）的记录，也由于不够系统和规范，难以直接应用于管理。显然，缺乏数据来源是管理者应用敏感指标开展护理质量管理需要面对的一个困难。

如果管理者希望通过敏感指标建立起“以数据说话”的质量管理系统，那么需要考虑的是：计算这些敏感指标的数据从哪里来？应当以什么样的方式采集数据才能保证数据的可靠性？现阶段的条件采取何方法获得信息？立足未来，应当如何发展服务于敏感指标管理的信息系统？

需强调的是：第一，并不是必须等到 IT 硬件和软件齐备、电子信息畅通才能开展敏感指标管理。只要有比较可靠的信息流，哪怕承载这些信息的只是手工报表也可开始；第二，强调信息的可靠性是必要的，但信息往往是“越用越准确”。因此，并不是要等到信息没有瑕疵才行动，比较好的办法是对信息可靠性有了一定把握之后，便开始应用这些信息。在应用过程中，及时发现信息漏洞，随之完善信息渠道，提升信息质量；再使用，再完善，再使用。

（2）注重指标内涵，避免单看数值。指标测量值的直观性为管理者带来了便利。然而，管理者如果只看到数值而不关心数值背后的故事，指标管理就变得“机械”。管理一旦机械，就不因复杂多变的实际而工作，失去了指导工作实践的意义。故此，管理者运用敏感指标开展管理时，不应该拿到指标值以后立刻做判断或者决策，而是兼顾考虑以下三个问题：

1）对指标值本身考量。形成指标值的过程是采集和分析数据资料的过程。管理者看到指标值后，首先应当考虑信息可靠性的程度。如果对信息可靠性只有 75% 的把握，那对指标值的把握至多不会超过 75%。于是，指标值作为决策的依据时，应当保留两三成的弹性；或者，如果时间上还没到决策的时点，寻求其他的佐证后再行决断。

2）对指标值影响因素的考量。管理实务中的指标与实验室中指标不同。实验室的环境很单纯，因而可以做到指标值只随干预条件改变而改变。而管理实务中的指标值，有真实世界诸多因素的干扰，稳定性较差。因而，单凭质量指标值的变化就判断质量的改变，往往过于武断。应用指标值时，管理者往往需要考虑组织内外部环境的变化，结合历史数据和同行资料做纵向和横向的比较，方能把握比较真实的情况。

3）关注指标可能带来的负面激励。诸多管理实践已经证明，指标很多时候是“双刃剑”。比如，医疗费用的管理往往以“次均费用”来控制门诊费用，但结果往往是次均费用下降伴随着诊疗人次的增加，最终总费用还是上涨。应用敏感指标开展护理质量管理，可能遇到同样的问题。质控指标的建立，立意是给一线人员“恪守规范、避免差错”的行为指引。然而，在实际操作时，管理客体可能会出现相应的策略性行为。管理者对此要有所准备，应用指标管理时往往辅以配套措施。

（3）真诚反馈，合理辅导，持续改进。实施敏感指标管理时，可以考虑对质量指标的目标值做适当的分解。一方面，让不同岗位的组织成员明确自己在不同的质量指标中的目标、任务以及行为准则；另一方面，在出现质量问题时可以循迹追踪，找到问题的根据，以便改进。利用敏感指标进行管理的过程，大致会包括“构建指标监测、评估反馈、辅导”三个步骤。当某个指标的相关责任人明确以后，反馈和辅导便能有的放矢。

明确责任的目的并非为了出现质量问题时有人承担责任，而是便于让组织成员了解质量问题的根源，共同努力改善。从长远来看，单靠“追究责任”，很难从根本上提升质量，因为质量的基础是团队的素养，只有成功提升团队成员的素养并激发起他们的责任心，质量才有保障。所以，向责任人合理地反馈质量指标监测和评估结果至关重要。

反馈方式和途径因管理者的风格和团队文化氛围而异，有的温和，有的严厉；有时私下沟通，有时公开对话；有的选择在非正式场合自然表达意见，有的则在正式会议上专门指出问题。关键问题是：第一，反馈意见的人需要让被反馈者感受到这次交流是真诚的、出于公心的，同时也是在帮助自己进步的；第二，让被反馈者通过交流能够有所收获，对自己的工作有更深入的理解，并看到努力的方向。

每一次的反馈，不论以何种方式和形式去表达，都应该是有计划和有安排的，都是以提醒责任人注意自己的问题、辅导他人改善为目的。于是，每一次的反馈，都应当做到以下三方面。第一，解读敏感质量指标的监测或评估结果，指出责任人可能存在的问题；第二，鼓励责任人思考问题的根源所在，并鼓励想出改善的方法；第三，结合责任人的思考和管理者自己的经验，设身处地地给出意见和建议。

总而言之，管理者利用敏感指标开展质量管理工作，应当努力构建出一个良性的循环，即管理者通过客观的数据信息了解和理解质量现况及动态变化，进而发现问题；将问题反馈给相应的责任人，并辅导其改善。一次又一次的分析、学习、对话和交流，使组织成员的素养提升，护理质量得到改善，管理者的目标也随之达成，而最终受益的是广大的患者（图 5-1）。

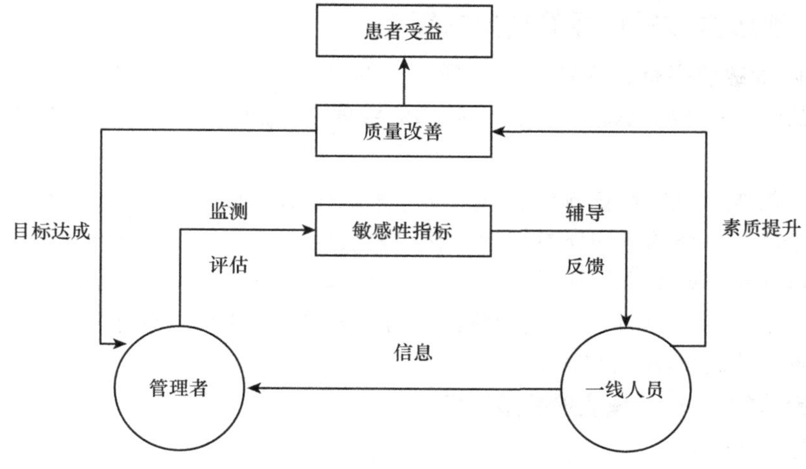

图 5-1　敏感指标管理的良性循环图

（二）护理质量敏感指标的开发过程

护理质量敏感指标的开发过程需突出护理工作特点，否则难以筛选出对护理工作特异性、有指导意义的指标；突出质量管理的要求，否则不能为质量管理者所用；突出少而精的特点，即能够为护理质量管理带来“以点带面”“以小见大”的效果。下面以美国护理质量指标数据库为例，展示敏感性指标的开发过程。

（1）文献回顾：备选指标。

（2）研究者咨询：影响指标可靠性的主要因素。

（3）专家审定：指标定义和数据采集方法。

（4）广泛咨询临床：指标定义和数据采集方法。

（5）选择部分机构进行数据采集的试点。

（6）最终确定定义、数据采集指南和表单。

文献回顾，需解决 3 个问题：①是否有证据显示护理服务的某个方面对某类患者结局有影响；②如果证据比较可靠，将护理服务的这个方面定为“潜在敏感性指标”，并给出这个指标的定义；③明确这个潜在的指标是否具有可测量性、指标的准确性和可靠性。

接下来，指标开发人员会咨询研究者的意见，了解清楚怎样验证指标可靠性以及验证的过程需要克服哪些困难。在此基础上，开发人员拟定出指标的定义、数据采集指标和数据采集表等文档，并进行专家咨询。根据专家意见修改文档后，开发人员会在临床专家中进行更大范围的咨询，让临床专家就潜在敏感性指标数据的可获得性、数据采集方式的恰当性以及指标的可靠性等方面提出意见和建议。

根据临床专家的意见对数据采集内容和方式进行修订后，美国护理质量指标数据库一般会在成员单位内选择那些愿意参与新指标研究的医疗机构试点进行新指标的数据采集，并分析试点采集的数据。根据试点情况，进一步论证这个指标的敏感性、数据可得性和可靠性。如果前期研究的结果和试点的结果均显示这个指标敏感性好且有可靠而稳定的数据来源，美国护理质量指标数据库将把这个指标的定义和数据采集方法确定下来，然后把这个指标纳入美国护理质量指标数据库的敏感性指标之中。

（三）护理质量敏感指标的主要内容

1. 护理质量敏感指标的筛选　①护理工作的维度：专业技术、患者安全、身心体验；②质量管理的维度：结构-过程-结果；③敏感的维度：把握质量工作的关键问题，短板及工作要点。

在区域内的医疗机构都按统一要求汇集敏感性指标，通过测量各个指标平均值和变异度来衡量这个区域总体的护理质量情况。在医院层面，可以利用敏感性指标进行护理单元之间、同一单元不同时期之间质量的比较，其目的同样是为了发现异常问题，及时采取应对措施。在 ANA 研究的基础上，美国建立的国家护理质量指标数据库利用信息系统进行全国性的护理质量数据收集与监控。

2. 国家遴选的 13 个护理质量敏感指标

（1）结构质量指标

1）床护比计算公式：

$$床护比=1:\frac{同期执业护士人数}{统计周期内实际开放床位数} \tag{5-1}$$

指标意义：反映开放床位和护理人力的匹配关系；保障一定数量的开放床位护理单元的基本护理人力配备，是医疗机构及其护理单元护理人力的配备参考、评价指标。

2）护患比计算公式：

$$平均每天护患比=1:\frac{同期每天各班次患者之和（\times 3）}{统计周期内每天各班次责任护士数之和} \tag{5-2}$$

指标意义：帮助管理者了解当前护理人力配备状况，进而建立一种以护理服务需求为导向的科学调配人力资源的管理模式，让需要照顾的患者获得护理服务，保障对患者的护理质量。

3）不同级别护士的配置计算公式：

$$\frac{同期某级别护士人数}{统计周期内护士总人数}\times 100\% \tag{5-3}$$

指标意义：不同级别护士的配备反映医疗机构或者其他部门中护士的结构配置情况，及时了解护士队伍结构现状及动态变化；为优化人力资源配置、有效利用护理人力提供依据，保障患者获得优质的护理服务。

4）护士离职率计算公式：

$$\frac{同期护士离职人数}{统计周期末护士在职人数+统计周期内护士离职人数}\times 100\% \tag{5-4}$$

指标意义：是衡量组织内部护士人力资源流动状况的一个重要指标；对离职原因造成的护理质量影响进行分析，为管理者制订人员招聘和培训计划、改善管理策略等方面提供依据。

5）护士执业环境测评测量工具：护士执业环境测评表。

指标意义：健康的护士执业环境可以提高护士的工作满意度，激励护士增加工作投入，促进患者安全，提高护理质量，降低护士离职率，节约医院成本。

6）每住院患者 24 小时平均护理时数计算公式：

$$\frac{同期执业护士实际上班小时数}{统计周期内实际占用床日数} \tag{5-5}$$

指标意义：住院患者每 24 小时平均护理时数反映患者平均每天实际得到的护理时数（直接护理时数、间接护理时数、相关护理时数）；通过指标的计算，可推算出护理工作负荷度，从而更合理地进行人员的配备，提升护理工作效率。

（2）过程质量指标：住院患者身体约束率计算公式：

$$\frac{同期住院患者身体约束日数}{统计周期内住院患者人日数}\times 100\% \tag{5-6}$$

指标意义：此指标反映约束具使用率、约束具使用导致的不良事件及其他使用信息；此外，找到有效的替代措施，减少使用约束具，提高住院患者的安全性，提高人文关怀护理质量。

（3）结果质量指标

1）住院患者跌倒发生率计算公式：

$$\frac{\text{同期住院患者中发生跌倒例次数}}{\text{统计周期内住院患者人日数}}\times 1000‰ \tag{5-7}$$

指标意义：了解所在医院或部门的跌倒发生率和伤害率；通过根本原因及有效的对策实施，可以降低导致患者跌倒的风险及跌倒发生率，保障患者安全；充分体现了护理工作对患者的责任和关怀。

2）院内压疮发生率计算公式：

$$\frac{\text{住院患者中压疮新发病例数}}{\text{统计周期内住院患者总数}}\times 100\% \tag{5-8}$$

指标意义：监控院内压疮发生率，可分析院内压疮发生的趋势、特征及影响因素，通过采取针对性的压疮护理措施与管理，减少院内压疮的发生。

3）插管患者非计划性拔管发生率计算公式：

$$\frac{\text{同期某导管非计划性拔管次数}}{\text{统计周期内该导管留置总日数（总例数）}}\times 1000‰ \tag{5-9}$$

指标意义：体现了护理质量的水平。通过监测，可以提示管理者采取针对性的措施最大限度减少非计划性拔管的发生；非计划性拔管最先发现者是护理人员，分析拔管原因并制订防范措施，也是提高护理团队专业性和影响力的过程。

4）ICU 导尿管相关尿路感染发生率计算公式：

$$\frac{\text{同期留置导尿管患者中尿路感染例次数}}{\text{统计周期内患者留置导尿管总日数}}\times 1000‰ \tag{5-10}$$

指标意义：监测指标能够及时反映发现医院内感染异动与降低护理环节薄弱点，保证有效的感染管理和预防，降低感染的发生，提高急危重症患者的护理质量。

5）ICU 中心导管相关血流感染发生率计算公式：

$$\frac{\text{同期中心导管相关血流感染例次数}}{\text{统计周期内中心导管插管总日数}}\times 1000‰ \tag{5-11}$$

指标意义：监测指标能够及时发现医院内感染异动、降低护理环节薄弱点，保证有效的感染管理和预防，降低感染的发生，提高急危重症患者的护理质量。

6）ICU 呼吸机相关性肺炎发生率计算公式：

$$\frac{\text{同期呼吸机相关性肺炎感染例次数}}{\text{统计周期内有创机械通气总日数}}\times 1000‰ \tag{5-12}$$

指标意义：监测指标能够及时发现医院内感染异动与降低护理环节薄弱点，保证有效的感染管理和预防，降低感染的发生，提高患者的护理质量。

第三节　患者眼中的安全

一、患者对患者安全的认识

（一）患者安全感知

研究表明，在患者安全感知方面，患者对患者安全的看法与临床医生、学者等具有一定差异。首先，患者对“患者安全”一词的概念并不清晰，尽管有些人将患者安全称为一种有形的客观状态（“我是安全的”），但在此过程中患者更经常主观地通过自身治疗经历或经验去理解、阐述患者安全。诸如“当……时我感到安全”和“……使我感到安全”。具体类别如下：

（1）患者在院期间所观察到的医疗行为的经历。

（2）患者在院期间所接受到的医疗行为的经历。

（3）患者自我健康行为的经验。

（4）患者和其他参与其护理的共同行为经历。

这些让患者感觉安全的经历或经验，离不开在这其中所涉及的一系列特定参与者：医院工作人员、患者、他们的朋友、家人和医疗机构。Emily B 为关注具有不同患病程度、入院途径的患者对于患者安全的理解，在此基础上选取来自三个不同专业的住院患者（老年医学、择期手术和产科）进行了定性半结构式访谈研究，最终形成了一个将患者安全概念化的模型（图 5-2）。

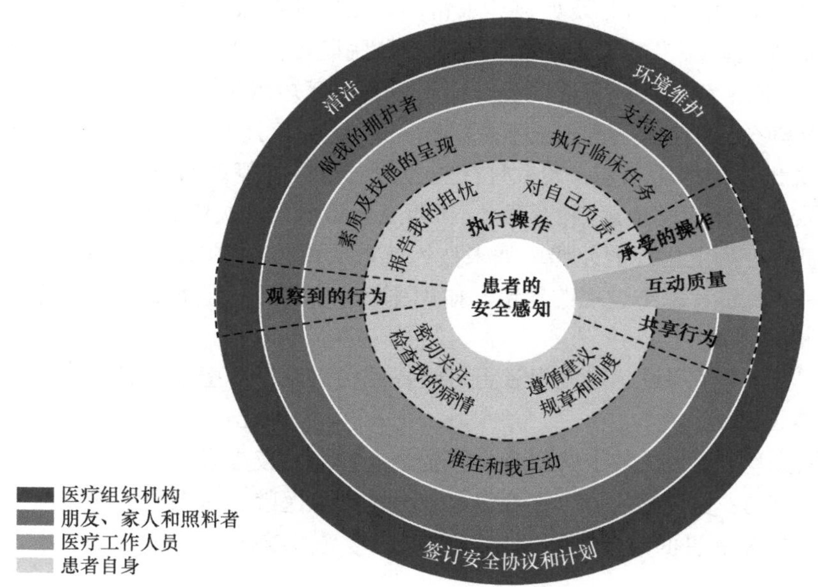

图 5-2　患者安全概念模型

该模型详细说明了参与患者护理的主要人员，以及其塑造患者安全感的行为/体验的类型。从该模型中可以看到：①在医疗组织机构层面中包括清洁、医疗环境的整体维护，以及签订医疗安全计划及协议，均对塑造患者的安全感产生一定作用；②在朋友、家人和照料者的行为层面，分别由支持者（通过确认患者的担忧并支持他们的决定、或依靠其报告自己未意识到问题）和支持来源组成，为患者的安全感做出贡献；③在医疗工作人员的行为层面中涵盖医患互动、素质和技能以及临床治疗的执行，描述了患者的安全感如何与对医院工作人员的信任/信心有内在联系；④在患者自身的安全行为层面共 4 项：密切关注和检查病情、报告患者自身的顾虑、承担责任，以及遵循医疗建议、规章和制度，使患者能够在自我护理中发挥积极作用，进而感到安全。总体而言，“患者体验”和“患者安全”在根本上是相互交织的。

其他研究人员使用建构理论，为描述新生儿重症监护病房（neonatal intensive care unit，

NICU）婴儿的父母如何概念化患儿安全以及他们对安全的担忧，开发了一个初步概念模型，说明了 NICU 中父母对患儿安全概念的三个重叠领域，包括身体安全（如用药安全实践）、发育安全（如治疗可能如何影响婴儿的发育）和情感安全（如基于人际关系）。揭示了以患者为中心和患者体验领域中的患者安全概念。

（二）影响因素

1. 患者特征

（1）年龄：20～29 岁的人群对患者安全感知更高；而＞65 岁的患者参与性相对较弱；年轻的患者更趋向于报告自身的安全问题，会主动参与医患互动。

（2）收入：未购买医疗保险的人群更关注医疗差错。

（3）健康素养：健康素养是指个人获取、处理和理解基本健康信息及服务后做出正确健康决策的能力。包括患者所需的一系列技能，如与医师沟通、阅读医疗资料、做出治疗决策、实施护理方案，以及决定何时及如何寻求帮助。较低的健康素养与医患间的不良沟通及较差的健康预后相关。大多数患者缺乏医疗保健和医院方面的专业知识。高学历人群更了解患者安全相关知识；随着文化程度的提升，患者安全感知相对提高。

（4）患者自身：即使健康素养低不是问题，患者也有可能引发自身护理差错。其原因通常与医务人员出错的原因相似：大多数有能力的人与极其复杂的系统进行交互时，有时会采取一些不安全或违背安全规则的行为。新西兰一组研究人员将患者造成的差错分为两类：行为差错（患者行为上出现的差错，如未按约就诊或服药时饮酒，而医师建议不要这样做）和思维差错（涉及患者思维过程的差错，如“因为我感觉很好，所以我一定没事”）。

2. 疾病相关因素

（1）疾病特征：经历过感染的患者更可能提醒医生洗手，感染患者比非感染患者更倾向于询问医生是否洗手。

（2）就医频率：就诊次数少的患者与医生之间的沟通较为紧张。

（3）疾病信息：安全感的一个重要组成部分是听从医院工作人员的建议，共同承担康复责任；接受过相关信息的患者更了解感染知识，接受过疾病宣教的患者对患者安全的知晓程度较未接受者高。

3. 医方相关因素

（1）信任：患者对医生的信任与其安全感知相关，如高年资技术强的医护建议更易于被患者接受。

（2）态度：医务人员不礼貌、不诚实和不尊重患者影响患者的安全感程度。

（3）医院、医护级别：高级别的医院，同样对患者的安全感产生积极作用。

4. 情感因素　当病情和感受不被认可时参与度降低，患者不被尊重，他们的身体自主权可能受到侵犯，他们的担忧被忽视，并可能受到种族主义、性别歧视和阶级歧视。

5. 环境因素　环境维护：患者觉得入院后，自己无法掌控对他们的安全感很重要的医疗过程（如临床治疗或清洁），所以当患者看到医院环境清洁、整齐和温馨时，使用医院公用设施时就能够感觉到安全。

二、患者参与

患者参与已成为患者安全的基石。世界患者安全联盟指出，患者应成为医疗安全的主动参与者而非被动接受者。“患者参与患者安全”是以患者为服务中心，通过患者的自身参与行为，协助医疗服务者减少和避免危害其健康的一切医疗过失。

（一）患者参与患者安全态度

我们对生活中所做的任何事都有自己的态度。态度是指人们对待事物或人的立场、看法和行为倾向，包括认知、情感、意向三个方面。它是一种心理上的准备状态，支配着人们对观察、记忆、思维的选择，也决定着人们听到什么、看到什么、想些什么和做些什么。态度是内在性的心理倾向，总是指向一定的对象，具有针对性，一旦形成就会持续一段时间，不会轻易改变。态度为患者与医院的接触定下了基调，态度不同的患者其参与的意愿、能力不同，具体到每一类参与行为，其参与的强度也有所区别。

鼓励患者参与患者安全重点在三个方面：一是支持患者去发现不良事件，二是赋予患者能力去保障患者的安全照护，三是强调患者的参与是改进安全文化的一种措施。患者在与医疗保健系统互动时，以下的方法可以让患者积极主动地参与医疗照护，维护自身安全。

（1）成为自己的拥护者，讲出自己的担忧并参与自己的护理，让医务人员知道您对所有与自己相关的信息都感兴趣。

（2）把自己视为医疗团队和诊断过程的一部分：信息传递要具体，提供准确的病史。记录下您的症状和其他有助于准确诊断的信息。

（3）家人/伙伴陪同就诊：将帮助您记住信息，并提醒您将重要的信息传达给您的医生。

（4）由于工作忙碌，您的检查结果可能会被忽略。您可以花时间关注，并确保检查结果得到适当的处置。

（5）访问医院平台：网站、小程序等平台会提供检查的诊疗记录列表，注意事项。

（二）做一个积极主动的患者

做一个积极主动的患者示例如表 5-1 所示。

表 5-1　患者参与患者安全示例

参与决策行为	与医生讨论治疗方案并选择 确定治疗所需昂贵或特殊材料、药品 治疗过程中的签字确认 协助核查输注液体质量
程序监督行为	协助核查药品，核对用药是否合乎规范 觉察到违反治疗流程时予以制止 配合医务人员规范操作 觉察到不规范操作时予以提醒
规范提醒行为	请医务人员操作前洗手，参与患者的不良事件报告 按医生要求改正不良生活行为 配合医生完成相关检查和治疗过程
医疗依从行为	按照医生要求及时服药 如实汇报病史，及时缴费 及时询问治疗相关的信息 细致观察自身接受诊疗行为后的身体反应

续表

体验报告行为	及时报告不良事件或身体变化信息 询问自身治疗方案的风险和后果 及时肯定和赞扬
鼓励支持行为	向医务人员表示愿意承担风险并鼓励医务人员创新 赠送锦旗或提交表扬信

第四节　护理风险与患者安全

一、护理风险与患者安全之间的关系

患者安全为医学界永恒的主题，早在2400年前“医学之父”希波克拉底（Hippocrates）就提出“无损于患者为先（First，Do No Harm）”。这句话表明保障患者安全是医疗护理工作的基本要求。然而，医疗护理措施对于患者而言是把双刃剑，既可以治疗疾病、促进健康，也可能因某些副作用及医疗不良事件导致患者受到不必要的伤害。全世界有无数患者因不安全的护理而处于危险之中，据报道，在中低收入国家，每年约有134.2亿起不良事件直接归因于不安全的护理，这些不良事件直接导致6万人不必要的死亡。保护患者免受伤害、事故和感染是每个卫生系统的基本目标和首要关注点。

护理服务中有很多工作内容都与患者安全密切相关。例如，用药不准确将直接为患者带来伤害，病情观察不及时将延误病情的诊治，未遵守无菌技术操作原则将导致患者感染发生率增高等。由此可见，安全有效的护理可以促使患者疾病痊愈或好转，否则将直接影响护理效果，导致患者病情恶化甚至死亡。护理安全是护理质量管理的基本要求。只有在护理活动中首先确保安全，才能谈及其他服务的提供，护理质量才能得以体现。护理风险和患者安全是实施护理服务全过程中的一对相互消长而又始终相伴的概念。护理风险降低，患者安全就会最大限度地得以实现。反之，如果护士风险意识薄弱，护理风险增加，患者安全系数降低，患者在接受护理服务过程中将无安全性可言。基于目前护理风险事件的普遍性与严重性，护理管理者应当在护理管理实践中重视护理缺陷的系统分析，建立非惩罚性的报告制度，采取多种途径加强护士自身职业防护，崇尚建立学习型组织，加强对人员安全相关知识的培训等，均是创建护理安全文化、提高护理质量、塑造护理品质的具体体现。

二、护理风险与患者安全管理的重点

患者安全管理是指为保证患者的身心健康，对各种不安全的因素进行控制的过程。目的是防止患者因医疗护理过程中的意外而导致不必要的伤害。患者安全管理的重点在于降低患者就医过程中不安全的设计、操作和行为，从医疗的环境、设备、行为、流程等方面考虑是否存在危害患者安全的因素，并加以控制。

护理是高风险行业，护理风险始终贯穿于护理操作、处置和抢救等各环节，且随着医疗环境的复杂性不断提高，不确定因素也越来越多。近年来，我国将患者安全融入护理风险管理的各个环节，加强医疗护理行为的规范化管理，同时将患者安全作为评价医院管理水平的重要指标。护理风险管理的意义在于践行“以预防为主”的管理理念，体现“以人为

本，以患者为中心”的服务宗旨，促进护理质量持续改进。护理风险管理重点强调从患者、医院等多方面的利益出发，建立有效的风险管理机制，实施有效的风险管理。而患者安全管理概念的外延广泛，可涉及护理工作中的患者安全管理、医疗工作中的患者安全管理和医院管理中的患者安全管理。但不论是患者安全管理还是护理风险管理，都是为医疗诊疗行为规范与护理质量的改进增添助力，最终达到为患者与医疗人员营造一个更安全、更和谐的医疗环境的目的。

三、护理风险与患者安全相关理念在护理中的应用

（一）瑞士奶酪模型

1990 年，英国曼彻斯特大学教授詹姆斯·里森（James Reason）在其著作 *Human Error* 首次提出瑞士奶酪模型（Reason 模型）。该模型将引起事故发生的 4 个层面的潜在的不安全因素（组织影响、不安全的监督、不安全行为的前兆、不安全的操作行为）比喻为四片奶酪上的漏洞，不安全的因素穿过每个奶酪层面上的漏洞，最终如同光源一样瞬间穿过所有奶酪，导致事故发生。Reason 模型的内在逻辑是：事故的发生不仅有一个事件本身的反应链，还同时存在一个被穿透的组织缺陷集，事故促发因素和组织各层次的缺陷（或安全风险）是长期存在的并不断自行演化的。但这些事故促因和组织缺陷并不一定造成不安全事件，当多个层次的组织缺陷出现在同一个事故促发点上时，不安全事件就失去多层次的阻断屏障而发生了。

1. 不良事件与“奶酪原理”　奶酪原理在实际工作中无处不在，护理每个工作流程都是由若干个环节串联组成的，其上一个环节的输出就是下一个环节的输入，每个环节正确对接，这个流程的质量和安全才能保证，才能形成合格的护理服务。如果在任何一个环节上存在潜在失误，护理质量就无法得到保证。正如墨菲定律所描述：凡事只要有可能出错，那就一定会出错。也就是说，所有的潜在失误只要有可能同时出现，那它们就一定会同时出现的。由此可知，潜在失误的存在是不良事件的重要条件，而且潜在失误容易诱发失误，修正潜在失误对有效维持系统的安全与稳定极为重要。切记不可盲目相信上一个环节输出的是“必然的合格”。

2. 临床案例　用药安全是影响患者安全最为突出的问题，在医疗不良事件报告中，患者用药差错存在的问题占 1/3 以上。2012～2014 年，美国急救医疗研究所连续 3 年将“输液泵用药差错”列为十大医疗技术危害之一。因此，输液泵用药安全已成为护理质量管理的关键环节。

案例：瑞士奶酪模型在输液泵用药不良事件管理中的应用

研究概述：为探讨瑞士奶酪模型在输液泵用药不良事件管理中的应用及效果，研究者对 14 例输液泵用药不良事件进行回顾性分析，从组织管理、不安全监管、不安全行为先兆及不安全的操作行为等方面分析原因，根据原因制订并落实改进措施，比较分析干预前后的实施效果。

研究要点：根据“护理不良事件报告管理制度”和“瑞士奶酪模型理论”，从组织影响、不安全监管、不安全行为先兆和不安全操作行为 4 方面讨论分析原因，见图 5-3。最后根据分析出的原因，制订纠正措施，堵塞“奶酪空洞”。详细的纠正措施见表 5-2。

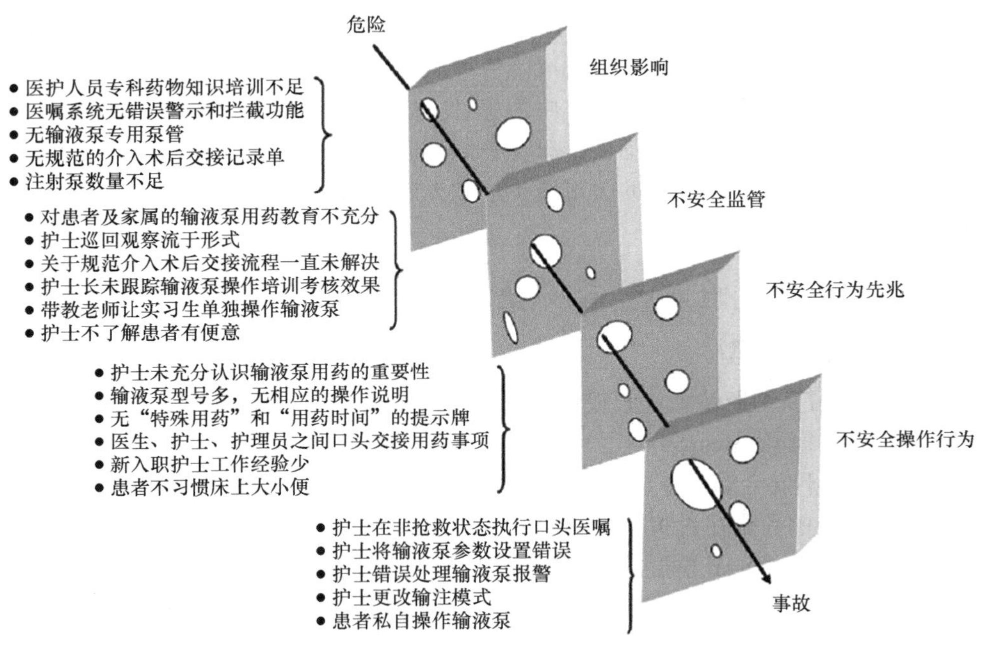

图 5-3　不良事件原因分析图

表 5-2　纠正措施细则

项目	具体措施
制订纠正措施，堵塞“奶酪空洞”	根据瑞士奶酪模型分析的结果，管理小组主要针对培训与考核、沟通、监管和设备供应这几方面因素制订纠正措施，堵塞空洞
加强输液泵操作和药物知识的培训与考核	➢ 组织护士学习输液泵操作导致用药不良事件案例 ➢ 加强输液泵操作培训 ➢ 针对 4 种品牌型号的输液泵制作各自的标准作业程序卡片 ➢ 组织护士讨论分析，模拟各种特殊场景包括由患者、药物和输液泵等原因导致意外报警和排查方法等应急预案的培训 ➢ 护士长每季度考核所有护士（含新入职护士、进修护士、实习生）的输液泵操作，考核结果与被抽考者和培训者年考评结果挂钩 ➢ 与医院药学部沟通请临床药师整理资料，制订“心血管系统静脉常用药物”临床用药规范，并在电子医嘱信息系统内设置套餐，组织科室医生和护士进行统一培训并书面考核
改进医医、医护、护患间沟通流程	➢ 组织讨论和规范术后交接流程 ➢ 修订“介入手术交接记录单” ➢ 在非抢救时刻不给护士下达口头医嘱 ➢ 修订“输液泵用药患者/家属健康教育”流程和内容
利用标识提示功能，加强特殊环节的安全监管	➢ 制订“使用输液泵患者巡回观察记录表” ➢ 制作药物连续使用时间标识牌（红色） ➢ 电子病历系统中增加审方系统，对一些错误的医嘱自动拦截 ➢ 在实习生入科教育时，向带教老师和学生强调精密仪器操作和侵入性操作不能让实习生单独操作，护士长随机抽查
申领相关设备，保证临床用药安全	➢ 收集 2 个月的输液泵和注射泵使用的数量情况 ➢ 科室再领取 10 台输液泵，4 台注射泵保证临床使用 ➢ 科室将未使用输液泵专用管路发生不良事件情况向医务部和招标采供办反映，建议采购输液泵的专用泵管后获批 ➢ 费森尤斯和贝朗输液泵专用泵管在临床广泛使用，保障输液安全

（二）冰山理论

泰坦尼克号撞上冰山是造成其沉没的主要原因之一。当时，泰坦尼克号船长只看到了浮在水面上的一部分冰山，而没有意识到在水下隐藏着更加庞大的部分。这导致船体被剐破，最终沉没。这个事实是对冰山理论的一个形象比喻，即表面之下有着更加庞大和危险的隐患。

1. 心理学上的冰山理论　1895 年，心理学家弗洛伊德提出将人的意识划分为意识、前意识和潜意识，并将人的意识隐喻为海面上易被觉察的冰山一角，潜意识隐喻为海面下不易被觉察的冰山体，处于海平面位置的就是前意识，它有时会将潜意识的内容暴露出来，有时又会将意识里的内容淹没，不让人知。萨提亚在弗洛伊德提出的理论基础上进行系统优化，萨提亚认为一个人的“自我”就像一座冰山一样，我们能看到的只是表面很少的一部分，即行为，更深层的部分即不为人所见的内在世界包括应对、感受、观点、期待、渴望、自我，加上行为共七个层次。暗涌在水面之下的是自我，是更大的山体，是长期压抑并被我们忽略的“内在”（图 5-4）。

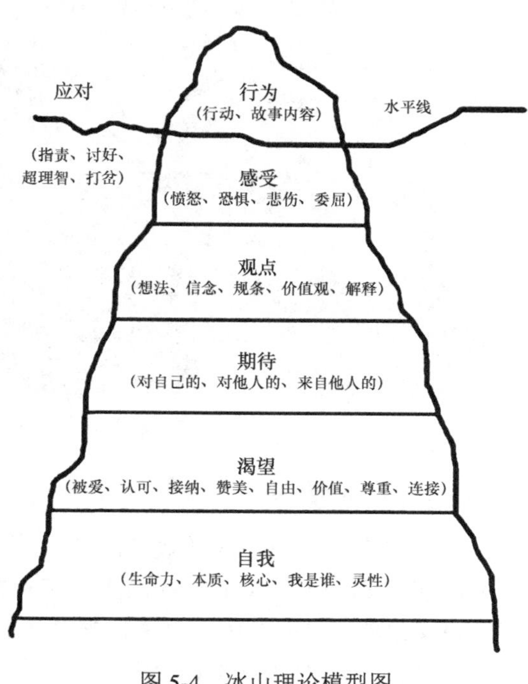

图 5-4　冰山理论模型图

2. 冰山理论与护理质量管理　在护理质量控制中，可能每位护理部主任都会碰到这样的情况：①护士长发现问题容易，但有些问题迟迟不能改进；②质控组根据发现的问题，运行了 PDCA、RCA 等分析方法，但还是找不到真正的原因；③护理管理中因素太多，分析原因让人一头雾水，花去很多时间，有时还是分析不出具体原因。根据“冰山理论”，把每一个员工所有的才华看成一座冰山，呈现在人们视野中的部分往往只有 1/8，而看不到的则占 7/8。把护理控制出现的全部问题看成一座冰山，那么呈现在护理管理者视野中的部分往往也只有 1/8，而看不见的部分则占 7/8。也就是说护理管理往往隐藏着各种各样的危险。因此，发现问题的最好办法是依靠工作在临床一线的、专科经验丰富的护士，如开展头脑风暴法，激发一线护士 7/8 的潜能，发现 7/8 的潜在风险，及时预防及积极应对。

3. 临床案例　基于冰山理论的个性化护理对血液透析患者治疗依从性及心理状态的影响。

研究概述：研究采用类实验性研究设计，选取 2016 年 8 月至 2018 年 8 月某市一家医院血液透析患者 60 例，将其分为干预组（30 例）和对照组（30 例）。干预组实施基于冰山理论的个性化护理，对照组实施常规护理。干预前后收集两组患者治疗依从性、心理指数、情感指数、健康指数评分、并发症发生情况作为评价指标。结果显示，干预组患者的治疗依从性、心理指数、情感指数、健康指数评分、并发症发生情况均优于对照组。

研究要点：基于冰山理论的个性化护理干预措施详见图 5-5。

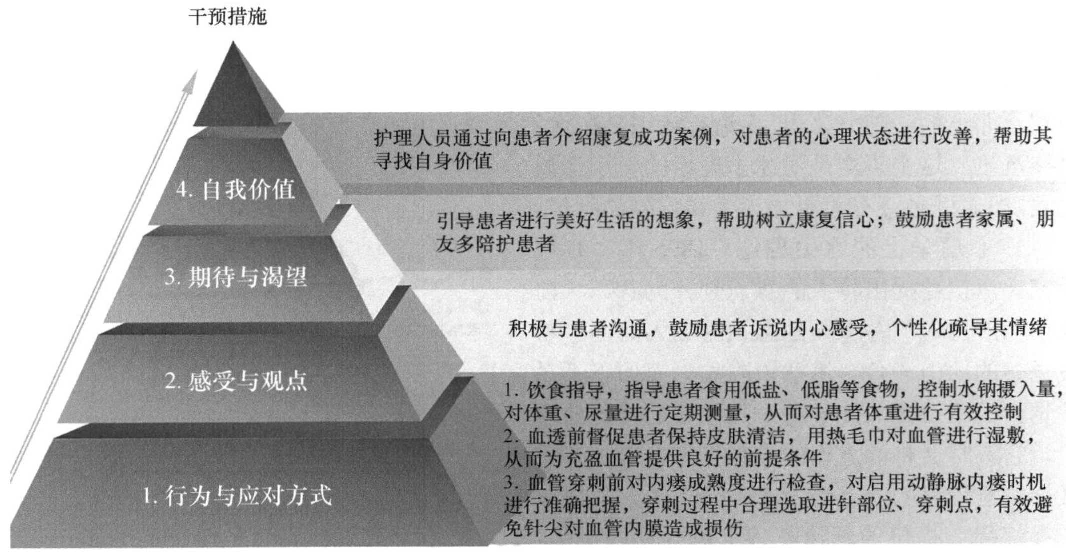

图 5-5　基于冰山理论的个性化护理干预措施总结

（三）墨菲定律

墨菲定律是一种心理学效应，又称“倒霉定律”，是由美国空军基地的一位名叫爱德华·墨菲（Edward A. Murphy）的上尉工程师在一次失败的减速超重实验中提出的著名定律。该实验项目失败原因是测速仪失灵，安装测速仪有两种方法，然而，令人惊讶的是工作人员竟然将 16 个加速度计全部装在错误的位置。也因为这次事件，墨菲提出了这一著名定律。

1. 小概率酿成大事故　如果完成某项工作有很多方法，其中某种方法会导致问题发生，那么一定会有人按照这种方法去做。如果事情有变坏的可能，不管这种可能性有多小，它总会发生。墨菲定律同样也揭示了由于人们对小概率事件常抱有侥幸心态，这种心态反过来麻痹人们的警惕和安全意识，从而加大了小概率事件发生的可能性。

2. 临床案例　医疗作为一个高风险的行业，医务人员和患者均处在风险叠加的环境中，“黑天鹅”“灰犀牛”等事件时有发生。墨菲定律对于医务人员的提示：绝不能忽略小概率危险事件，时刻保持警惕；谨防思想懈怠，做到防患于未然。

国外学者 Krithika 等于 2022 年在 *European Heart Journal* 上发表了一个病例报告。该病例描述了一名患有类风湿关节炎和退行性腰椎间盘疾病的 61 岁女性，曾在其他医院完成了开放性腰椎后路椎间融合器融合术和双侧 L_2 椎体开放性成形术。该手术将聚甲基丙烯酸甲酯（临床常用的骨水泥）注射到患者压缩的椎体中，以达到改善症状的目的。患者术后常规 X 线检查显示其心内分叶、高密度肿块，鉴于患者无明显症状，该院便让患者出院并定期门诊随访。出院 1 个月后，患者因急性胸痛和呼吸困难到 Krithika 所在医疗机构就诊，经详细检查后，Krithika 等发现患者的心脏和肺部存在较多的骨水泥碎片，大量的栓塞和异常锋利的刀片状栓子导致患者出现右心室穿孔和心包积血等进行性并发症，从而出现了心包填塞症状。

启示：事实上，与骨水泥栓塞相关的症状个体差异大，在许多状况下患者甚至可能没有任何临床症状。目前描述上述病例中出现的这种并发症文献十分有限，尚无高质量证据来指导治疗。该病例也提示医务人员，新的治疗方法和手段可能与意外并发症有关，尽管是小概率事件，但医务人员应保持高度警惕，以避免发生类似事件。

第五节　医院安全

一、医院安全的相关概念

1. 医院（hospital） 是指向人提供医疗和护理服务，健康保健，疾病预防等工作的医疗机构。

2. 医院安全（hospital safety，HS） 是指通过医院风险管理，将医院损失控制在可接受水平或以下状态。医院安全可分为内部安全和外部安全，内部安全主要是指医疗安全、信息安全、后勤保障安全等；外部安全主要指灾害事故、医疗体制改革、技术革新等因素带来的安全问题。

3. 医院安全管理（hospital safety management，HSM） 是指通过对医院有效和科学的管理，保证医务人员在提供医疗服务和患者及其患者家属在接受医疗服务期间，不受医院内部不良因素的影响和伤害。

二、医院安全的特点

1. 医院安全隐患多样且隐秘性强 为了满足患者需求，医院在不断的改革和发展，医院为保证各类电器的正常运行，用电负荷不断增大、易燃易爆物品增多（如氧气和乙醚等易燃易爆气体），导致消防安全隐患增加；医院作为人们预防和治疗疾病的场所，面向社会公众开放，流动人员无法注册登记，不可避免地给一些盗窃、扒窃、诈骗等犯罪分子实施犯罪的机会，给医院造成了一定的安全保卫工作隐患。医院药剂科和制剂科存放有大量腐蚀性、毒性强的试剂或药品，在储存和使用的过程中，存在安全隐患。除此之外，病原微生物也是导致医院患者、家属及工作人员感染的安全隐患。

2. 医院安全管理困难 医学救死扶伤的工作性质决定了医院开放性的特点，从地理环境、时间等维度来看，医院安全隐患重重。从地理环境来看，医院作为特殊的公共场所，人员流动性较大，多重因素的叠加决定了医院不安全因素的存在；从时间维度来看，医院全年365天，每天24小时均处于面向社会和公众开放的状态，因此安全问题更加复杂。除此之外，医院安全隐患多样且隐秘性较强，这些因素均导致医院安全管理困难的增加。

3. 安全事件社会影响大且控制难度大 医院作为开放式的公共场所，人员高度密集、情况复杂、建筑密集、危险化学物品多、治安刑事案件频发，医院安全事件一旦发生，将会难以控制并且社会负面影响极大。如2005年12月，吉林省辽源市中心医院发生特别重大火灾，造成1949年以来卫生系统最惨重的安全生产事故。医院作为向患者和民众提供医疗和护理服务的场所，面临着医疗资源分布不均，医疗卫生体制改革不彻底等严峻问题，加上医护双方在医疗活动的地位不同、认知不同、需求不同，极易引发一系列纠纷，隐患矛盾引发的恶性伤医事件牵动着社会的神经，逐渐引起了人们的高度重视。

三、影响医院安全的主要危险因素

（一）医院性感染

随着医疗科学技术的快速发展，各种侵入性检查和操作增多、抗菌药物的大量使用及人口老龄化进程的不断加快，患者发生感染的风险大大增加，不仅对患者疾病预后产生不利影响，延长患者住院时间，同时也增加了个人和社会的经济负担。据世界卫生组织（WHO）统计，全球每时每刻约有 140 万患者发生医院感染。美国每年约有 7.5 万例患者由于医院感染死亡，直接造成高达 98 亿美元的损失；我国每年大约有 400 万患者发生医院感染，造成的经济损失超过 100 亿元。由此可见，医院感染已成为全世界关注的威胁患者生命健康的重要问题，也给医院安全带来严峻挑战。其影响因素主要包括以下几个方面：

（1）医院管理者以及临床医护人员对医院感染防控工作未给予足够的重视。具体表现为医院管理者和临床医务人员多关注技术水平的提升，在超负荷的工作中疏于对医院感染知识的学习，尤其是对医院感染带来的危害认识不足。

（2）医院感染管理专业人员的知识结构和专业水平未能满足临床需求。大多数医院的感染管理人员由临床科室的医护人员组成，缺乏流行病学和统计学的相关知识，不能将临床客观的资料进行科学分析、统计和总结，导致医院感染防控方面的管理难以满足临床的需求。

（3）医院临床工作人员手卫生执行不规范。循证证据证实，医务人员的手携带大量病原微生物，提高医护人员手卫生的依从性水平，可降低 30% 的医院感染发生率。2019 年卫生部统计医务人员手卫生的依从率为 79.54%，仍有可提升的空间。

（4）抗菌药物的不合理使用和多重耐药菌感染的预防和控制未予足够关注。临床抗菌药物是把双刃剑，合理应用可促进患者早日康复，而不合理使用会造成菌群失调甚至耐药性的产生。据统计，临床上至少一半的抗生素使用是没有必要的。抗生素不合理使用导致的耐药性已成为当前全球公共卫生急需解决的迫切问题，据统计 2019 年全球因抗生素不合理使用造成至少 127 万人死亡。在全球范围内，抗生素耐药性对公众健康造成重大威胁，如果不采取措施控制耐药菌株的传播，预计到 2050 年每年将造成 1000 万人死亡。

（5）医院标准预防、清洁、消毒灭菌工作。清洁、消毒和灭菌是预防和控制医院感染的重要措施之一，也是医院感染管理的薄弱环节，标准预防既可防止疾病从患者传至医务人员，也可以防止疾病由医务人员传给患者，标准预防的措施包括洗手，戴手套、口罩、眼罩和穿隔离衣或防护服，安全注射以及对医疗废物的合适处置，看似简单容易的操作在繁忙的工作中也是最易疏忽的环节，成为医院感染的重要影响因素。

（二）用药安全问题

用药安全（medication safety，MS）是指上市药品在使用过程中出现的安全性问题。临床用药安全问题通常是由用药错误、药品质量以及药物固有的不安全因素造成，包括不合理用药、用药差错、配伍禁忌、过敏反应和药品质量问题等。统计数据显示美国每年有 4.4 万～9.8 万人因用药差错而死亡，而且每年因用药差错所耗费损失将近 170 亿～290 亿美元；世界各国住院患者有 6.5%～16% 遭遇过用药错误，美国每年发生的几百万件医疗错误中，可预防的占 70%，有可能预防的占 6%，不可能预防的占 24%。调查表明，用药错误 56% 源自医生，34% 源自护士，10% 源自药师，临床用药安全已经成为一个全球性的公共卫生问题。其影响因素主要包括以下两方面：

1. 影响用药安全的直接因素　包括药品质量、药品不良反应等。

2. 影响用药安全的间接因素　包括医护人员的专业能力和综合素质、患者对用药安全知识掌握程度的高低、患者对医嘱的依从性等。

（三）医疗器械安全问题

随着科技的不断进步，先进的医疗设备层出不穷，在临床治疗过程中，医疗器械的使用频率越来越高。由医疗设备引发的医疗事故的概率也相应增多，直接影响患者的生命和健康。其影响因素主要包括以下几个方面：

1. 医疗设备自身原因引起的风险　医疗设备使用年限过久、超期服役，导致器械构件不完整或器械构件各项功能指标下降；设备本身设计存在瑕疵等。

2. 医疗设备人为事故因素　操作人员忽视操作手册说明提示，存在操作不规范现象，管理不规范，使用不恰当的医疗设备，对新设备熟悉程度不足。据医疗器械不良事件全球协调工作小组统计，在医疗器械相关治疗责任事故中，有 60%～70% 是由于使用不当造成的，比如放疗设备在放疗过程中，射线剂量是放疗效果好坏的关键，由于核射线对肿瘤细胞和正常细胞没有分辨能力，且肿瘤的形状多不规则，所以，在使用放疗设备时，放疗工作人员就必须对照射的时间、范围及深度进行精确计算，如果放疗剂量计算精确，就可以最大限度地杀死癌细胞，否则就会伤及正常的人体组织，严重者可致人死亡。还有临床常见的吸氧，因氧气面罩大小不合适、材质不佳、固定过紧等容易压迫面部及耳廓部位的皮肤，造成皮肤损伤；气管插管设计不当、固定过紧容易导致口腔黏膜受损；各种管路固定不当，容易增加与管路接触部位皮肤的压力；矫形器械如石膏、牵引等固定过紧，在一定程度上增加了垂直压力，造成损伤等。

（四）不安全注射和锐器伤

不安全注射（unsafe injection）是指任何对接受注射者、提供注射者或环境造成危害的注射相关行为，包括滥用注射、直接重复使用同一针头和针管、注射时只换针头不换针管、不做药物过敏试验即注射等。据报道 2017 年 1 月，某省某中医院治疗的 5 名患者被感染艾滋病病毒，其原因是某技术人员在操作过程中重复使用吸管造成交叉污染。2017 年 12 月，在韩国某医院，因医护人员使用同一瓶脂肪乳剂向多名新生儿注射，导致在重症监护病房接受治疗的 4 名新生儿死亡。2018 年 3 月美国明尼苏达州，某护士将针管重复使用，致 161 名患者疑感染艾滋病病毒。无论是发达国家还是发展中国家，不安全注射事件接连不断地出现，越来越引起医疗行业的关注。

锐器伤（sharp injury）是指医务人员在诊疗操作中被各类针具、刀片、玻璃等锐器刺破皮肤造成的意外伤害，是导致医务人员发生血源性传播疾病的主要职业暴露因素。研究表明，乙型肝炎病毒、丙型肝炎病毒和人类免疫缺陷病毒等 20 多种病原体可通过锐器伤传播。在全球范围内，医护人员每年遭受超过 300 万次锐器伤害，导致每年约有 6.6 万例乙型肝炎病毒感染、1.6 万例丙型肝炎病毒感染和 1000 例人类免疫缺陷病毒感染。在工作中遭受锐器伤害、接触各类污染锐器伤而直接导致感染，会给医护人员造成一定的心理压力。其影响因素主要包括以下几个方面：

1. 注射器具不安全 ①不规范的重复用或共用；②不规范的清洗或消毒。

2. 灭菌注射药液不安全 ①不规范的贮存、保管、启用；②不规范的重复用或共用。

3. 医务人员安全注射意识薄弱 随意的行为都将会给安全注射带来更高的风险，如化疗药物的配制等。

4. 医务人员操作不规范 ①不规范的无菌技术和消毒隔离；②不规范使用一次性及可复用物品；③不落实“一人一针一管”制度；④不合格的药物配制及注射环境。

5. 注射后的废弃物处置不合理 ①屡禁不止的二次废弃物分拣；②不规范的分离、毁型；③不规范使用锐器盒或使用不符合要求的锐器盒。

6. 注射操作流程不健全 ①无规范的操作流程；②没有识别各个流程环节的风险。

（五）医院实验室生物安全

生物安全（bio-safety）泛指生物技术从研究、设计、开发、生产以及实际应用的整个过程可能产生的安全性问题。其影响因素主要包括以下几个方面：

1. 安全意识不足 通过对实验室安全事故的分析发现，安全事故发生的根本原因是实验室工作人员对安全问题没有足够的认识或者违规操作。“安全实验”宣传不到位或仅仅停留在口号上，实验室缺乏配套的安全事故处置预案，新进实验室人员缺乏相应的培训，实验人员应急处理能力差，部分管理者专业素质低未按规定处理“三废”（废气、废水、废渣）物品。

2. 结构布局有待优化 社会发展对医疗和保健的需求不断增加，大型综合性医院不断扩大规模，医疗、教学和科研规模迅速攀升，实验室可利用空间日趋紧张，原有的实验室在规模和功能设计上已不能满足现代医院建设与发展的需求。

3. 人员配置不合理 医院对实验室人员编制控制较严，人员缺乏，有的实验技术人员计算机应用能力、外语水平及实验操作技能水平较低，已不能胜任现代医院实验室建设发展的需求，对于一些新进仪器设备功能开发和维护保养均存在较大差距。

4. 近距离接触病原微生物 实验室因为长期接触病原微生物，获得性感染事件时有发生，实验室工作人员发病率比普通人群高5～7倍，主要有事故性感染、动物性感染和气溶胶感染。随着分子生物学的高度发展、基因重组、转基因技术、生物靶向治疗、干细胞技术等新技术和新方法的临床应用，为实验室生物安全带来新的潜在隐患。

（六）医院信息安全

信息安全（information security）是指信息网络的硬件、软件及其系统中的数据受到保护，不因偶然或者恶意的原因而遭到破坏、更改、泄露，系统连续可靠正常地运行，信息服务不中断。随着医学的不断发展以及卫生改革的日益深入，医学信息化已经成为我国医院日常管理中不可或缺的重要环节。医院信息一方面是医疗、管理等各项业务活动的记录，也是医院正常运转和管理不可或缺的资源，同时是医疗事故处理的法律证据，内容涉及患者隐私保护，必须保证其安全、真实和可靠。其具有保密性、真实性、可核查性、可靠性和不可抵赖性等特点。信息化为医疗卫生工作带来便利的同时，也暗藏着风险和杀机。卫生部统计信息中心曾分享了两个案例，一是在亚利桑那凤凰城的手术中心，医生把患者临床或手术预约信息放在基于互联网的日程表上，导致任何人都可以访问该日程表，为此，手术中心被处以罚款10万美元；二是美国阿拉斯加一个卫生机构因下属将装有大量患者电子病历信息的、未加密的移动硬盘丢失，而使该机构遭受美国相关管理部门170万美元罚款。其影响因素主要包括以下几个方面：

1. 网络设备安全　基于大数据、人工智能等IT技术的应用，加快了信息化医疗的发展节奏，但对于网络信息安全的认识还存在一定差距，相关负责人缺乏全面、完整的网络信息安全保护意识，缺少信息安全建设的资源投入，无法满足上级部门关于等级保护的安全要求，以及各科室提出的关于硬件升级、设备更新等信息需求，导致信息化平台资源配置不完善，很大程度上威胁到医院信息系统的安全与稳定。

2. 网络环境安全　计算机病毒亦是影响医院网络信息安全的重要因素，文件型病毒依附在文件中并通过加密隐藏，不易发现，最终对系统进行破坏。

3. 网络数据安全　医院重要信息数据的保护与医疗设备、医疗网络环境和数据库息息相关，服务器、数据库的基准配置、安全巡检、定期备份等技术措施，均是保障网络信息与数据安全的基础。

（七）医院财务安全

医院财务风险（hospital financial risk）是指医院在日常的经营活动中，因为各种不确定的因素使得医院的财务收支情况与预期的财务收益存在比较大的差异，导致医院存在经济损失的巨大隐患。如果医院的财务支出偏离预期的目标过大，且不可控，就会引发财务危机，带来财务损失，严重的将会危及医院的生存。其影响因素主要包括以下几个方面：

1. 外部原因

（1）政策变化带来的不可控风险。由于国家政策发生变化，导致医院的财务发生风险，政策的改变给医院财务带来的风险是不可预测的，具有非市场性、涉及面比较广的特点。

（2）利率和汇率带来的风险。医院在筹资过程中，如遇到利率变动，投资成本远高于社会平均筹资水平，就会产生不必要的利率风险。

（3）信用风险。即医院交易的双方中，由于一方不能或者不愿意履行相应的合约而造成的风险。例如，现在医院的大部分债权不能按时收回，尤其是医保单位的医药费用，一般情况下，第二年才能收回全部费用的80%～90%，而且剩余10%～20%一般无法收回，以坏账的方式处理，这样会给医院带来不小的损失。另外，在医院的日常工作中，针对突发事件或出于对弱势群体的照顾，一般会先救治再收费，若该类患者无力支付医药费，便会产生医药费拖欠，这也是医院要面临的信用风险之一。

（4）法律合同风险。可能由于签订的合同细节不明确，缺乏细致的条款，相应的规章制度划定的界限不明确而导致合同执行出错，引起不必要的纠纷与问题，导致医院承担法律合同风险。

2. 内部原因

（1）医院管理层风险意识淡薄，医院管理层大多数是临床出身，他们医疗技术突出，关注点通常在临床业务的管理上，对于财务管理认识不高，风险意识淡薄，同时也缺乏相应的财务管理经验。

（2）医院财务人员专业素养不足，长期以来，医院财务人员除了日常的做账、审核等工作外，往往将主要的精力用于医院财务报表的统计活动之中，缺乏相应的财务管理技能，没有形成强烈的、全面的财务风险防范意识。

（3）医院内部控制和财务管理制度不健全，从医院的内部环境来看，目前大多数医院还是实行传统的经验型管理，倾向于行政指挥管理，不重视内部控制，缺少严格的内部控制制度和财务管理制度，导致医院在发生财务风险时不能及时有效地规避。

（八）医疗安全

医疗安全（medical safety）指医院在实施医疗保健过程中，通过采取必要的措施，避免或预防患者出现不良结果或受到伤害，包括预防错误、偏差与意外，使患者免于医疗照护过程中的意外而导致不必要的伤害，如心理、机体结构或功能损害、障碍、缺陷或死亡等问题。医疗安全是医院医疗服务工作的生命线，医疗安全与否，关系到医院基本现代化建设及和谐社会构建进程。其影响因素主要包括以下几个方面：

1. 组织机构不健全 随着我国医疗卫生体制的持续完善，建立组织结构完善、功能定位明确的医院管理组织机构，有利于确保医疗风险管理的系统性和连续性。但大部分医院现行的行政资源与管理人员已远不能达到医疗风险管理专业化、精细化和及时性的要求。

2. 医患沟通过程存在障碍 医患沟通障碍易导致医务人员知情告知不到位，使患者对诊疗过程产生疑虑；或是医务人员疲于应对医疗工作，沟通时间不足、态度不佳，触发患方不良情绪；或是医务人员沟通逻辑和表达方式存在问题，未站在患者角度考虑，导致患者并未理解告知内容。

3. 不良事件的管控力度有待加强 医院虽然建立了不良事件上报系统，但发现医务人员普遍存在抵触心理，主动上报较少，多以护理跌倒和压疮为主。有研究调查了 204 名临床护士对不良事件报告的态度，结果显示超过 70% 的护士担心报告后会遭受处罚。

4. 流程管理缺乏精准数据支撑 医疗风险存在于诊疗各环节、各部门，风险因素错综复杂，受外界因素影响较多，但多数医院的医疗风险信息化系统仅设计了简单的分类、分级，缺乏对各环节、各维度的综合考量，且未实现风险数据的自动整合与分析。

5. 管理者和医务人员风险防控意识较弱 大多数医院未建立有效的医疗安全文化，医院管理者忽视风险管理与正常管理的有效结合。医院层面专门针对医疗风险防范的培训力度不够，科室层面疏于对医疗法律法规的学习。医务人员未及时更新观念，对医疗缺陷、纠纷等仍存在家丑不外扬的心态，发生后不主动上报，不愿邀请相关科室和上级部门一起分析原因，加之基本医疗制度落实不严，诊疗操作欠规范，医疗风险易乘虚而入。

（九）医院工作场所暴力

医院工作场所暴力（hospital workplace violence）是指医疗卫生从业人员在其工作场所受到辱骂、威胁或袭击，造成对其安全、幸福和健康明确或含蓄的挑战。医院工作场所暴力按性质分为心理暴力和身体暴力，心理暴力包括辱骂、威胁、折磨和言语骚扰等；身体暴力包括打、踢、拍、推、咬和抢劫等暴力行为。按暴力来源可分为源自患方（即患者或家属）的外部暴力和源自医院组织的内部暴力。有研究发现，医院工作暴力占所有工作场所暴力事件的四分之一，已被视为一种严重的职业危害，同时被世界卫生组织视为全球公共卫生问题，2012～2015 年间在美国 106 所医院进行的研究显示，医院工作场所暴力伤害的总体比率每年增加 23%，一项关于我国伤医的大数据研究结果显示，在 2000～2015 年我国暴力伤医事件总体呈上升趋势，说明医院工作场所暴力已成为一个不可忽视的社会问题。其影响因素主要包括以下几个方面：

1. 导致医院工作场所暴力发生的医方因素 主要涉及医务人员的个人基本特征、服务态度、诊疗水平及沟通能力等方面。

2. 导致医院工作场所暴力发生的患方因素 患方暴力行为的发生既可能是其内心不满积压到一定程度所做出的情绪释放或是为维护自身权利所做出的非理性反抗，也可能与患方本身基本特征存在一定关系。

3. 导致医院工作场所暴力发生的媒体及政策体制因素 在当今时代，网络技术的迅速发展给大众生活带来了便利，大众不仅可以借助网络来获取相应的医疗信息资源，也可以通过网络上的媒体报道来了解医院及医务人员。但如果媒体报道失真误传就可能使得大众对医务人员及医院产生负面认知。相关研究发现，医疗场所暴力与舆论导向偏差有一定关系；且负面媒体报道也会对医患关系造成一定的负面影响，造成医患不信任，继而引发医患纠纷甚至冲突矛盾。

4. 导致医院工作场所暴力发生的社会认知因素 认知行为理论认为，人的行为受学习过程中对环境的观察和解释的影响，不适宜的行为产生于错误的知觉和解释。要改变人的行为，就要首先改变人的认知。不管患方的暴力行为是出于自身利益维护的选择还是在特定情境下的情绪爆发，对于医院工作场所暴力的社会行为而言，患方群体的社会认知都在其中起着至关重要的中介作用。

四、医院安全管理

医院作为为人民服务的医疗机构，在我国国民经济中占据着重要地位，其安全管理是一个关键环节，也是第一要务，而现阶段，我国许多医院都发生了安全事故，这些事故不仅给患者带来不必要的损失，影响医护人员的生命安全，还会严重影响到社会的稳定与发展，所以必须重视医院安全管理工作，以确保医院的环境及每个公民的人身安全。但是医院安全管理是系统工程，更是细节工程，可引发或促发医院安全问题的环节较多、战线较长，安全问题随时都可能存在。因此，从以下几方面着手医院安全管理工作。

（一）建立和完善医院安全管理机制

（1）建立按级管理责任机制：按照各级各类人员的职责分工，建立安全工作岗位责任制，形成按职尽责、齐抓共管的安全管理格局。医院成立安全管理委员会，科室设立安全小组，构建纵向到底、横向到边、责任到人的安全监控系统。

（2）建立齐抓共管群防机制，建立健全群众性安全组织：通过多种形式调动广大医护工作者参与安全管理的积极性、主动性，做到事故苗头有人抓、违纪行为有人管、异常情况有人报，形成群策群力、群防群治的良好局面。

（3）建立精细科学管理机制，运用现代科学管理的新成果：把定性管理与定量管理有机结合起来，使安全管理科学化。

（4）建立完善解决医院安全管理难题的管理机制。

（二）加强医院安全细节防控管理

（1）切实抓好“三级管理，两级落实”责任制度，即医院决策层进行决策管理、医院监管层进行拉网式和反馈式管理、各科室接受前述两层的反馈调控并有针对性地落实各项防控措施。做到贯彻医院安全防控的细节管理，抓住医院安全防控的主要矛盾和医院安全问题发生的必然性环节。

（2）紧抓医院安全隐患易发的时间、空间和对象。既往经验表明，医院安全隐患易发于住院时间越长、病程越长、迁延不愈的对象，医院工作繁忙的时间段、节假日也有一定的高概率性倾向，医院安全隐患易发的空间概率是某些科室高发和经由某些医务人员治疗的患者高发。因此应紧抓以上高概率安全隐患的时间、空间和对象。

（三）拓展医院安全隐患的防控措施

（1）加强综合治理，维护治安稳定。

（2）加强培训，把医院安全管理理念、法规、操作性文件在全院实施培训，落实防范措施，切实保证医疗安全。

（3）以“成本-安全核算”新模式为基础，对重点部门的结构和流程进行合理性改造，快速实施。

（4）按照有关规定严格管理、加强监督检查和考核，尤其是医院重点部门、要害部门和存在安全隐患部位要重点管理，限期整改并组织复查。

（5）强化医院安全工作的精细化管理，切实把医院安全管理的目标措施分解到每项工作，细化到每个环节，落实到每个人头，做到可操作、可监控和可评估。

（6）切实做好后勤保障工作，保证各科室的物资供给、设备和设施的维修快速到位。

医院作为防病治病的开放性公共场所，安全问题越来越受到社会关注，而加强医院安全管理，是需要医院、医务人员和患者及家属三方共同努力的。医院坚持为人民健康服务的办院宗旨，责无旁贷地维护人民群众的利益；医务人员尊重和维护患者的知情权和选择权，体恤患者的痛苦，同情患者的困难，保护患者的隐私，努力让患者获得身心健康；患者要信任和理解医务人员。通过三方共同努力，促进医院安全管理更上新台阶。

第六节　护理职业性损伤及防护

医疗机构作为一个特殊的工作场所，医务人员的职业安全防护问题是护理人员关注的热点和重点话题。护理人员在执行医疗护理活动中，因工作性质、工作环境的特殊性，常常暴露于各种现存的或潜在的危险因素中，容易造成突发性的或慢性的职业危害，成为职业暴露中的高危群体。加强护理职业防护的管理和教育，保障护理人力资源，是护理管理者的责任。提高职业防护意识，掌握职业防护的知识和技能，严格执行相关的制度和操作规程，采取适当的防护措施，尽量降低职业损伤。

一、护理职业性损伤及防护的相关概念

职业性损伤（occupational injuries，OI）是指由职业损害因素引起的各种损伤，包括职业性危害因素导致的损伤和与工作有关的疾病，轻则影响健康，重则严重损害身体，甚至导致严重的伤残或死亡。

职业暴露（occupational exposure，OE）是指医疗卫生工作人员、实验室工作人员及有关监管人员在从事疾病的诊断、治疗、护理、预防、检验、管理工作过程中，暴露于含有人类免疫缺陷病毒（HIV）、乙型肝炎病毒（HBV）等的血液、体液和实验室的培养液等引起的危害。

护理职业性损伤（nursing occupational injuries，NOI）是指护理人员因职业危害导致的损伤及与工作有关的疾病。职业性损伤可以是轻微影响健康，也可以是严重的损害，甚至导致严重的伤残或死亡。

护理职业防护（nursing occupational protection，NOP）是指在护理工作中采取多种有效措施，保护护士免受职业损伤因素的侵袭，或将其所受伤害降到最低。

护理人员职业性损伤的特点除了一般职业性损伤造成的特点外，还具有特殊危害性特点。如护理人员被感染，造成的损伤不仅危害护理人员自身身心健康，极有可能通过护理人员继续传播给其他患者，使护理人员成为医院感染的传染源。

二、职业性损伤的危险因素

护理工作的特殊性导致护士不得不每天暴露于各种各样的职业危害因素中，这些危害因素不同程度地损害护士的身心健康，其主要包括机械性因素、物理性因素、化学性因素、生物性因素、心理社会性因素、医务人员相关因素。

（一）机械性因素

1. 针刺伤 是指一种由医疗利器如注射器针头、缝针、各种穿刺针等意外伤害，造成的受伤者出血、皮肤深部损伤。

2. 锐器伤 指医疗锐器物，如注射器针头、穿刺针、缝合针、手术刀、剪刀及玻璃等造成的皮肤破裂出血的意外损伤。这种损伤在人们使用、拆卸或者处理锐器时发生。

针刺伤、锐器伤是护理人员最常见的职业损害，不仅会引起皮肤黏膜损伤，更重要的是引起血源性疾病传播。近年来经血液传播的传染病，如艾滋病、各种肝炎等发病率呈上升趋势，因此器械伤所造成的职业暴露，从而引发血液感染和病毒感染的潜在威胁日趋严重，对医务工作者的健康构成了极大的威胁，给暴露者带来极大的精神心理压力，也给医疗卫生机构和暴露者带来沉重的经济负担。

（二）物理性因素

1. 射线 各种影像学检查、术中拍片、介入治疗的开展，需要护理人员的密切配合。护士长期在这样的环境中工作，射线少量而多次地积累，若护士不能做好有效的自我防护，可能会出现放射性皮炎、皮肤溃疡或坏死，甚至可能会导致机体免疫功能障碍、皮肤癌或血液系统的功能障碍。

2. 噪声 护士工作环境中的噪声主要来源于机器、物品及仪器的移动等。部分辅助科室，由于工作需要，机器启动及工作时声音较大，护士长期处于这样的工作环境中，势必会受到影响，引发听力、神经系统等的损害。

3. 环境因素 包括温度性损伤、寒冷潮湿、粉尘吸入等。常见的温度性损伤如供应室、手术室等部门在长期使用热力灭菌方法和高压蒸汽灭菌方法的过程中，散发的热量使室内温度明显升高，供应室的护士长期处于高温高湿的环境中，对健康会造成一定影响。

（三）化学性因素

医院是一个特殊的工作环境，各种对人体有潜在危害的化学性因素随处可见。护士在日常工作中常接触到的各种化学消毒剂、化疗药物，可能通过呼吸道和皮肤接触对人体造成伤害。

（四）生物性因素

医务场所作为社会的一个窗口，集中反映了疾病类型和致病因素的变化，护士在新的致病因素面前，尤其是在重大突发公共卫生问题面前，将面临新的职业健康威胁。护士是医务人员中最容易接触患者血液、体液、呕吐物和排泄物的人群，若不注意个人防护，不仅造成自身感染，还有可能成为传播媒介，引发院内感染。经血液传播的疾病，特别是艾滋病、乙型肝炎、丙型肝炎是医护人员生物性职业危害的主要种类。

（五）心理社会性因素

在生物-心理-社会医学模式下，患者对护理服务需求日益增加，护士超负荷工作状况成为现状。生活不规律、不能按时进食，护士易患胃病；长期处于精神高度紧张状态，压力大，易产生焦虑、失眠、烦躁、慌乱、抑郁及神经衰弱等症状；长期的超负荷工作和紧张的工作氛围使护士不仅容易发生机体疲劳疾病，还容易产生心理疲惫，引发一系列心理问题。

（六）医务人员相关因素

医务人员相关因素包括医务人员的职业安全教育程度、个人防护意识、职业暴露的频率、防护措施、安全用具、预防接种等。

三、职业性损伤的防护

（一）机械性损伤的防护

1. 针刺伤的防范

（1）进行侵袭性操作过程中，要保证充足的光线。

（2）禁止将使用后的针头重新套上针帽。

（3）为不合作的患者进行动静脉穿刺或抽血时，可多人协助。

（4）规范医疗垃圾的处理，按照医疗垃圾管理条例的规定进行分类收集和存放及处理，正确使用锐器盒，设置危险品的警示标志。锐器盒被认为是最理想的减少锐器伤的方法，可使锐器伤降低50%。

（5）严格按照操作规程操作。

（6）使用有安全性能的针具、器械。

（7）被针刺伤后，及时正确处理伤口，上报不良事件。

2. 锐器伤和割伤的防护

（1）禁止用手直接接触使用后的刀片等利器。

（2）掰安瓿瓶、撬瓶盖要使用正确的手法。

（3）禁止徒手传递锐器。

（4）手术及操作后要及时处理用物，使用过的刀片等锐器应及时、正确放入规定的利器盒内。

3. 锐器伤发生的原因

（1）护理人员因素

1）护理人员锐器伤防护意识薄弱。对锐器伤的认识不足是发生锐器伤的主要原因之一。在护理操作过程中对锐器伤不重视，护理操作粗心大意，极易发生锐器伤，发生锐器伤后不报告，甚至对伤口不做任何处理，极易发生血源性医院感染。

2）各种因素导致的护理人员疲劳、工作匆忙，对标准预防措施遵守程度降低，长期高强度的工作，易使护士身心疲惫，导致操作时精力不集中造成误伤。

3）焦虑等负性心理状态也是发生锐器伤的原因。

（2）防护用品因素：安全器具使用率低；防护用具不能就近获取；锐器回收容器设计的容积与口径比例不匹配；锐器回收容器配备数量不足、规格不一、放置位置不合理等；锐器回收容器内医疗废物存放过满未及时处理等情况都会增加锐器伤的发生率。

（3）工作环境因素：操作环境照明采光不良、拥挤、嘈杂及患者不配合，极易导致锐器伤。在急诊或监护室，经常遇到醉酒患者或有精神疾病的患者，这些患者已丧失了正常的理智，做出一些非正常的行为，使得有些护士在操作过程中紧张、害怕，致使操作失误而误伤自己。有些患者则在护士操作过程中，突然反抗而导致针头、刀片误伤护士。

（4）操作行为因素：有未执行操作规范的危险行为，如回套针帽、徒手传递手术缝合针、直接用手弯曲缝合针、处理各种针头及清洗整理锐利医疗器械、将各种锐器随意丢弃、未采取保护措施等，部分护士用双手将使用过的针头重新套上针帽，手术室护士没有将缝合针、手术器械在器械台上规整摆放及器械传递不规范，操作时注意力不集中，操作流程不规范，这些行为都极有可能导致锐器伤发生。

（5）职业防护培训因素：职业防护培训不到位、培训时间没有保证、形式单一；医务人员对职业防护重视程度不够，培训后依从性低，发生锐器伤后上报率低；培训后实施考核未到位都会导致护士意外损伤，所以必须强调护士的规范操作，加强职业防护培训，减少意外伤害。

（6）制度保障因素：未建立、修订和完善预防锐器伤相关制度、规范、流程、标准、预案等，缺乏制度保障同样会增加锐器伤的发生率。

4. 锐器伤的预防管理

（1）加强职业安全教育，提高自我防护意识。对护士进行锐器伤防范工作的专业培训至关重要，培训内容应包含安全意识培训；正确、标准的安全工作流程；正确使用安全型护理用具和工具，每年进行一次血源性传播疾病的流行病学知识培训；此外还应学习《中国针刺伤防护专家共识》，了解锐器伤的危害、原因及防护对策；锐器伤的处理流程；锐器伤发生后的报告制度；正确处理使用过的锐器等。同时结合医院及科室的特点，进行锐器伤危险因素的评估，提高护士的防护意识。同时还应该建立安全文化把预防针刺伤和预防血源性病原体感染纳入护理风险管理与控制计划中，营造安全文化氛围，将护理安全文化与人性化管理系统融合体现，并组织多种形式活动，建立和强化安全文化观念与意识。

（2）规范操作行为，执行安全操作标准。规范操作行为是降低锐器伤发生率、确保护士职业安全的重要环节。

1）接触患者的血液、体液时，应将所有血液、体液都视为具有传染性，充分利用各种防护设备。如戴手套、口罩、帽子，穿隔离衣等。

2）在进行有创操作时，保证充足的光线，防止被针头、缝合针、刀片等锐器划伤；操作后应安全处理针头，不给针头套帽，在使用各类穿刺针具过程中，如必须回套针帽，应使用辅助工具单手回套针帽，禁止使用双手回套针帽。

3）应采用持物钳持物，不用手直接接触使用过的针头、刀片；不使用弯曲、损伤的针器，不徒手处理破碎的玻璃。

4）配备足量锐器回收容器，放置在护理人员操作可及区域。针头或锐器在使用后立即扔进锐器盒中。

5）给不配合的患者进行操作时应该有他人协助。

6）打开安瓿瓶时，先用砂轮划痕再掰安瓿瓶，可用棉球垫于安瓿与手指之间。

7）手术中需传递锐器时，避免徒手传递，应将锐器置于防刺破的容器（如弯盘、托盘）中进行无接触式传递。

（3）加强防护管理，完善相关制度。医院感染管理科人员要重视锐器伤对护理人员损害的严重性，建立职业安全和预防针刺伤发生的管理制度，制订各类预防针刺伤发生和发生后管理机制与实施流程，建立各类针刺伤预防的专项培训、考核、评价制度。了解高危人群、高危操作及高危产品等信息，不但可为政府部门制订预防措施提供流行病学资料，而且可将这些信息及时反馈给护理人员，从而提高他们的安全意识，减少锐器伤的发生。

（4）提供安全的操作环境，使用安全工具。为护士提供更加安全的操作环境可有效减少锐器伤的发生，各类穿刺操作的视野环境应保持光线充足、明亮、舒适；空间上操作台面应平展、宽敞，物品有序放置；物品备置上，实施各类穿刺操作之前，应确保各种用具、工具、辅助用品在操作者可及范围，避免手持锐器远距离移动。在安全工具的使用方面，宜选择带自动激活装置的安全型针具，宜使用无针输液接头，建议使用带有保护套的针头、安全型采血针、带有尖峰保护器等安全装置的静脉输液器及有自动回缩功能的注射器等；宜建立静脉无针系统，如静脉留置导管宜使用无针连接；条件允许的情况下，手术中宜使用钝针。

（5）加强信息的获取与管理。加强对于患者的信息获取，有助于我们做出更加合理的预防锐器伤的有效措施。应了解患者有意义的血源学检测结果，为有明确血源性传播疾病的患者执行各类穿刺操作时，宜戴双层手套。应视所有患者均具有传染性，有经血源传播疾病的潜在风险，进行针刺操作时应采取标准预防措施。为不配合的患者做穿刺治疗时宜有他人协助，护士之间相互配合，尽量减少锐器误伤自己或者患者，对于易激惹或者狂躁的患者，尽量与其沟通交流，使患者对护士产生信任感。此外，还应该建立针刺伤预防信息管理系统，由专人负责，建立防范针刺伤相关制度和工作流程的信息系统管理，建立发生针刺伤的登记、报告制度与流程，准确收集分析数据信息，系统定期维护升级，保障信息发布的及时性、同步性和全面性。

（6）严格管理医疗废物的处理。各类穿刺针用后不可故意弯曲、折断、分离注射器针头；严禁针头回套针帽、徒手分离和二次分拣使用后的注射器和针头；操作者应立即将使用后的各类穿刺针放入锐器回收容器，防护标准按医疗废物处理；锐器回收容器应防刺破且防渗漏，尺寸以能容纳各种锐器为宜，并加盖管理，利器盒应具有如下特点：①防漏防刺，质地坚固耐用；②便于运输，不易倒出；③有进物孔缝，进物容易，且不会外移；④当采用焚烧处理时应可焚化；⑤移出存放污染锐器的容器前应先评估，若有发生穿透或渗漏的可能，应将其放入第二层密闭、防穿刺、防渗漏的容器中。

（7）建立督导考核与评价体系。各级管理部门应定期对各类穿刺相关操作流程进行考核，操作流程纳入主管部门质量管理内容并不断修订和完善。针对操作流程考核结果进行评价修正与应用验证。

5. 锐器伤的危害

（1）锐器伤有传播疾病的危险：锐器伤是最常见的职业伤害，它有传播细菌、病毒和其他微生物的可能性。锐器伤使医疗工作者有感染超过 20 种不同类型的病原体的危险，其中感染乙型肝炎、丙型肝炎和人类免疫缺陷病毒的风险最高。有报道显示通过锐器伤感染人类免疫缺陷病毒的风险是 0.3%，而感染丙型肝炎的风险是 2.8%～10%，感染乙型肝炎的风险是 2%～40%。护理人员因接触注射器，输液器，被污染的针头、刀片或其他医疗锐器的损伤机会多，而成为医院锐器伤发生率最高的职业群体。

（2）职业性锐器伤对个人产生的后果及影响

1）心理影响：在工作过程中发生锐器伤时医护人员会对自身身体健康状况产生焦虑，尤其是被乙型肝炎病毒阳性的患者血液或分泌物污染锐器所致的锐器伤，这种影响可能是严重而且持久的。此外，对患者感染状况的不确定也会加重医护人员的心理负担。

2）人际关系和日常生活受影响：锐器伤导致的心理反应会在人际关系和日常生活中造成自我破坏行为或功能损害，容易使医护人员产生悲观绝望的情绪。

3）对患者的感染风险：当医护人员因锐器伤不幸感染人类免疫缺陷病毒、乙型肝炎病毒等病毒时，作为病原体携带者，在诊疗过程中也增加了患者感染的风险。

4）丧失工作能力：当医护人员因锐器伤不幸感染人类免疫缺陷病毒、乙型肝炎病毒等病毒时，除了忍受治疗带来的痛苦外，当疾病不断进展导致重要脏器功能受影响时将丧失工作的能力甚至危及生命。

6. 锐器伤发生后的处理

（1）锐器伤发生后的紧急处置流程

1）发生锐器伤后，从近心端向远心端挤压，尽量挤出污染的血液。

2）边挤边用流动水或肥皂水反复冲洗，将污染的血液冲净。

3）用 75% 乙醇、0.5% 碘伏等消毒剂充分消毒伤口。

4）尽快上报医院相关主管部门并填写职业暴露登记表，立即向医院有关部门报告并及时填写锐器伤登记表，其内容包括锐器的名称、型号、事故发生的地点和原因；以确定是否需要接受人类免疫缺陷病毒、乙型肝炎病毒、丙型肝炎病毒等血源性疾病的检查和随访，确保在第 6 周、第 3 个月、第 6 个月、第 12 个月接受跟踪检测。

5）医院主管部门进行暴露级别评估后，进行抽血化验和（或）预防用药，并定期追踪随访。

6）药物预防：人类免疫缺陷病毒暴露后预防性用药的开始时间越早越好，最好在意外事故发生后 1～2 小时，不超过 24 小时。动物实验显示，预防用药的时间推迟至 24 小时之后将无预防作用。不过，美国疾病预防和控制中心仍推荐，高危的职业性暴露后 1～2 周仍应该给予预防用药，剂量同前，用药一般为 4 周；乙型肝炎病毒暴露后预防性用药 48 小时内注射抗乙肝免疫球蛋白 1000IU。

（2）锐器伤发生后的管理

1）紧急处置管理：针刺伤发生后，尽快确定传染源及风险程度，立即按规定逐级报告。采取相应预防措施；发生血源性病原体意外职业接触后应立即进行局部处理；应遵循《中华人民共和国国家职业卫生标准》中关于血源性病原体职业接触防护要求，定期进行相关血清学检测，并根据实际情况进行疫苗接种。

2）原因分析：针对每例针刺伤发生后的血源性检测结果，采取标准的针对性预防措施；每例针刺伤发生后均要组织分析讨论并记录；根据分析结果，不断改进流程并进行必要培训。

3）追踪监测：对已发生针刺伤的护理人员，应定期进行血源性和体征性追踪监测与记录；由于设备等原因造成的针刺伤，及时向相关部门反馈，减少或避免再次发生伤害。

（二）物理性损伤的防护

1. 辐射伤的防护

（1）加强职业安全教育，提高防护意识。

（2）配备检测合格的防护用品，并定期检测其性能质量。

（3）尽量减少与危险因子接触的机会和时间。

（4）严格执行规范操作。

2. 负重伤的防护

（1）搬运患者时，采用正确的姿势。

（2）有效地使用搬运工具。

（3）向意识清醒的患者做好解释，以便取得其配合。

（4）静立时变换站立姿势。

（5）提重物时，尽可能使重物靠近自己的身体，不要扭曲身体去提取重物。

3. 下肢静脉曲张的防护

（1）尽量避免长时间地站或坐，适当进行下肢的伸展运动。

（2）每天睡前抬高下肢一定时间，促进下肢血液循环。

（3）穿弹力防护袜。

4. 紫外线辐射的防护

（1）正确使用紫外线灯，达到消毒效果，预防辐射。

（2）开紫外线灯后人立即离开。

（3）消毒过程中如进入消毒区域时，需关闭紫外线灯。

（4）防止紫外线对人直接照射，监测时应戴防护眼镜及面罩。

（三）化学性损伤的防护

1. 化学消毒剂使用的防护

（1）使用之前应仔细阅读说明书，明确注意事项。

（2）按剂量配制，要求浓度准确。

（3）配制和使用过程中室内要保持通风良好，定时换气。

（4）配制过程必须戴防护手套、口罩，如大量配制应穿防水围裙，必要时佩戴防护眼镜、穿防护服。

2. 细胞毒性药物使用的防护

（1）加强职业防护教育。

（2）在生物安全操作柜内备药。

（3）配制过程必须戴防护手套、口罩，如大量配制应穿防水围裙，必要时佩戴防护眼镜、穿防护服。

（4）药液溅到皮肤等部位，立即用大量清水冲洗局部，药液溅到衣服上要及时更换。

（5）药物处理中心化，集中配置、集中管理。

（6）在妊娠和哺乳期避免直接接触化疗药物。

（7）加强化疗废弃物的处理。

（四）生物性损伤的防护

1. 明确标准预防的概念　标准预防是指认为患者的血液、体液、分泌物、排泄物均具有传染性，需进行隔离，不论是否有明显的血迹、污染，是否接触非完整的皮肤与黏膜，接触上述物质者，必须采取预防措施，既要预防疾病传至医务人员，又要预防医务人员传至患者。

2. 标准预防的基本特点　强调双向防护，既防止疾病从患者传至医务人员，又防止疾病从医务人员传至患者；既要防止血源性疾病的传播，也要防止非血源性疾病的传播；根据疾病的主要传播途径，采取相应的隔离措施，包括接触隔离、空气隔离和微粒隔离。

3. 标准预防措施　准备接触血液、体液、分泌物和排泄物时要戴手套；接触不同患者时要换手套，脱手套后要洗手；进行任何有血液或体液溅出的操作时，要加穿不透水的隔离衣、鞋套，加戴口罩、防护目镜或护面罩。

（1）洗手：目的是清除手上的病原微生物，切断通过手传播感染性疾病的途径，正确洗手方法可使细菌减少 10CFU/cm^2。手卫生关系到医疗安全和医务人员的职业安全问题，我们应明确洗手指征，掌握正确的洗手方法，定期进行手卫生监测。医务人员进行操作前须进行七步洗手法洗手，其具体操作步骤如下：

第一步（内）：洗手掌，流水湿润双手，涂抹洗手液（或肥皂），掌心相对，手指并拢相互揉搓。

第二步（外）：洗背侧指缝，手心对手背沿指缝相互揉搓，双手交换进行。

第三步（夹）：洗掌侧指缝，掌心相对，双手交叉沿指缝相互揉搓。

第四步（弓）：洗指背，弯曲各手指关节，半握拳把指背放在另一手掌心旋转揉搓，双手交换进行。

第五步（大）：洗拇指，一手握另一手大拇指旋转揉搓，双手交换进行。

第六步（立）：洗指尖，弯曲各手指关节，把指尖合拢在另一手掌心旋转揉搓，双手交换进行。

第七步（腕）：洗手腕、手臂，揉搓手腕、手臂，双手交换进行。

具体操作流程如图 5-6 所示：

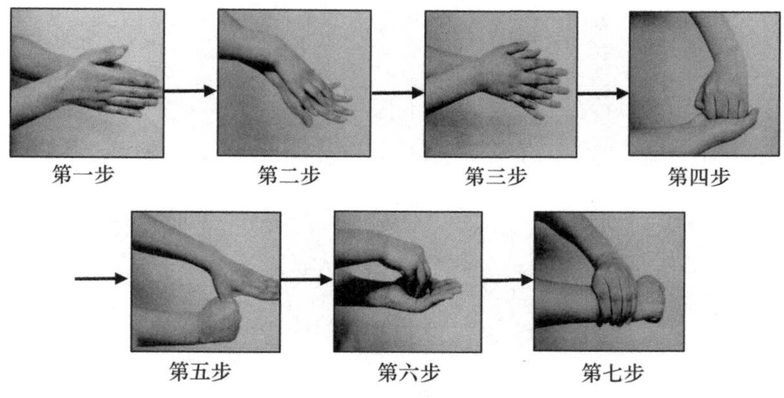

图 5-6　七步洗手法示意图

（2）使用必备的防护用具

1）戴手套：研究表明有戴手套习惯的医务人员其皮肤黏膜被医疗器械损伤和直接接触患者血液的机会均明显小于不戴手套者，戴手套能减少皮肤接触血液次数，并且减少皮肤损伤。

2）必要时戴口罩和防护镜、面罩，穿隔离衣；"非典"期间，某省医护人员按照传染科医疗常规执行穿隔离衣，戴特制 12 层棉布口罩、手套、防护面罩等防护用具进行治疗和护理，这家医院无一人被传染。由此可见，实施正确防护的重要性。同时，医护人员应掌握防护用具的正确使用方法，特别要注意，口罩的正确使用和保存，戴摘口罩前要彻底洗手。

（3）正确处理、运送标本：使用带盖试管，接触标本时戴手套，标本送检使用密闭容器。

（4）环境控制：保证医院有安全的工作环境，医用垃圾与生活垃圾分开存放、分别运输至规定的管理机构进行处理。在对病房实施彻底清洁的基础上，定期消毒，如医用设备、床单位（床栏杆、床旁设备、轮椅、洗脸池、门把手）并保证该程序的落实。

（五）心理性损伤的防护

增强职业防护意识，加强管理。应在护理院校开设护士职业防护课程，培养护生的安全防护意识和方法。加强临床护士的防护培训，改变护士的不安全行为。同时管理者要关注护理人员的身心健康，教会护理人员应对外界压力的技巧。护理人员也要正确对待压力，积极采取适当的放松方法。还要锻炼好体质，增强抵抗疾病的能力。

参考文献

车锡英, 2022. 香港高级护理人才培养的经验与挑战 [J]. 中国护理管理, 22(7): 971-974.

陈俊凯, 黄建丰, 王晏婷, 2015. 玩转品管圈 [M]. 北京: 光明日报出版社: 106-128.

陈珺仪, 席淑新, 石美琴, 2015. 构建专科护理质量评价指标方法的研究进展 [J]. 护理学杂志, 30(23): 86-91.

陈利颖, 赵杰刚, 2023. 护理安全管理评价指标构建研究的范围综述 [J]. 护士进修杂志, 38(1): 29-33.

陈璐, 奚兴, 2015. 基于三维质量结构评价延伸护理服务质量的研究 [J]. 中国护理管理, 15(6): 713-717.

陈梦云, 谢漫, 杨素敏, 等, 2020. SBAR 模式在护理优良事件分享学习管理中的应用 [J]. 护理学报, 27(3): 18-21.

陈妙霞, 张俊娥, 王雪华, 等, 2012. 应用 PDCA 循环改进住院病人静脉输液管理的探讨 [J]. 中国护理管理, 12(2): 76-78.

陈长英, 田丽, 曹小琴, 等, 2012. 护理质量持续改进的国内外实践与研究进展 [J]. 中国护理管理, 12(1): 14-17.

陈之瑶, 罗军, 2022. PDCA 模型在科技项目全流程质量管理的应用: 以广东省重点领域研发计划项目管理为例 [J]. 科技管理研究, 42(22): 169-176.

丛扬洋, 2015. 找到意想不到的自己: 萨提亚模式与自我成长 [M]. 武汉: 武汉大学出版社: 121-123.

丁力, 姜安丽, 叶旭春, 2006. 护理安全管理新思路 [J]. 护理管理杂志, 6(11): 18-19, 22.

丁淑贞, 姜平, 2014. 实用护理职业防护管理 [M]. 北京: 中国协和医科大学出版社.

方立珍, 2002. 临床路径: 全新的临床服务模式 [M]. 长沙: 湖南科学技术出版社.

方鹏骞, 2016. 护理管理理论与方法新进展 [M]. 北京: 人民卫生出版社: 267-270.

封秀琴, 方萍萍, 张波, 等, 2017. 我国三级甲等医院急诊医务人员锐器伤发生现状与对策分析 [J]. 中华医院感染学杂志, 27(14): 3335-3338.

冯梦龙, 2015. 基于三维质量结构理论的护理质量评价、关键影响因素及改进策略研究 [D]. 唐山: 华北理工大学.

付红玲, 2017. 持续质量改进在护理质量管理中的应用及实施效果研究 [J]. 影像研究与医学应用, 1(9): 165-167.

高瑞桐, 2022. 基于信息框架效应的干预方案对 2 型糖尿病患者自我管理行为改变的研究 [D]. 长春: 吉林大学.

葛长青, 刘志敏, 宁荣丽, 2014. 医院全面质量安全管理考核指南 [M]. 保定: 河北大学出版社.

顾琴轩, 吴以琪, 胡冬青, 2022. 张弛有道: 创新型企业承诺与控制融合的人力资源管理模式 [J]. 厦门大学学报 (哲学社会科学版), (6): 54-66.

郭彬, 黄德悦, 郑贤斌, 2022. 创造价值的根因分析与问题解决之道: 成为根因分析与问题解决高手 [M]. 北京: 机械工业出版社: 1-584.

郭佳茹, 商临萍, 2019. 不安全注射现状和危险因素及管理对策研究进展 [J]. 中华医院感染学杂志, 29(22): 3515-3520.

郭建飞, 2021. 基于 Donabedian 结构-过程-结果模型的临床护理教学改革与实践 [J]. 中国高等医学教育, (11): 84, 86.

郭莉, 米湘琦, 2022. 质量管理工具在手术室护理管理中的应用现状与启示 [J]. 中国护理管理, 22(1): 1-4.

郭熙泱, 2011. 采用三维质量结构对重症医学科护理质量评价指标体系的初步研究 [D]. 太原: 山西医科大学.

郭熙泱, 周卫, 2011. 采用三维质量结构评价 ICU 护理质量的研究 [J]. 中国护理管理, 11(8): 61-62.

郭欣, 陈赟, 施雁, 2014. 基于 Donabedian 质量理论构建的护理质量评价标准之间影响关系的研究现状 [J]. 护理学杂志, 29(9): 92-94.

国家卫生健康委员会, 2022. 全国护理事业发展规划 (2021—2025 年)[J]. 中国护理管理, 22(6): 801-804.

杭莺, 刘马超, 费甄甄, 2019. ICU 护理质量敏感指标制定与应用的研究进展 [J]. 全科护理, 17(10): 1190-1192.

郝振华, 田青, 武燕, 等, 2020. 课题达成型品管圈在沂蒙山地区远程医疗服务体系构建中的应用 [J]. 中国数字医学, 15(9): 139-141, 147.

何晓, 金龙玉, 朱丽辉, 等, 2013. 临床路径研究与实践 [M]. 广州: 世界图书出版广东有限公司.

贺伟, 2005. 护理管理学 [M]. 郑州: 河南科学技术出版社.

侯庆中, 王晨虹, 2012. 正常产后 48h 母婴出院联合家庭访视的可行性研究 [J]. 中国妇幼保健, 27(10): 1456-1458.

侯小妮, 刘华平, 刘绍金, 等, 2010. 综合医院护理质量评价指标体系初步研究 [J]. 中国护理管理, 10(2): 50-53.

胡经文, 辛霞, 刘美丽, 等, 2017. 瑞士奶酪模型在输液泵用药不良事件管理中的应用 [J]. 护理学报, 24(5): 15-18.

胡兰苹, 梁艳梅, 2017. 根本原因分析法 (RCA) 在预防血透中心护理不良事件中的应用研究 [J]. 实用临床医药杂志, 21(18): 30-32.

胡琴娜, 2021. 主动脉内球囊反搏术护理质量评价指标体系的构建 [D]. 湖州: 湖州师范学院: 2-6.

胡珊珊, 王晓晔, 李争, 等, 2019. 医务人员锐器伤现状及风险因素研究进展 [J]. 职业与健康, 35(19): 2728-2732.

黄金凤, 欧尽南, 李乐之, 等, 2019. 基于 1M3S 的 PDCA 循环管理模式在血液科输血护理质量改进中的应用 [J]. 中国护理管理, 19(6): 929-933.

黄金月, 2012. 高级护理实践导论 [M]. 2 版. 北京: 人民卫生出版社.

黄萍, 陈艳, 刘翠萍, 等, 2018. 护士针刺伤职业暴露危险因素分析及防护措施 [J]. 解放军预防医学杂志, 36(3): 412-413.

黄懿, 2008. 护理质量持续改进的方法及应用 [J]. 实用医药杂志, 25(10): 1267-1268.

姬剑晶, 张成, 2017. 执行这样抓就对了: 世界 500 强正能量管理笔记 [M]. 北京: 中国纺织出版社: 315-317.

纪代红, 陈丽霞, 李建华, 等, 2018. 品管圈在我国护理领域中应用的研究进展 [J]. 中华现代护理杂志, 24(23): 2849-2852.

贾征, 张双庆, 2023. 抗生素风险管理体系构建策略 [J]. 国外医药 (抗生素分册), 44(1): 45-49.

简伟研, 么莉, 2020. 质控工具在护理管理中的应用 [M]. 北京: 人民卫生出版社.

姜丽萍, 2007. 护理管理学 [M]. 杭州: 浙江科学技术出版社.

姜良菊, 李美荣, 2020. 持续质量改进在护理质量管理中的应用 [J]. 人人健康, (14): 587-588.
姜小鹰, 2011. 护理管理理论与实践 [M]. 北京: 人民卫生出版社.
姜小鹰, 2015. 护理管理案例精粹 [M]. 北京: 人民卫生出版社: 170-171.
蒋博, 2017. 产房护理质量保证的实施与评价 [J]. 中国妇幼健康研究, 28(S3): 212-213.
蒋红, 杨晓丽, 2012. JCI 医院评审标准指导下的护理质量管理 [J]. 上海护理, 12(4): 88-92.
金丽萍, 王宁, 宁永金, 等, 2012. 追踪方法学在护理安全管理中的应用 [J]. 中国医院, 16(5): 47-49.
孔颖, 宋开兰, 张迪, 等, 2023. 新入职护士职场适应的研究进展 [J]. 护理学杂志, 38(1): 125-128.
寇京莉, 岳敏, 马丽娜, 等, 2021. 基于 Donabedian 模型的护理教学案例库评价指标体系的构建 [J]. 中华现代护理杂志, 27(16): 2107-2112.
雷芬芳, 胡友权, 2009. 护理管理学 [M]. 北京: 中国医药科技出版社.
李冰, 侯明珍, 2013. 新编护理质量持续改进指南 [M]. 北京: 人民军医出版社.
李博, 2022. 基于新型整合式健康管理模式下社区糖尿病干预效果及影响因素分析 [D]. 沈阳: 中国医科大学.
李继平, 2012. 护理管理学 [M]. 3 版. 北京: 人民卫生出版社.
李梦婷, 李国宏, 2015. 护理质量评价体系的研究进展 [J]. 中国护理管理, 15(2): 212-214.
李宁, 黄伶智, 赵丹, 等, 2017. 专科护理质量评价体系的研究进展 [J]. 护理研究, 31(13): 1537-1540.
李曲温, 2018. 医院感染控制专科护士培养模式指标体系的构建研究 [D]. 太原: 山西医科大学.
林清然, 2014. 应用德尔菲法构建预防住院患者跌倒的护士培训课程 [D]. 广州: 暨南大学.
刘洪, 2010. JCI 评审对护理管理的启示 [J]. 中国护理管理, 10(5): 28-29.
刘钧, 2013. 风险管理概论 [M]. 3 版. 北京: 清华大学出版社: 11-17.
刘来生, 2013. 医院安全管理的"四从"理念 [J]. 解放军医院管理杂志, 20(8): 701-703.
刘丽, 2011. 三维质量结构理论构建急诊科护理质量评价标准 [D]. 太原: 山西医科大学.
刘敏杰, 张兰凤, 刘谆谆, 等, 2015. 采用结构-过程-结果三维质量评价模式实施延续护理的实践 [J]. 中华护理杂志, 50(1): 74-78.
刘敏杰, 张兰凤, 叶赟, 等, 2013. 结构-过程-结果模式在护理质量评价中的应用进展 [J]. 中华护理杂志, 48(4): 371-374.
刘庭芳, 2012. 中国医院评审评价追踪方法学操作手册 [M]. 北京: 人民卫生出版社: 1-26.
刘庭芳, 刘勇, 陈虎, 等, 2012. 医院评审追踪方法学的理论与实践 [J]. 中国医院, 16(3): 2-6.
刘卫华, 周海翠, 彭胜利, 2015. 运用 PDCA 循环法降低传染病院护士职业暴露的发生率 [J]. 中国卫生标准管理, 6(23): 246-247.
刘新立, 2006. 风险管理 [M]. 北京: 北京大学出版社: 3-6.
刘艳, 2016. 失效模式与效应分析在临床护士针刺伤防护中的应用 [D]. 银川: 宁夏医科大学.
刘瑶, 范国荣, 2016. 护理管理学 [M]. 北京: 北京希望电子出版社.
刘瑶, 罗荣, 白晶, 2020. 运用追踪方法学原理构建二级妇幼保健院孕产保健质量现场评审追踪框架 [J]. 中国妇幼卫生杂志, 11(3): 1-6, 18.
娄云霄, 2013. 零缺陷及 PDCA 循环双理论模式对护理质量管理的效果评价 [D]. 郑州: 郑州大学.
卢振玲, 杨昕宇, 马兵, 等, 2022. 根本原因分析法在日间手术患者身份识别流程改进中的应用 [J]. 中国护理管理, 22(12): 1866-1871.
逯野, 马钦海, 周天舒, 等, 2023. 自我职业生涯管理对员工美感劳动的作用研究 [J]. 管理学报, 20(1): 56-65.
罗跃全, 王庆梅, 郭继卫, 等, 2014. ICU 护理风险管理影响因素及对策研究 [J]. 中华护理杂志, 49(4): 442-444.
吕晨, 戎捷骊, 2020. ICU 护理风险管理影响因素与对策 [J]. 当代护士 (中旬刊), 27(2): 175-176.
马楠楠, 2016. 基于"三维质量结构"模式的社区产后家庭访视护理质量评价指标体系的构建与应用研究 [D]. 银川: 宁夏医科大学.
马秀丽, 黄叶莉, 李玉清, 等, 2019. 脑卒中护理质量评价指标体系的研究进展 [J]. 转化医学杂志, 8(6): 381-384.
美国医疗机构联合委员会国际部, 2017. 医疗服务中的失效模式及效应分析: 前瞻性风险降低方法 [M]. 上海: 复旦大学出版社.
孟涵燕, 2021. 早产儿宫外生长受限状况调查及根因分析 [D]. 杭州: 浙江大学.
米光丽, 2021. 护理管理学 [M]. 北京: 科学出版社: 1-13.
牛建敏, 沈佚葳, 刘磊, 等, 2021. 医院科研实验室生物安全管理现状及应对措施 [J]. 中国病原生物学杂志, 16(11): 1361-1362, 封 3.
乔慧, 2022. PDCA 循环在门诊护理服务中的应用和对患者就医效率的影响 [J]. 实用临床医学 (江西), 23(2): 115-117.
任国琴, 陆志华, 易利华, 2016. JCI 指导下的护理质量持续改进实践 [J]. 中国卫生质量管理, 23(4): 7-10.
尚文涵, 张海燕, 么莉, 等, 2021. 护理专业医疗质量控制指标 (2020 年版) 的构建 [J]. 中国卫生质量管理, 28(6): 66-69.
尚小明, 2007. 临床路径 [M]. 天津: 天津科学技术出版社.
沈翠华, 叶春萍, 陈盈盈, 等, 2015. 追踪方法学用于预防人工髋关节置换术后深静脉血栓 [J]. 护理学杂志, 30(4): 17-21.
宋莉娟, 2019. 护士安全与职业防护 [M]. 武汉: 华中科技大学出版社.
宋玲毅, 周燕, 2019. 采用三维质量结构评价重症医学科护理质量 [J]. 实用临床护理学电子杂志, 4(46): 185.
粟芳, 2019. 风险管理与保险 [M]. 上海: 上海财经大学出版社: 18-26.
孙胤羚, 2014. 职业卫生管理政策分析与评价研究 [D]. 济南: 山东大学: 18-32.
覃喜香, 彭铁立, 刘均英, 等, 2017. 结构-过程-结果三维质量评价模式在食管静脉曲张破裂出血行内镜套扎术后患者延续护理中的应用 [J]. 现代临床护理, 16(4): 44-49.
唐静, 陈洪, 王智勇, 等, 2021. 当前国内医院医疗风险管理的思考 [J]. 重庆医学, 50(7): 1240-1244.
唐欣芝, 吕小林, 顾则娟, 等, 2021. 慢性病护理质量评价指标体系研究现状及启示 [J]. 中国卫生质量管理, 28(9): 51-54.
田静, 王玉山, 2018. 护理管理学 [M]. 镇江: 江苏大学出版社.
田园, 2017. 护理质量评价指标体系的构建研究 [D]. 杭州: 浙江大学.
汪欢, 乐革芬, 喻姣花, 等, 2015. 综合医院胃肠外科护理质量评价指标体系的构建 [J]. 护理研究, 29(27): 3359-3363.
汪牡丹, 成守珍, 李佳梅, 2012. 护理质量评价指标的研究进展 [J]. 中国护理管理, 12(9): 40-43.
汪琼, 刘啸寒, 2019. PDCA 循环管理法在护理质量持续改进工作中的实际应用效果分析 [J]. 中国卫生产业, 16(9): 39-40.
王晨阳, 2019. 护理风险管理在急诊消化内镜诊疗中的应用 [J]. 护理研究, 33(24): 4354-4355.

王大鹏, 张宇, 李会玲, 等, 2017. 基于结构方程模型的用药安全影响因素研究 [J]. 中国医院管理, 37(11): 69-71.
王丹, 2020. 分析持续质量改进在护理质量管理中的应用 [J]. 实用临床护理学电子杂志, 5(11): 163.
王芳, 方洁, 孙琳, 2019. 国内外患者安全文化研究进展 [J]. 东南国防医药, 21(5): 501-506.
王锦, 邓乃梅, 王虹, 等, 2017. 医务人员锐器伤风险分析与对策 [J]. 中国消毒学杂志, 34(2): 161-163.
王晶晶, 吕晖, 任文杰, 2021. 医院工作场所暴力研究进展 [J]. 职业卫生与应急救援, 39(5): 604-608.
王磊, 潘秋予, 2020. 医院安全保卫工作影响因素及应对措施研究现状 [J]. 中国医疗管理科学, 10(1): 65-70.
王莉萍, 林根芳, 戴雅琴, 等, 2020. 基于全程风险管理的数字化防控体系在静脉血栓护理质量管理中的应用研究 [J]. 中国护理管理, 20(7): 1082-1086.
王临润, 李盈, 2016. 医院品管圈进阶手册 [M]. 杭州: 浙江大学出版社: 31-39.
王临润, 李盈, 汪洋, 2018. 课题达成型品管圈操作手册 [M]. 杭州: 浙江大学出版社: 61-115.
王晓伟, 2017. 护理不良事件管理与案例分析 [M]. 北京: 中国医药科技出版社.
王秀丽, 2013. 持续质量改进系统在护理质量管理中的应用研究 [D]. 济南: 山东大学.
王瑛琳, 姜忠强, 2012. 护理质量追踪管理思路与方法 [J]. 中国护理管理, 12(2): 50-52.
维吉尼亚・萨提亚, 2019. 萨提亚家庭治疗模式 [M]. 2 版. 聂晶, 译. 北京: 世界图书出版有限公司北京分公司: 12-16.
温贤秀, 蒋文春, 2013. 护理质量成效管理 [M]. 成都: 西南交通大学出版社: 98-113.
温贤秀, 刘婉琳, 谢彩霞, 等, 2022. 手术室护理质量控制指标构建与应用 [J]. 中国卫生质量管理, 29(10): 17-20.
温贤秀, 谢彩霞, 蒋文春, 等, 2014. 综合医院基础护理质量评价指标体系的构建 [J]. 中国护理管理, (2): 131-134.
吴慧艳, 孙洪微, 2020. 患者安全目标标准化护理管理的实践与应用效果分析 [J]. 中国医院管理, 40(8): 94-96.
吴向阳, 杭建金, 周龙甫, 等, 2015. 从等级评审看医院医疗设备质量安全管理 [J]. 医疗卫生装备, 36(3): 131-132.
吴小凌, 江妙玲, 何腾辉, 等, 2022. 消毒供应室护理风险管理的影响因素分析 [J]. 当代护士（中旬刊）, 29(4): 115-118.
吴欣娟, 2015. 护理管理工具与方法实用手册 [M]. 北京: 人民卫生出版社: 203-215.
吴袁, 剑云, 英立平, 2002. 临床路径实施手册 [M]. 北京: 北京医科大学、中国协和医科大学联合出版社.
武瑞, 2020. 护理管理研究的文献计量及可视化分析 [D]. 太原: 山西医科大学.
邢双双, 顾则娟, 蒋秀美, 等, 2018. 医护人员对急性白血病护理质量评价的质性研究 [J]. 护理研究, 32(19): 3056-3060.
邢双双, 顾则娟, 尹祥广, 等, 2017. 专科护理质量评价指标体系的构建现状及对其局限性的思考 [J]. 中国护理管理, 17(6): 827-831.
熊伟, 2020. QFD 创新型品管圈: 满意感知实现与系统化创新的新模式 [M]. 北京: 中国标准出版社.
闫红丽, 张玲, 2017. 急诊护理风险影响因素分析及防范 [J]. 解放军医院管理杂志, 24(7): 683-684.
杨玉秀, 焦琳琳, 2021. 根因分析法在护理不良事件管理中的临床效果 [J]. 中国卫生标准管理, 12(24): 151-154.
么莉, 2016. 护理敏感质量指标使用手册（2016 版）[M]. 北京: 人民卫生出版社.
么莉, 马旭东, 安磊, 等, 2022. 近十年我国护理质量管理与控制工作的发展历程与展望 [J]. 中国护理管理, 22(12): 1761-1766.
姚军, 2018. 中国研究型医院理论解读之十三: 研究型医院的安全 [J]. 中国研究型医院, 5(5): 60-69.
叶文琴, 李丽, 2012. 护理质量评价及评价指标体系 [J]. 上海护理, 12(3): 90-95.
叶文琴, 朱建英, 2004. 现代医院护理管理学 [M]. 上海: 复旦大学出版社: 73-118.
于德娟, 2016. 优质护理质量持续改进 [J]. 科学中国人, 2(33): 87.
袁和芹, 2016. 基于三维质量结构模式的肿瘤专科护理质量评价指标体系的构建 [D]. 南京: 南京中医药大学.
曾美文, 郑秀先, 高咏萱, 等, 2011. 前瞻性护理质量管理模式的应用 [J]. 中国护理管理, 11(8): 63-65.
詹昱新, 杨中善, 莫梦燕, 等, 2020. 患者参与患者安全知信行质性研究的系统评价 [J]. 护理学报, 27(10): 36-42.
张丙良, 2022. 成人肝移植术后护理质量评价指标体系的构建与指标监测的初步应用 [D]. 青岛: 青岛大学.
张福勇, 刘希娟, 李旭, 2019. 全面质量管理下的医疗器械风险防控 [J]. 中国医学装备, 16(8): 118-121.
张海燕, 尚文涵, 简伟研, 等, 2018. 护士执业环境对患者安全的影响 [J]. 中国护理管理, 18(10): 1307-1310.
张宏玉, 刘纯艳, 2003. 病人愈后结果是护理质量评价的金标准 [J]. 实用护理杂志, (2): 52-53.
张倩, 程金莲, 2019. 护理管理相关研究的可视化分析 [J]. 护理研究, 33(5): 781-786.
张瑞敏, 杨春玲, 2009. 护理风险管理与患者安全 [M]. 北京: 军事医学科学出版社: 8-10.
张雪静, 吕露露, 唐静, 等, 2018. 风险管理在我国 ICU 护理管理中的应用及启示 [J]. 中国实用护理杂志, 34(15): 1121-1124.
张影君, 郑娟莲, 梁艳萍, 2020. 基于冰山理论的个性化护理对血液透析患者治疗依从性及心理状态的影响 [J]. 国际护理学杂志, 39(14): 2506-2508.
张元红, 张洁, 马娟娟, 等, 2020. 通用护理质量敏感指标体系的构建 [J]. 护理管理杂志, 20(7): 516-519.
赵德伟, 吴之明, 2014. 护理管理学 [M]. 2 版. 上海: 同济大学出版社.
赵启菡, 张文婷, 杨涵雯, 等, 2020. 改良德尔菲法构建临床问题实例解读 [J]. 中国中西医结合肾病杂志, 21(7): 629-631.
赵芹芹, 2008. 北京地区综合医院护理终末质量评价指标体系的初步研究 [D]. 北京: 中国协和医科大学.
赵英, 杨萍, 2019. 前瞻性护理质量管理在护理管理中的作用效果分析 [J]. 世界最新医学信息文摘（连续型电子期刊）, 19(69): 257-258.
郑翠红, 2018. 护理管理学 [M]. 4 版. 北京: 人民卫生出版社: 714-715.
中华人民共和国卫生部, 2011. 卫生部印发《三级医院评审标准 (2011 年版)》[J]. 医学信息学杂志, 32(6): 95.
周洋, 2017. 医院医疗安全管理对策研究: 以松原市某医院为例 [D]. 唐山: 华北理工大学.
朱素娟, 莫蓓蓉, 秦玉菊, 2015. 护理品管圈活动的研究进展 [J]. 护理研究, 29(26): 3217-3220.
祝志梅, 2015. 基于循证构建产科护理质量敏感性指标 [D]. 杭州: 浙江大学.
庄丽娟, 2018. 护理管理学 [M]. 杭州: 浙江大学出版社.
Alrabae Yaseen Mohammed A, Aboshaiqah Ahmad E, Tumala Regie B, 2021. The association between self-reported workload and perceptions of patient safety culture: a study of intensive care unit nurses[J]. Journal of Clinical Nursing, 30(7/8): 1003-1017.
Bagian J P, Gosbee J, Lee C Z, et al, 2002. The veterans affairs root cause analysis system in action[J]. The Joint Commission Journal

on Quality Improvement, 28(10): 531-545.

Brenner Maria Browne Catherine Gallen Anne Byrne Susanna White Ciara Nolan Mary, 2019. Development of a suite of metrics and indicators for children's nursing using consensus methodology[J]. Journal of Clinical Nursing, 28(13/14): 2589-2598.

Crilly J, Chaboyer W, Wallis M, 2012. A structure and process evaluation of an Australian hospital admission avoidance programme for aged care facility residents[J]. Journal of Advanced Nursing, 68(2): 322-334.

Donabedian A, 1966. Evaluating the quality of medical care[J]. The Milbank Memorial Fund Quarterly, 44(3): 166.

Donabedian A, 1969. Quality of care: problems of measurement. II. Some issues in evaluating the quality of nursing care[J]. American Journal of Public Health and the Nations Health, 59(10): 1833-1836.

Donabedian A, 1988. The quality of care. how can it be assessed?[J]. JAMA: the Journal of the American Medical Association, 260(12): 1743-1748.

Donabedian A, 1992. The role of outcomes in quality assessment and assurance[J]. QRB - Quality Review Bulletin, 18(11): 356-360.

Duff P, 1992. Structure, process and outcome[J]. Nursing Standard, 7(11): 4-5.

Emily B, Lear Rachael A, Abigail M, et al, 2022. How do hospital inpatients conceptualise patient safety? A qualitative interview study using constructivist grounded theory[J]. BMJ Quality & Safety, 32(7): 383-393.

Fisher M, Scott M, 2013. Patient safety and managing risk in nursing[M]. London: SAGE Publications.

Gertler S A, Coralic Z, López A, et al, 2016. Root cause analysis of ambulatory adverse drug events that present to the emergency department[J]. Journal of Patient Safety, 12(3): 119-124.

Green C D, 2019. Where did Freud's iceberg metaphor of mind come from?[J]. History of Psychology, 22(4): 369-372.

Hagley Gregory W, Mills Peter D, Brian S, et al, 2018. An analysis of adverse events in the rehabilitation department: using the veterans affairs root cause analysis system[J]. Physical Therapy, 98(4): 223-230.

Harrison R, Walton M, Smith-Merry J, et al, 2019. Open disclosure of adverse events: exploring the implications of service and policy structures on practice[J]. Risk Management and Healthcare Policy, 12: 5-12.

Hiott D B, Phillips S, Amella E, 2018. Adolescent risk screening instruments for primary care: an integrative review utilizing the donabedian framework[J]. Comprehensive Child and Adolescent Nursing, 41(4): 255-275.

Holmes A H, Moore L S P, Sundsfjord A, et al, 2016. Understanding the mechanisms and drivers of antimicrobial resistance[J]. The Lancet, 387(10014): 176-187.

Hui D, 2010. Availability and integration of palliative care at US cancer centers[J]. JAMA, 303(11): 1054.

Iula A, Ialungo C, de Waure C, et al, 2020. Quality of care: ecological study for the evaluation of completeness and accuracy in nursing assessment[J]. International Journal of Environmental Research and Public Health, 17(9): 3259.

Josephine O, Sara G, Dean F B, et al, 2021. Exploring the theory, barriers and enablers for patient and public involvement across health, social care and patient safety: a systematic review of reviews[J]. Health Research Policy and Systems, 19(1): 8.

Knudsen P, Herborg H, Mortensen A R, et al, 2007. Preventing medication errors in community pharmacy: root-cause analysis of transcription errors[J]. Quality and Safety in Health Care, 16(4): 285-290.

Krithika R, Geske J B, Villarragahr, et al, 2022. Concrete proof of Murphy's law: a case report of intracardiac cement embolization[J]. Eur Heart J Case Rep, 6(10): 386.

Langemo D K, Anderson J, Volden C M, 2002. Nursing quality outcome indicators[J]. JONA: the Journal of Nursing Administration, 32(2): 98-105.

Lee B, 2007. Identifying outcomes from the nursing outcomes classification as indicators of quality of care in Korea: a modified Delphi study[J]. International Journal of Nursing Studies, 44(6): 1021-1028.

Liu W I, Edwards H, Courtney M, 2011. The development and descriptions of an evidence-based case management educational program[J]. Nurse Education Today, 31(8): e51-e57.

Lyndon A, Davis D A, Sharma A E, et al, 2023. Emotional safetyispatient safety[J]. BMJ Quality & Safety, 32(7): 369-372.

Paulsen M, 2021. Root cause analysis[J]. JAMA, 325(3): 225.

Reason J, 1990. Human error[M]. Cambridge, UK: Cambridge University Press.

Sawyer Linda M, Bobbie B, Haber Judith E, et al, 2002. Expanding American Nurses Association nursing quality indicators to community-based practices[J]. Outcomes Management, 6(2): 53-61.

Sluggett J K, Lalic S, Hosking S M, et al, 2020. Root cause analysis to identify medication and non-medication strategies to prevent infection-related hospitalizations from Australian residential aged care services[J]. International Journal of Environmental Research and Public Health, 17(9): 3282.

Thapinta D, Anders R L, Mahatnirunkul S, et al, 2010. Evidence-based nursing-sensitive indicators for patients hospitalized with depression in Thailand[J]. Issues in Mental Health Nursing, 31(12): 763-769.

The Lancet, 2019. Patient safety: too little, but not too late[J]. The Lancet, 394(10202): 895.

Wiegmann D A, Wood L J, Cohen T N, et al, 2021. Understanding the "swiss cheese model" and its application to patient safety[J]. Journal of Patient Safety, 18(2): 119-123.

Yamagishi M, Kanda K, Takemura Y, 2003. Methods developed to elucidate nursing related adverse events in Japan[J]. Journal of Nursing Management, 11(3): 168-176.

附录　患者安全目标

1. 患者安全十大目标　为进一步推动我国医院医疗质量的持续改进，切实保障患者安全，提高医院管理水平，结合我国当前医疗质量和安全管理工作的实际情况，中国医院协会在历年患者安全目标的基础上，连续发布《中国医院协会患者安全目标》。

目标一：正确识别患者身份

严格执行查对制度，确保对正确的患者实施正确的操作和治疗。患者由至少两种标识认定，如姓名、病案号、出生日期等，但不包括患者的床号或房间号。不得采用条码扫描等信息识别技术作为唯一识别方法。采用反问式核对患者，进行双向查对。

在输血时采用双人核对来识别患者的身份。交叉配血采血，遵循床旁双人核对和单个采血的原则，严禁同时采集两名患者的交叉配血血标本；输血前必须双人落实“三查十对”；输血时必须双人床旁查对患者身份。

目标二：强化手术安全核查

择期手术须在完成各项术前检查与评估工作后，方可下达手术医嘱。

由实施手术的医生标记手术部位，标记时应该在患者清醒和知晓的情况下进行。规范手术部位识别制度与工作流程。正确部位、正确术式、正确患者；手术部位标记由手术者实施，全院范围内统一；标记要在铺巾后、切开前始终可见。

建立手术安全核查及手术风险评估的制度和流程，切实落实世界卫生组织手术安全核对表，并提供必需的保障与有效的监管措施。三方指有执业资质的手术医师、麻醉医师和手术室护士。三步核查时间指麻醉实施前、手术开始前和离开手术室前。第一步：三方按手术安全核查表依次核对患者身份、术式、知情同意情况、部位与标识、麻醉安全检查、皮肤准备、静脉通道建立情况、过敏史、抗菌药物皮试结果、术前备血情况、假体、体内植入物、影像学资料等内容。第二步：三方共同核查患者身份、术式、部位与标识，并确认风险预警等内容，手术物品准备核查由巡回护士执行并向手术医师和麻醉医师报告。第三步：三方共同核查患者身份、实际术式，术中用药、输血的核查，清点手术用物，确认标本，检查皮肤完整性等内容。

目标三：确保用药安全

规范药品管理程序，对高浓度电解质、易混淆（听似、看似）药品有严格的贮存、识别与使用的要求。

严格执行麻醉药品、精神药品、放射性药品、肿瘤化疗药品、医用毒性药品及药品类易制毒化学品等特殊药品的使用与管理规范。规范药品种类和基数，药剂科审核、备案并监管；专人管理、专柜放置、“双人双锁”管理、专册登记、专账管理；有警示标识，有交接使用登记及剩余药液弃去处理登记；空安瓿的保存符合要求。

规范临床用药医嘱的开具、审核、查对、执行制度及流程。给药时，口服给药，核对口服药单、药品质量、剂量、有效期，看服到口；正确实施给药，做到“五准确”：准确时间、准确剂量、准确药物浓度、准确途径、准确患者；严密观察药物的作用和副作用，用药后如有不适或异常时，停药并报告医生；特殊用药：严格交接班，悬挂标识警示，如升压药、扩血管药物。

制订并执行药物重整制度及流程。规范病房药品安全管理，药品分类放置：内服、注射、外用、消毒药、高危、毒麻等杜绝混放；药品标签明显、清晰；毒、麻、剧药品做到“五专”；高浓度电解质、化疗药物等特殊药品，有高危药品标识加强效期管理；药品清理，统一要求。

目标四：减少医院相关性感染

落实手卫生规范，为执行手卫生提供必需的保障和有效的监管措施。

医护人员在无菌临床操作过程中应严格遵循无菌操作规范，确保临床操作的安全性。

有预防多重耐药菌感染的措施和抗菌药物合理应用规范，尽可能降低医院相关感染的风险。

使用合格的无菌医疗器械。有创操作环境的消毒应遵循医院感染控制的基本要求。

落实医院感染监测指标体系并持续改进。

严格执行各种废弃物的处理流程。

目标五：落实临床“危急值”管理制度

明确临床“危急值”报告制度，规范并落实操作流程。

根据医院实际情况，明确“危急值”报告项目与范围，如临床检验应至少包括血钙、血钾、血糖、血气、白细胞计数、血小板计数、凝血酶原时间、活化部分凝血活酶时间等其他涉及患者生命体征变化需要即刻干预的指标。

定期监测评估“危急值”报告执行情况。

目标六：加强医务人员有效沟通

合理配置人力资源，关注医务人员的劳动强度，确保诊疗安全。

建立规范化信息沟通交接程序，并建立相关监管制度，确保交接程序的正确执行。

确保沟通过程中信息的正确、完整与及时性。

规范并严格执行重要检查（验）结果和诊断过程的口头、电话和书面交接流程。

强调跨专业协作，为医务人员提供多种沟通方式和渠道，提升团队合作能力，倡导多学科诊疗模式。

目标七：防范与减少意外伤害

加强高风险人群管理，制订重大医疗风险应急预案。

评估有跌倒、坠床、压力性损伤（压疮）等风险的高危患者，采取有效措施防止意外伤害的发生。

落实跌倒、坠床、压力性损伤等意外事件报告制度、处理预案与工作流程。

加强对患者及家属关于跌倒、坠床、压力性损伤等的健康教育。

目标八：鼓励患者参与患者安全

加强医务人员与患者及家属的有效沟通。

为患者提供多种参与医疗照护过程的方式与途径。

为医务人员和患者提供相关培训，鼓励患者参与医疗过程。

注重保护患者隐私。

目标九：主动报告患者安全事件

领导班子重视，定期听取患者安全工作汇报，采取有效措施，着力改善患者安全。

建立医院安全事件报告平台，提供有效、便捷的报告途径，鼓励医务人员全员参与，自愿、主动报告患者安全事件、近似错误和安全隐患，同时医院应制订强制性报告事项。

对报告的安全事件进行收集、归类、分析、反馈。对严重事件进行根本原因分析和改进措施，落实并反馈结果。

建立医疗风险评估体系，采用系统脆弱性分析工具，针对医院存在的薄弱环节，主动采取积极的防范措施。

加强患者安全教育与培训，倡导从错误中学习，构建患者安全文化。

加强对医务人员暴力伤害的防范。

目标十：加强医学装备及信息系统安全管理

建立医学装备安全管理与监管制度，遵从安全操作使用流程，加强对装备警报的管理。完善医学装备维护和故障的及时上报、维修流程。

建立医学装备安全使用的培训制度，为医务人员提供相关培训，确保设备仪器操作的准确性和安全性。

规范临床实验室的安全管理制度，完善标本采集、检测、报告的安全操作流程，建立相关监管制度，确保临床实验室及标本的安全。

落实医院信息系统安全管理与监管制度。

2. 十大护理安全管理目标及措施

目标一：严格执行查对制度，提高对患者身份识别的准确性

在进行各项操作时，必须严格落实“三查十对”制度，查对无误后方可执行。到患者床边查对时必须在患者或家属应答无误后，方可操作。

查对患者姓名时，护士要以询问患者叫什么名字为主，进行双向查对。

静脉输液时输液单必须挂在输液架上，护士每更换一瓶液体告知患者输入的液体及主要药物，并记录更换时间、签全名，防止错输、漏输。

交叉配血时，必须一次只能抽一人，操作完一人，再操作另一人，防止出错。给患者输血时，认真做好输血前查对工作，到血库取血时，护士与检验人员认真核对交叉配血结果，并签字。

输血时必须由两名护士或请医生协助，核对无误并签字，两人到患者床前与患者或家属再核对患者血型，方可给患者输血，并应严密观察有无不良反应。

在进行各项操作时，护士必须向患者或家属主动进行解释，取得理解与合作，并保证正确的实施操作，特别是进行插尿管、胃管、静脉留置针等操作时，更应向患者或家属解释交代清楚此项操作的目的及注意事项，防止患者或家属将管道自行拔出。

急诊收入病房的危重患者，手术室护士护送的手术患者，门诊送病房的特殊患者，护士必须及时迎接、认真查体、做好交接记录并签名。

门诊就诊、入院患者身份的核对：在门诊挂号处认真填写挂号信息单或持有效证件挂号，确保第一手资料的准确性。

入院患者身份的核实：所有类型患者身份（医保、新农合、自费）入院前均须核对；门诊入院患者由收费处负责核对并在入院证反面记录核对情况；因故未能当时进行身份核对（未带证件、病情重等）由收费处办理人员与病区当班护士或负责人口头或文字性交接。病区护士长督促患者在入院三日内提供身份核实相关证明，未带医保卡则记录为“自费”状态，若三日内能提供医保卡，住院收费将患者电脑信息改为“医保”状态。

目标二：保证用药的安全

所有常备药每周核对、检查并记录，保持数量准确无变质过期；急救药品用后及时补充，保证数量，每班检查并记录。

氯化钾、硫酸镁等特殊药物单独放置。

病房内药柜中内服、注射、外用药严格分开，杜绝混放、乱放现象发生，贵重药品、特殊药品上锁管理。定期核查，班班交接。药品使用后及时补充，发生损坏或近效期及时更换。外用消毒液必须单独存放，严防与液体混放。

处理医嘱时，对有疑问的医嘱必须与医生核对清楚后方可执行，使用以往未使用过的新药时，注意查看说明书，掌握其作用、副作用、注意事项，防止漏做过敏实验而用药。

加强输液安全管理，严把药物配伍禁忌关，严格无菌操作，控制输液滴速，认真向患者或家属交代注意事项。更换液体时，注意上下两瓶之间有无不良反应，必须观察两瓶液体在茂菲滴管混合后无反应时护士方可离去，以便及时发现问题，及时解决。

特殊用药时，应严格交接班，以引起医护人员及患者或家属的高度注意。

目标三：严格执行在特殊情况下医务人员之间的有效沟通，做到正确执行医嘱

医护之间的学术问题、工作问题要在办公室讨论。

医院原则上不主张使用口头医嘱，仅在患者病情紧急需立即处理和抢救时才允许执行医师使用口头医嘱。抢救患者时，医生下达的口头医嘱，护士必须向医生重复背述，严格查对，无误后方可执行，同时做好记录，保留安瓿，抢救结束后及时督促医生补开医嘱。

临床辅助科室向病区电话通知患者相关检查的危急值，对于接获的口头或电话通知及重要检查时，口头再次核实汇报的数值，得到对方的确认后，登记在危急值登记本中，接获的护士必须在第一时间通知医生或有关人员，必要时在科室白板上记录提示。

目标四：建立临床实验室“危急值”报告制度

危急值定义：当这种检验结果出现时，说明患者可能正处于危险的边缘状态，此时如果临床医生能及时得到检验信息，迅速给予患者有效的干预措施或治疗，即可能挽救患者生命，否则就有可能出现严重后果，失去最佳抢救机会。“危急值”是表示危及生命的检验结果。

“危急值”可根据医院实际情况认定，至少应包括血钙、血钾、血糖、白细胞计数、血小板计数、凝血酶原时间、凝血活酶时间等。

临床实验室应根据所在医院就医患者情况，制订出适合单位的“危急值”报告制度。

“危急值”报告有规定的可靠途径，检验人员能为临床提供咨询服务，重点对象是门急诊患者及手术室、各类重症监护病房等部门的急危重症患者。

对“危急值”报告制度实行严格的质量控制，尤其是分析前质量控制措施，如有标本采集、储存、运送、交接等处理的规定，并认真落实。

目标五：严格防止手术患者、手术部位发生错误（手术安全核查）

手术安全核查是由具有执业资质的手术医师、麻醉医师和手术室护士三方分别在麻醉实施前、手术切皮前和患者离开前，同时对患者身份和手术部位等内容进行确认的工作。

病区与手术室间交接核查：双方确认手术前准备皆已完成，所需必要的文件资料与物品（如病历、影像资料、术中特殊用药等）均已备妥。

在手术、麻醉开始实施前，由手术者、麻醉师、手术巡回护士在执行最后确认程序后，方可开始实施手术、麻醉。

目标六：严格执行手卫生

手卫生为医务人员洗手、卫生手消毒和外科手消毒的总称。洗手：指医务人员用肥皂（皂液）和流动水洗手，去除手部皮肤污垢、碎屑和部分致病菌的过程。卫生手消毒：指医务人员用速干手消毒剂揉搓双手，以减少手部暂居菌的过程。外科手消毒：指外科手术前医务人员用肥皂（皂液）和流动水洗手，再用手消毒剂清除或者杀灭手部暂居菌和减少常居菌的过程。

组织全院护士学习《医务人员艾滋病病毒职业暴露防护工作指导原则》和《艾滋病防护条例》，完善职业暴露报告制度、职业暴露防范措施及职业暴露后具体的处理措施和程序。

护理操作过程中，要保证充足的光线、安全的操作环境，并特别注意防止被针头、缝合针、刀片等锐器刺伤或者划伤。使用后的锐器应当直接放入耐刺、防渗漏的利器盒，以防刺伤。尽快将用过的针头或锐器扔进耐刺的容器中；手持无针帽的注射器时，行动要特别小心，以免刺伤别人或自己；操作后自己处理医疗垃圾。

禁止将使用后的一次性针头重新套上针头套。

禁止用手直接接触使用后的针头、刀片等锐器。禁止直接传递锐器物。禁止手持锐器物指向他人。

认真落实洗手，保证护士手部清洁卫生，防止由于护士手处理不当而引起交叉感染。

进行各种操作时严格无菌观念，做好消毒隔离工作，防止院内感染的发生。

加强无菌物品、一次性医疗用品、手术后废弃物、病区医疗垃圾、生活垃圾的管理，严格按院内感染管理要求，分别、分类处理，防止流入社会引起危害。

目标七：防范与减少患者跌倒事件的发生

入院即日向患者及家属介绍：入院须知及病室安全守则，请家属自备患者须使用的物品，如眼镜、合适的鞋、助行器。

提示家属及患者有跌倒的危险性。

安排高危的患者邻近护士站，以方便观察。

必要时床两边加床挡。

向患者交代如有需要协助，可通知护理人员帮助。

特殊用药患者，告诉家属及患者注意事项。

保持地面干燥、无障碍物，厕所、水房贴警示标志。

夜间保持足够的照明。

目标八：防范与减少患者压疮的发生

压疮是指身体局部组织长期受压，血液循环障碍等，局部组织持续缺血、缺氧，营养缺乏致使皮肤失去正常功能，而引起的组织破损及坏死。患者住院期间积极消除诱发因素，护士工作中做到“六勤”：勤观察、勤翻身、勤按摩、勤擦洗、勤整理、勤更换。每班切实落实防范措施，并对皮肤情况严格交接班。

避免局部组织长期受压：有压疮危险的患者建立翻身卡，定时翻身。保护骨隆突处和支持身体空隙处，正确使用器具。

避免摩擦力和剪切力的作用。

避免局部潮湿等不良刺激。

促进局部血液循环：对长期卧床患者，每日进行全范围关节运动，维持关节的活动性和肌肉紧张度，促进肢体血液循环，减少压疮的发生；经常检查、按摩受压部位，定期为患者温水擦浴、全身按摩。

改善机体营养状况，在病情允许情况下，给予高蛋白、高维生素饮食，以增强机体抵抗力和组织修复能力。不能进食的患者，考虑由静脉补充机体所需营养物质。

合理配置人力资源，保证基础护理的落实。

向患者及家属介绍压疮发生、发展及预防、治疗护理的一般知识。

建立压疮上报制度。

目标九：鼓励主动报告医疗不良事件

医疗安全不良事件（medical adverse event，MDE）是指在临床诊疗活动中以及医院运行过程中，任何可能影响诊疗结果、增加患者的痛苦和负担并可能引发医疗纠纷或医疗事故，以及影响医疗工作的正常运行和医务人员人身安全的因素和事件。

不良事件的呈报流程：当发生不良事件后，当事人填写书面医疗（安全）不良事件报告表，记录事件发生的具体时间、地点、过程、采取的措施等内容，一般不良事件要求24～48h内报告，重大事件、情况紧急者应在处理不良事件的同时口头或电话上报职能科室，由其核实结果后再上报分管院领导，对隐瞒不报的情况一旦查实应从重处罚。

实施无记名无惩罚护理缺陷登记报告制度。

发生护理差错事故，及时积极采取各种补救措施，防止情况继续加重，同时启动相应的应急预案，上报有关部门及护理部。

组织分析讨论，查找原因，提出改进措施，防止类似问题再次发生。

目标十：鼓励患者参与医疗安全

针对患者的疾病诊疗信息，为患者（家属）提供相关健康知识教育，协助患方对诊疗方案的理解与选择。

患者入院时由主管医师告知患者（必要时告知家属）诊断、检查、治疗的总体情况，征得患者或家属的认同、主动邀请患者参与医疗安全管理，在患者选择治疗方案时，充分告知患者及家属手术治疗及药物治疗的利弊及风险，让患者及家属充分理解并参与选择合适诊疗方案，并有书面记录。在以下情况尤其要尊重患者的知情同意权，并有书面签署的同意书存入病历。包括手术、麻醉、输血类；有创检查、治疗类（CT检查、深静脉/动脉置管、气管插管、纤维支气管镜检等）；病情告知类（病危病重通知书、入住监护病房、谈话记录等）；特殊用药类（胺碘酮、化疗药等）、特殊费用类，尤其是患者在接受手术（或有创性操作）前和药物治疗时。

凡患者就诊或入院时，告知患者为保证医疗服务质量与安全，须提供真实病史及真实信息资料。并告知其对诊疗服务质量与安全的重要性。